Zu diesem Buch

»Ich habe zu nichts mehr Lust – nichts macht mir mehr Freude – ich kann mich überhaupt nicht aufraffen«: Viele Menschen leiden unter Depressionen. Manche werden nur hin und wieder von trüben Stimmungen geplagt, andere verlieren jeden Halt in ihrem Leben. Dieses Buch stellt die verschiedenen Erscheinungsformen und Entstehungsursachen der Depression vor und zeigt Wege auf, wie man mit dieser Krankheit leben kann. Diskutiert werden neben den verschiedenen medikamentösen Behandlungsformen auch unterschiedliche Psychotherapie-Ansätze. Dabei beziehen die Autoren klar Stellung für die Verhaltenstherapie, die den Erkrankten Stück für Stück den Rückweg in ein glücklicheres Leben ermöglichen soll.

Das Buch schließt mit einem Übungsprogramm zur Überwindung der Depression, Hinweisen für Angehörige und praktischen Tips, wo und wie man sich professionelle Hilfe holen kann. Es richtet sich ausdrücklich an Betroffene und will Anleitungen zur Selbsthilfe vermitteln, wo das möglich ist.

Die Autoren

Dr. Klaus Kaufmann-Mall ist Dipl.-Psychologe und Lehrbeauftragter an verschiedenen Universitäten, Fachhochschulen und Volkshochschulen.
Dr. Gudrun Mall ist Nervenärztin in freier Praxis.

Klaus Kaufmann-Mall und Gudrun Mall

Wege aus der Depression

Hilfe zur Selbsthilfe

rororo

Rowohlt

Veröffentlicht im Rowohlt Taschenbuch Verlag GmbH,
Reinbek bei Hamburg, September 1997

Umschlaggestaltung Susanne Heeder
(Foto: G + J Photonica / T. Takahashi)
Druck und Bindung Clausen & Bosse, Leck
Printed in Germany
1490-ISBN 3 499 60232 4

Inhalt

1 Depression – trübe Stimmung oder Krankheit?

Niedergeschlagenheit, Lustlosigkeit, »alles steht wie ein Berg vor mir«, nichts macht mehr Freude, »zu allem muß ich mich zwingen«, »ich bin ein Versager« – von solchen Gefühlen werden fast alle Menschen gelegentlich geplagt. Für viele reicht dann ein angenehmes Erlebnis – ein Fest mit Freunden, eine Anerkennung durch Vorgesetzte, Partner oder Partnerin, ein Opernabend, ein Waldlauf, ein gutes Essen oder ein erholsamer Schlaf –, und die Welt sieht wieder rosiger aus. Oder sie geben sich einen Ruck, beschäftigen sich mit einer Aufgabe, die sie bewältigen, und verschaffen sich damit einen Erfolg.

Bei vielen Menschen – nach neueren Untersuchungen zehn bis fünfzehn Prozent der Bevölkerung in modernen Industriegesellschaften[1] – funktioniert das leider nicht so einfach: Die Stimmung ist im dritten Untergeschoß, die Welt erscheint grau in grau. Gute Ratschläge – »Reiß dich am Riemen!« – helfen überhaupt nichts. Im Gegenteil: Nichts geht mehr, und das wirft man sich auch noch selbst vor. Stimmungstief und Antriebshemmung können so weit gehen, daß die Betroffenen keine Zukunft mehr sehen, nicht einmal mehr das Nötigste essen und trinken, daß sie nicht mehr leben wollen.

Eine Niedergeschlagenheit, die über die üblichen Stimmungstiefs hinausgeht, nennt man Depression – und versteht darunter eine Krankheit. Zu Recht, denn Depressive leiden. Ja, viele körperliche Beschwerden, die wir ohne Bedenken als Krankheiten bezeichnen, verursachen ein sehr viel geringeres Maß an Leiden. Allerdings ist eine Depression vielschichtiger als eine Blinddarmvereiterung oder eine Lungenentzündung. Erleben und Verhalten der Betroffenen sind verändert.

> In der Depression ist der Mensch kaum fähig,
> das wahrzunehmen, was das Leben angenehm macht,
> sich an Angenehmem zu freuen und es zu genießen,
> das zu denken und zu tun, was seinem Leben Sinn gibt.
> So unterschiedlich, wie Menschen wahrnehmen, denken und handeln, so vielfältig sind auch die depressiven Spielarten menschlichen Erlebens und Verhaltens.

In diesem Buch finden Sie eine Fülle anschaulicher Fallschilderungen: Einige Patienten haben sich allein, »am eigenen Schopf aus dem Sumpf der Depression« gezogen. Andere brauchten dazu Hilfe. Manchen konnte eine nervenärztliche Behandlung mit Medikamenten helfen, vielen half eine Kognitive Verhaltenstherapie.[2] (Was darunter zu verstehen ist, wird bereits an den ersten Fällen deutlich werden; wir möchten Sie hier nicht mit abstrakten Erklärungen langweilen.) Auch andere Psychotherapieformen können Erfolg haben, Gesprächstherapie etwa. Zu Wort kommen sollen aber auch Patienten, die ein therapeutisches Angebot nicht wahrnehmen wollten, und solche, denen Medikamente oder eine Psychotherapie nicht geholfen haben.

Um ein wenig Ordnung in die vielfältigen Ausprägungen der Depression zu bringen, unterscheiden wir reaktive, neurotische und endogene Depression.

Reaktive Depression
Der Tod eines lieben Menschen löst Trauer aus; der Verlust des Arbeitsplatzes oder eine Scheidung kann Verunsicherung, Wut, Rückzug, Zukunftsängste hervorrufen; eine Krebserkrankung kann zu einem Gefühl der Hilflosigkeit und des Ausgeliefertseins führen und zum Hadern mit dem Schicksal. Solche Reaktionen sind nur allzu verständlich; ja, wir staunen, wenn sie ausbleiben oder auszubleiben scheinen. Eltern, denen ein Kind gestorben ist, sind verzweifelt, sie

machen sich Vorwürfe, jede Freude ist ihnen vergällt: Sie trauern – das Normalste von der Welt und alles andere als eine Krankheit. Doch trotz ihrer Trauer werden sie sich ihren anderen Kindern zuwenden, werden versuchen, ihre beruflichen Pflichten weiter zu erfüllen, dieses und jenes tun, was sie auch zuvor getan haben. Der Schmerz bleibt, aber nach einem oder zwei Jahren vielleicht ist er nicht mehr das Beherrschende in ihrem Leben. *Von einer reaktiven Depression dagegen spricht man, wenn Trauer, Verzweiflung und Lähmung übermächtig werden oder eine Problembewältigung unmöglich machen.* Etwa, wenn eine Frau Jahre nach dem Unfalltod ihres Sohnes keinen anderen Lebensinhalt sieht, als das Grab zu pflegen, sich selbst und alles andere dagegen vernachlässigt. Oder wenn ein Angestellter, der seinen Arbeitsplatz verloren hat, sich monatelang nicht mehr aus dem Haus traut, sich in Grübeleien, Ressentiments und Selbstvorwürfen ergeht, anstatt sich auf eine neue Stelle zu bewerben.

Neurotische Depression

Verluste, Versagenserlebnisse, Mangel an Zuwendung oder gar Herabsetzung und Mißhandlung pflastern den Lebensweg mancher Menschen von Kindheit an. Entsprechend trist ist ihre Grundstimmung. *Ziehen sich schlechte Erfahrungen und Depressionen wie ein roter Faden durch die Lebensgeschichte, spricht man von einer depressiven Neurose.* Widerfährt solchen Menschen einmal Gutes, können sie es gar nicht glauben und akzeptieren, geschweige denn genießen. Und da frühere Erfahrungen die Erwartungen für die Zukunft prägen – je weniger bewußt, um so wirkungsvoller –, erwarten sie im allgemeinen das Schlimmste. Damit aber stellen sie sich immer wieder selbst ein Bein: Die Erwartung zu versagen erhöht bekanntlich die Wahrscheinlichkeit, daß man tatsächlich einen Mißerfolg erlebt. Die Erwartung, nicht geliebt zu werden, verleitet zum Rückzug oder – geht man doch eine Partnerbeziehung ein – zum Klammern. Es werden immer neue Liebesbeweise gefordert, so lange, bis dem Partner/der Partnerin diese Liebe tatsächlich verleidet ist. Das Ergebnis: Man hat sich wieder einmal bewiesen, was man längst wußte: »Ich bin nicht liebenswert.«

Ein zweites Grundmuster neurotischer Depressionen sind zwiespältige Erfahrungen. Von klein auf erleben diese Menschen immer wieder: Mal bin ich der/die Größte, mal werde ich behandelt »wie der letzte Dreck«. Das Resultat sind überzogene Erwartungen an die eigenen Fähigkeiten und Möglichkeiten bei gleichzeitiger Verunsicherung. Das führt zu immer neuen Enttäuschungen und zum Absturz ins Gefühl des totalen Versagens. *Dieser Zwiespalt im Erleben führt zu einem Zwiespalt im Selbstbild. Das kennzeichnet die narzißtisch-depressive Neurose.* (Wenn Ihnen dieser Ausdruck etwas merkwürdig erscheint – in Kapitel 4 wird erklärt, woher er kommt.)

Endogene Depression

Gerade diese Bezeichnung sollte man in Anführungszeichen setzen: »von innen bewirkte« Depression. Mit anderen Worten: Sie wird weder durch konkrete Auslöser noch aus der gesamten Lebensgeschichte verständlich. *Einiges spricht dafür, daß Stoffwechselstörungen im Gehirn, hormonelle Veränderungen oder ähnliche Prozesse hinter dieser Form der Depression stecken.* Solche Depressionen, für die es überhaupt keinen »vernünftigen Grund« gibt, können die Patienten wie aus heiterem Himmel überfallen. Und sie haben oft dramatische Auswirkungen: Schon einfachste Lebensfunktionen wie Schlafen, Essen und Trinken sind manchmal so schwerwiegend gestört, daß eine stationäre Behandlung notwendig wird. Die endogene Depression entspricht am ehesten den üblichen Vorstellungen von einer Krankheit.

Allerdings: Depression ist keine Geisteskrankheit! Damit hat die Depression nichts zu tun. Es ist wichtig, das festzuhalten, denn Depressive neigen dazu, sich ihre Verfassung selbst vorzuwerfen und als Makel zu empfinden. Gerade von Patienten, bei denen »vorher alles in Ordnung« war, die »nie etwas Psychisches« hatten, hören wir immer wieder den etwas zaghaften und bereits von Selbstzweifeln angenagten Protest: »Ich bin doch nicht verrückt!«

Stimmt! Zwar ist die Wahrnehmung eher auf Grautöne eingeschränkt und das Denken aufs Negative fixiert; aber es bleibt einfühlbar, nachvollziehbar, »normal«.

Was reaktiven und neurotischen Depressionen gegenüber endogenen gemeinsam ist: Sie werden aufgrund der Lebensgeschichte verständlich; seien es konkrete Auslöser, die der Depression (mehr oder weniger unmittelbar) vorausgehen, sei es die Lebensgeschichte als ganze.

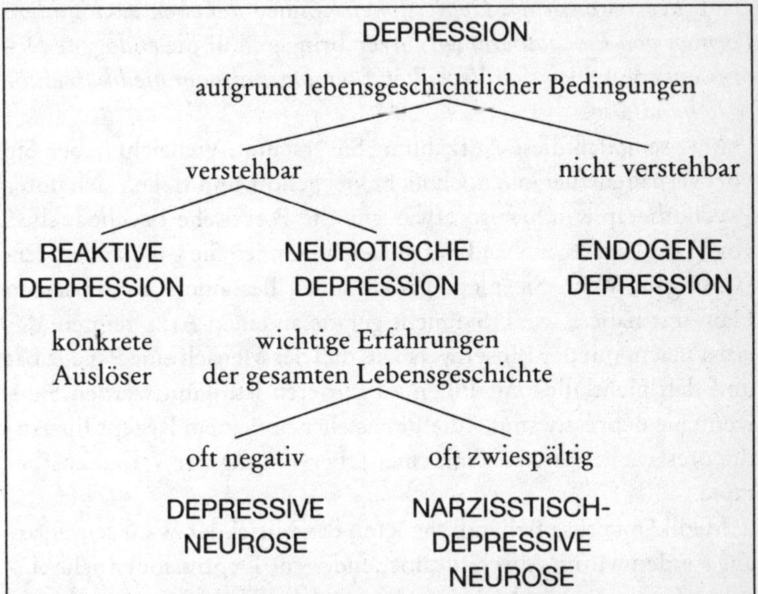

Die Einteilung in reaktive, neurotische und endogene Depression ist die traditionell übliche. Daß sie Schwächen hat, möchten wir nicht verheimlichen; darauf werden wir später noch eingehen. In den USA und einigen westeuropäischen Ländern hat sich inzwischen ein Diagnoseschema durchgesetzt, das mehr auf Symptome und Verlauf der Depression abhebt, weniger auf Annahmen über ihre Entstehungsbedingungen.[3] Das hat Vorteile, vor allem für die Forschung, ist aber komplizierter und weniger anschaulich. Deshalb bleiben wir bei der herkömmlichen Aufschlüsselung. Sie ist auch in Deutschland weiterhin üblich.

Wichtiger als das diagnostische Etikett sind Konsequenzen für die Praxis. Weil wir Sie aber in dieser Einleitung nicht mit allzu vielen Begriffen bombardieren möchten, hier nur ganz grob, was im Verlauf des Buches an vielen Fallschilderungen deutlich werden wird: *Bei reaktiven Depressionen* ist am ehesten *Verhaltenstherapie* angezeigt, *bei neurotischen Depressionen* können *daneben auch andere Formen von Psychotherapie* Nutzen bringen. Für die *endogene Depression* empfehlen sich *Verhaltenstherapie und/oder medikamentöse Behandlung.*

Mag sein, daß diese Aufzählung Sie erstaunt. Vielleicht haben Sie von Verhaltenstherapie noch nicht viel gehört und stellen sich unter Psychotherapie immer so etwas wie die Freudsche Psychoanalyse vor. (Dazu später mehr.) Und vielleicht kennen Sie ganz andere Erfahrungen: Wenn Sie nicht gerade einen besonders einfühlsamen Hausarzt haben, wenn Sie nicht gerade an einen Arzt geraten, der ernst macht mit der Binsenweisheit, daß der Mensch eine Psyche hat und daß nicht alles mit Pillen zu kurieren ist, dann werden Sie – wenn Sie depressiv sind – die Praxis eher mit einem Rezept für Antidepressiva verlassen als mit einer Überweisung zur Verhaltenstherapie.

Medikamentöse Behandlung kann das Mittel der Wahl sein. Darauf werden wir im Abschnitt über endogene Depressionen sehr eingehend zu sprechen kommen. Eine solche Therapie sollte aber in jedem Fall Sache des Nervenarztes sein, der dafür Fachmann ist. Allerdings, auch für Nervenärzte ist es einfacher, nach Untersuchung und kurzem Gespräch ein Rezept zu schreiben und auf die Wirkung des Medikaments zu hoffen, anstatt eine Psychotherapie anzubieten. Noch dazu: Nicht viele Nervenärzte sind in Verhaltenstherapie ausgebildet. Die meisten werden allerdings mit depressiven Patienten – sofern sie sich mit ihnen auf eine nichtmedikamentöse Behandlung einlassen – ähnlich vorgehen, wie es in der Verhaltenstherapie der Depression geschieht. »Stützende Gespräche« nennt man das dann. Aber zu einer intensiven Therapie fehlt oft einfach die Zeit. Zum Glück gibt es inzwischen Hausärzte, Internisten, Nervenärzte, die depressive Patienten gern an Verhaltenstherapeuten – oder Psychotherapeuten anderer Richtung – weiterschicken und mit ihnen zusammenarbeiten. Die Regel ist das allerdings leider noch nicht.

Hier soll keinem »Therapieimperialismus« das Wort geredet werden. Aber zur klassischen *Freudschen Psychoanalyse* – für viele Laien und nicht wenige Ärzte immer noch der Inbegriff von Psychotherapie – kann um so weniger geraten werden, je depressiver ein Patient ist. Das betonen auch Analytiker.[4] Warum das so ist und bei welchen neurotischen Depressionen Psychoanalyse durchaus angebracht sein kann, werden wir später diskutieren. Daß *Gesprächstherapie* bei bestimmten neurotischen Depressionen erfolgversprechend ist, wird an einem Fall dargestellt werden.

Verhaltenstherapie dagegen ist *im Prinzip bei allen Depressionen anwendbar*. Was psychologische und physiologische Grundlagenforschung im Laufe des Jahrhunderts an Ergebnissen erbracht hat, haben Kliniker und Praktiker seit Ende der fünfziger Jahre umgemünzt in Therapieprogramme. Angesichts dieser Herkunft aus der experimentellen Forschung ist es nicht erstaunlich, daß sich Verhaltenstherapeuten bei der Entwicklung ihrer Programme nicht auf Offenbarungen, geniale oder fixe Ideen verlassen haben. Sie haben vielmehr die Wirksamkeit ihrer Therapien ebenso geprüft wie die Forscher zuvor ihre theoretischen Grundlagen im Labor. Dabei erwiesen die verhaltenstherapeutischen Programme für alle Arten von Depressionen ihre Wirksamkeit.[5] Leider ist dies keine Erfolgsgarantie für den Einzelfall, aber doch eine Ermutigung, es zu probieren!

An vielen der folgenden Fälle werden Sie ein verhaltenstherapeutisches Vorgehen »in Aktion« erleben. Das Grundprinzip entspricht dem »gesunden Menschenverstand« und dem Glauben an die Selbstverantwortlichkeit des Menschen: *Nicht Abhängigkeit von Autoritäten, Wunderheilern oder Pillen überwindet die Depression, son-*

dern eigenverantwortliches Üben. Was dem Patienten fehlt, was er nicht (mehr) kann – aktiv sein, entspannen und schlafen, genießen, sich freuen, an den eigenen Erfolg glauben – eben das lernt er wieder und übt es ein.

Zugegeben, das klingt wie die Quadratur des Kreises: Wie sollen Depressive gerade das üben, was sie nicht können? Könnten sie es, wären sie nicht depressiv! Die Auflösung dieses scheinbaren Widerspruchs und das Erfolgsrezept ist die *Strategie der kleinen Schritte.* Damit die Patienten sich nicht überfordern und so erst recht ihre Unfähigkeit bestätigen, müssen die Schritte am Anfang oft geradezu winzig sein. Auch das – hoffen wir – wird im Laufe der Lektüre dieses Buches deutlich.

Für eine Psychoanalyse, eine Gesprächstherapie und für viele andere Formen von Psychotherapie sind Sie auf einen Therapeuten angewiesen. Ein antidepressives Training können Sie sich jedoch selbst verordnen. Natürlich brauchen Sie ärztliche und/oder therapeutische Hilfe, wenn Sie gerade tief depressiv sind. Sollten Sie Ihre Situation dagegen so einschätzen: »Die Stimmung ist mehr oder weniger trübe, zu nichts habe ich recht Lust, ich fühle mich leicht überfordert«, dann – warum nicht – versuchen Sie es doch einmal, sich »am eigenen Schopf aus dem Sumpf zu ziehen«. Vielleicht können Ihnen die Fallschilderungen dieses Buches dazu Anregungen geben. Ein ausführliches »Übungsprogramm zu Vorbeugung und Überwindung der Depression« finden Sie in Kapitel 7.

Eine Bemerkung zur Sprache: Menschen sind weiblichen oder männlichen Geschlechts. Wenn wir beide meinen, Männer und Frauen, sollten wir eigentlich schreiben »die Patientin/der Patient«. Wir haben uns entschlossen, das nur manchmal zu tun, einfach, weil der Text dadurch schwerfällig wird. Und da »die Patientin« nach üblichem Sprachgebrauch Männer nun einmal ausschließt, während »der Patient« oder »ein Patient« – entsprechend den Sprachgewohnheiten – aber durchaus zuläßt, daß beide Geschlechter gemeint sind, werden wir meist die übliche – Entschuldigung – männliche Sprachform verwenden.

Anmerkungen

1 Zur »Epidemiologie« (Verteilung über die Bevölkerung) von Depressionen: Boyd & Weissman (1981); Angst (1987), S. 51–66; Wolfersdorf (1992), S. 7; Hoofdakker (1993), S. 35–42.
2 Dieser therapeutische Ansatz beruht vor allem auf den Arbeiten von: Lewinsohn (1974); Lazarus (1976), S. 155–162; Beck et al. (1979, 1992) und Hautzinger et al. (1988, 1992).
3 DSM-III-R (1989), S. 265–289.
4 Z. B. Battegay (1987), S. 157.
5 Z. B.: Rush et al. (1980); De Jong, Treiber & Henrich (1986); zusammenfassend: Hautzinger et al. (1992), S. 17–20; Beck et al. (1993), S. 357–381.

2 »Bis dahin war alles in Ordnung!« – die reaktive Depression

Der Tod eines geliebten Menschen, Trennung oder Scheidung »aus heiterem Himmel«, Verlust der beruflichen Leistungsfähigkeit oder des Arbeitsplatzes, eine Krankheit, die »wie ein Damoklesschwert über mir schwebt« – solche Schicksalsschläge lösen Trauer und Niedergeschlagenheit aus, Wut oder Verzweiflung, ein Gefühl von Ohnmacht und Lähmung. Es folgen Grübeleien, wie man das Unheil hätte verhindern können, Ratlosigkeit, wie es weitergehen soll – zumal manches von dem, was dem Leben Rahmen, Sinn und Sicherheit gegeben hat, mit in die Brüche gegangen ist.

Was Depression von Trauer und realistischer Bewältigung unterscheidet, ist das Gefangensein in einem Teufelskreis:

Weil die Stimmung abfärbt auf das, was einem Menschen durch den Kopf geht, drängen sich wieder und wieder trübe Gedanken auf. Weil trübe Gedanken und Vorstellungen ihrerseits auf die Stimmung durchschlagen, bleibt sie gedrückt.

Weil man sich so gelähmt fühlt, ist man unfähig, etwas zu tun, was Sinn und Zukunft hat. Weil man nichts tut, fühlt man sich immer ohnmächtiger und gelähmter.

Die Patienten, deren Fallgeschichten wir in diesem Kapitel berichten, haben diesen Teufelskreis durchbrochen. In kleinen Schritten!

»Ich komme einfach nicht darüber hinweg!«

Eine vierundvierzigjährige Frau klagt: »Vor drei Jahren ist mein Mann gestorben. Ich komme einfach nicht darüber hinweg.« Fast während des ganzen Gesprächs hat sie Tränen in den Augen. »Immer bin ich traurig. Schlafen kann ich auch nicht. Ich werd' einfach nicht fertig mit dem Alleinsein.«

»Mit wem haben Sie denn Kontakt, wie verbringen Sie Ihre Freizeit?«

»Kinder hab' ich ja keine, und die Verwandten wohnen alle nicht hier. Sonst mag ich gar niemand sehen. Bei der Arbeit sind mir immer schon die Leute zu viel. Ich bin Wurstverkäuferin in einer Metzgerei. Oft hab' ich das Gefühl, daß ich alles nicht mehr schaffe. Alles steht wie ein Berg vor mir. Und abends bin ich sowieso zu nichts mehr fähig.«

»Was macht Ihnen denn noch ein klein bißchen Freude?«

»Gar nichts.«

»Und wie haben Sie den letzten Sonntag verbracht?«

»Da war ich auf dem Friedhof. Jeden Sonntag gehe ich zum Grab.«

»Was haben Sie denn früher gern gemacht?«

»Die Wanderungen zusammen mit meinem Mann ... Den Weg zum Friedhof verbinde ich manchmal mit einem kleinen Spaziergang. Aber wenn ich Blumen sehe – oder jetzt im Herbst buntes Laub –, dann denke ich immer nur, daß mein Mann das nicht mehr sehen kann und daß es so allein auch nichts mehr ist.«

»Gibt es nicht doch jemand, mit dem Sie zusammen etwas unternehmen könnten?«

Nach einem prompten »Nein« fällt der Patientin gegen Ende des Gesprächs ein: »Eine frühere Freundin ruft mich immer mal an. Die hat auch ihren Mann verloren. Der war aber viel älter.«

Ihre Vorgeschichte ist schnell erzählt: Die Beziehung zu Eltern und Geschwistern war nicht besonders gut und nicht besonders schlecht. Die Patientin ist auf einem Bauernhof aufgewachsen. Nach der Volksschule Fabrikarbeit, dann Umzug in die Stadt und seitdem Verkäuferin. Hier hat sie ihren Mann kennengelernt.

»Wir haben uns immer gut verstanden. Nach siebzehn Jahren Ehe ist er ganz plötzlich gestorben. An einer Infektion. Es ist nicht klar, was es eigentlich war.«

Im ersten Gespräch versuchte der Therapeut, die Patientin zu ermutigen, etwas für sich zu tun.

Zuerst reagierte sie ablehnend: »Mir fällt absolut nichts ein.«

»Irgend etwas, das Ihnen guttut, eine Kleinigkeit nur!«

(Nach längerer Pause:) »Massagen und Fango sollte ich längst schon machen wegen meiner Wirbelsäule. Das Rezept liegt zu Hause.«

Für die erste Woche nahm sie sich vor, das Rezept abzugeben und Behandlungstermine auszumachen. In der zweiten Woche brachte sie die Stereoanalage zum Reparieren, um »seit langem wieder einmal Musik hören« zu können. Nach vier Wochen kam sie von sich aus auf die Freundin zu sprechen, die am Tag zuvor angerufen hatte. Nach einigem Zögern stellte sie sich darauf ein, beim nächsten Anruf nicht mehr alles abzuwimmeln, sondern einen kleinen Ausflug zu vereinbaren.

Bis dahin hatte sie sich ihre neuen Aktivitäten meist wieder vermiest: »So allein, ohne meinen Mann, ist doch alles nichts.« Oder: »Ich sitze hier im Sessel und höre Musik. Und mein Mann ist tot und hat von allem nichts mehr.«

Mit solchen Gedanken, die wie automatisch ins Bewußtsein drängen – zwanghaft fast –, mit solchen negativen Selbstinstruktionen quälen sich die meisten Depressiven.

Hier schaffte die Freundin – die ja in einer ähnlichen Situation war – den therapeutischen Durchbruch. Etwas erstaunt zuerst, aber doch mit einer gewissen Bewunderung berichtete die Patientin nach dem ersten gemeinsamen Ausflug, »wie meine Bekannte diesen Teufelskreis durchbricht. Sie sagt sich immer: ›Mein Mann hätte nicht gewollt, daß ich Trübsal blase. Er hätte sich gefreut, wenn es mir gutgeht und wenn ich etwas Schönes erlebe.‹«

In kleinen Schritten wurde die Patientin aktiver. Und sie achtete darauf, negative Selbstinstruktionen durch positive zu ersetzen: »Ich habe ein Recht darauf, mir etwas Gutes zu tun!«

Schließlich machte sie eine Kur wegen ihrer Wirbelsäulenbeschwerden. Die tat ihr nicht nur körperlich gut. Allein schon der

Tapetenwechsel bewirkte, daß sie nicht ständig an den Verlust erinnert wurde. Durch Sport, Gestaltungstherapie und ein Entspannungstraining wurde sie zunehmend ausgeglichener.

Auch nach der Kur behielt sie ihr Programm bei: »Jeden Tag eine gute Tat – für mich!«

Natürlich gab es die unvermeidlichen Rückschläge: bei Schwierigkeiten mit dem Vermieter, am Sterbetag des Ehemannes, an allein verbrachten Geburtstagen oder Weihnachten. Aber anstatt in Grübeln und Trübsinn zu verharren, gelang es ihr jetzt meist, sich am eigenen Schopf aus dem Sumpf zu ziehen: »Dann sage ich mir: ›Jetzt tue ich mir etwas Gutes – wenn es auch schwerfällt!‹ An diesen Satz klammere ich mich richtig fest. Dann mach' ich meine Entspannungsübungen. Das gibt mir ein gutes Gefühl. Oder ich kauf' mir Blumen oder mach' einen Spaziergang. In der letzten Woche hab' ich mir auch jeden Tag – na, fast jeden – eine Kleinigkeit im Haushalt vorgenommen. Früher hab' ich mir immer gesagt: ›Du müßtest dies und das und jenes tun.‹ Dann war alles schon wie ein Berg vor mir, und ich hab' gar nicht erst angefangen. Gestern z. B. hab' ich mir nur vorgenommen, alle Blumenvasen und Bilder zu putzen. Das war nicht so viel. Und danach war ich auch mit mir zufrieden. Ich hätte das nie gedacht, aber manchmal ist es gar nicht so schwierig, sich am eigenen Schopf aus dem Sumpf zu ziehen.«

»Ich hätte es nicht erlauben dürfen ...«

Manchmal kommt der Schicksalsschlag aus heiterem Himmel: »Bis dahin war alles in Ordnung.« Manchmal summiert sich einiges im Laufe der Lebensgeschichte, bis der sprichwörtliche Tropfen das Faß zum Überlaufen bringt.

Eine 61jährige Frau klagt: »Ich schlafe ganz schlecht. Nachts kommen immer die Ängste und die Unruhe. Aber es sind nicht die alten Ängste – im Krieg war ich verschüttet –, seit einem Jahr wird es immer schlimmer. Ich traue mir überhaupt nichts mehr zu. Mit meiner Narbe am Kopf kann ich ja auch nicht mehr unter Leute gehen. Das ist doch ein Makel. Und in der ganzen linken Seite habe ich diese Kraftlosigkeit. Ich kann gar nicht mehr lange stehen oder gehen, oft fällt mir alles aus den Händen. Das ist schon so, seit ich verschüttet war, aber es wird immer schlimmer. Und das Gehör ist davon auch in Mitleidenschaft gezogen. Ich kann mich gar nicht mehr mit Leuten unterhalten. Oft sitze ich nur daheim und weine. Ich weiß nicht, wie lange das mein Mann noch aushält. Er sagt immer, daß er Verständnis für mich hat. Es ist halt seit dem Unfall ...«

Bei einem Bombenangriff 1945 war sie verschüttet worden, danach von Mutter und Schwester getrennt und aufs Land geschickt – evakuiert, zusammen mit der Schulklasse. Unterwegs griffen Tiefflieger den Zug an. Ein Kopfschuß zertrümmerte ihr die Schädelbasis. Daß sie gerettet wurde, war ein Zufall: Am Ziel des Transports, einem kleinen Kurort, gab es unter den Soldaten einen Arzt, der sie operierte. Aber die Wunde eiterte, und ihre Verfassung wurde kritisch. Nur weil inzwischen der Krieg aus war, konnte man sie nach München bringen. Dort gab es damals schon Penicillin.

»Nachdem sie mich ausgebuddelt hatten, war ich wie in einer anderen Welt. Nach der Operation erst recht. Da bin ich aufgewacht, und lauter fremde Soldaten standen um mich herum. Kein Wort habe ich verstanden ... Es ist halt viel zurückgeblieben: die Schwäche in der linken Seite, die Narbe am Kopf, Gefühlstörungen in der linken Hand, Kopfschmerzen – und die Ängste. Noch viele Jahre nach dem Krieg bin ich nachts an Alpträumen aufgeschreckt ... Ich hatte ja einen Makel. Deswegen war ich immer gehemmt. Wenn mir wegen der Schwäche etwas hinfiel oder wenn ich mich verbrannt habe an der linken Hand, wurde ich immer noch dazu geschimpft. Sonst war die Beziehung zu den Eltern gut ...

Eigentlich wollte ich Kunstgewerbe lernen. Aber wegen meiner Schwäche ging das nicht und ich hab' im Friseurgeschäft der Eltern mitgeholfen. Weil ich den Laden ja doch nicht hätte übernehmen können, haben sie das Geschäft aber aufgegeben.«

Vor sieben Jahren ist der Sohn tödlich verunglückt.

»Das hab' ich bis heute nicht überwunden. Es wird immer schlimmer. Meine Eltern sind ja auch aus Kummer um ihren Enkel gestorben. Noch im selben Jahr. Beide. Seitdem nehme ich Limbatril tabs (ein antidepressives Medikament in Kombination mit einem Tranquilizer). Aber es hilft nichts.«

In den folgenden Gesprächen kreist die Patientin immer wieder um ihren »Makel« und den Tod des Sohnes. »Ich hätte nicht erlauben dürfen, daß er sich ein Auto kauft. Und meine Eltern hab' ich damit auch noch umgebracht.«

Der Teufelskreis aus Niedergeschlagenheit, Inaktivität und Selbstvorwürfen war nicht leicht zu durchbrechen. Den ersten Anstoß dazu gab die Frage: »Was hat Ihr Sohn denn gemacht, ehe er das Auto bekam?«

»Da ist er radgefahren. Ein Rennrad hat er sich gekauft. Da hatte ich auch schon immer Angst. Die jungen Leute sind ja so leichtsinnig. Eigentlich war ich ganz froh, daß meine Eltern ihm das Geld zum Auto gegeben haben, da ist er wenigstens nicht mehr radgefahren. Ein Cousin von mir war in der Jugend mit dem Fahrrad tödlich verunglückt.«

Nachdem die Patientin erst einmal ihre Schuldgefühle deutlich ausgesprochen hatte, gelang es ihr allmählich, sich vernünftig mit ihnen auseinanderzusetzen: »Das Radfahren konnte ich ihm auch schon nicht verbieten ... Passieren kann immer etwas ... Man kann die jungen Leute nicht dauernd bevormunden ... Schließlich war er erwachsen.«

Wohlgemerkt: Nicht der Therapeut versuchte, solche Sätze der Patientin einzuhämmern. Im Lauf der Gespräche äußerte sie selbst diese Einsichten. Natürlich schien die Patientin immer wieder ihre eigenen Einsichten zu vergessen. Dann wurde sie ermuntert, sich an sie zu erinnern und an ihnen festzuhalten.

Auf zwei Arten lernte sie innerhalb einiger Wochen, *die selbstzerstörerische Beschäftigung mit ihren Schuldgefühlen zu stoppen*:

Wenn sie sich wieder beim Grübeln ertappte, sagte sie sich so entschieden, wie sie nur konnte: »Er war schließlich erwachsen!« Oder:

»Meine Eltern haben ihm selbst das Geld zum Auto gegeben.« Das sagte sie sich zwei- oder dreimal. Sofort danach fing sie etwas an, womit sie sich gern beschäftigte – Kreuzworträtsel lösen, mit dem Papagei reden –, oder sie machte etwas, was eben getan werden mußte und worauf sie sich bewußt konzentrierte – Kochen, Blumengießen ... So lenkte sie sich vom Grübeln ab.

Neben den therapeutischen Gesprächen lernte sie *Autogenes Training*. Auch das wandte sie zum Gedankenstoppen an: Durch Konzentration auf die angenehmen Gefühle der Entspannung, die sich nach einigem Üben einstellen, verflüchtigen sich die störenden Grübeleien von selbst – wenigstens für die Zeit der Übung und unmittelbar danach. Später reichte eine Kurzanwendung des Autogenen Trainings, um Selbstvorwürfe zu verscheuchen.[1]

Früher hatte sie – wegen ihrer Kopfnarbe – eine Perücke getragen.

»Weil ich fast nur noch zu Hause sitze, liegt die Perücke seit Jahren im Schrank.«

Und weil sie ihre Perücke nicht trug, traute sie sich erst recht nicht mehr aus dem Haus:

»Meinen Anblick kann ich den Leuten ja nicht zumuten.«

Die Idee eines Makels hatte sich seit der Kindheit an ihrer Kopfnarbe festgemacht. Daß dieser Schönheitsfehler für andere Leute wenig Bedeutung habe, davon konnte sie sich nicht überzeugen. Deshalb bestärkte der Therapeut sie, ihre Perücke wieder zu tragen – einfach so, nur zu Hause, nur für sich selbst. Sie gewöhnte sich langsam wieder an die Perücke und – wurde aktiver: Sie kaufte wieder ein, wenigstens so viel, wie sie mit der rechten Hand tragen konnte, und nahm wieder an Familienfeiern teil. Etwa drei Monate nach Beginn der Therapie ging sie sogar mit ihrem Mann aus – worüber der so ehrlich erfreut war, daß sie dieses Erlebnis ganz erstaunt kommentierte: »Und ich habe immer gedacht, er schämt sich mit mir.«

Ihre Tabletten, die ihr der Hausarzt in seiner Hilflosigkeit verschrieben und an die sie sich in ihrer Verzweiflung geklammert hatte, vergaß sie übrigens immer häufiger. Daß es ihr trotzdem nicht schlechterging, überzeugte sie schließlich, die Medikamente ganz abzusetzen.

Tatsächlich können antidepressive Medikamente stimmungsaufhellend wirken und den Antrieb steigern. Bei endogenen Depressionen sind sie deshalb am Platz, und wir werden sie in diesem Zusammenhang ausführlich besprechen. Schuldgefühle, Scham und Rückzug aber werden nicht von Pillen aufgehoben. Deswegen bleiben sie bei Depressionen, die ihre Wurzeln in der Lebensgeschichte haben (reaktiven und neurotischen), meist wirkungslos. Tranquilizer – Beruhigungsmittel – wirken erst recht ungezielt. Und: Sie machen leicht abhängig. Auch darauf werden wir noch eingehen.

»Seitdem ist nichts mehr, wie es einmal war.«

Eine zwanzigjährige Frau wurde nach einem Suizidversuch aus dem Krankenhaus entlassen und von der Hausärztin zur Therapie überwiesen.

»Früher bin ich gut mit mir zurechtgekommen. Auch mit meiner Umwelt hatte ich keine Probleme. Ich bin als Türkin in Deutschland aufgewachsen, immer habe ich mich akzeptiert gefühlt ... Die Beziehung zu den Eltern ist in Ordnung. Allerdings, die Mutter ist manchmal depressiv, deswegen ist sie auch schon in Behandlung gewesen. Der Vater – na ja, verglichen mit manch anderem türkischen Vater, ist der überhaupt nicht streng ... Mit sechzehn kam schon mal einiges zusammen: Schwierigkeiten in der Schule, mit dem damaligen Freund und auch mit den Eltern. Aber dann war wieder alles okay ... Als ich jetzt schwanger wurde, bin ich zu Hause ausgezogen und habe mit meinem Freund zusammengelebt. Die Eltern hatten nichts dagegen ... Vor einem halben Jahr ist es zu einer Fehlgeburt gekommen. Das war schlimm. Ich wollte das Kind haben, ich hatte mich darauf gefreut. Als ich dann vom Krankenhaus heimkam, standen lauter halbgepackte Koffer rum. Mein Freund hat gerade seine Sachen zusammengepackt und ist ausgezogen. Da ist für mich eine

Welt zusammengebrochen. Seitdem ist nichts mehr, wie es einmal war. Nie mehr wird es so sein ... Zu nichts mehr kann ich mich aufraffen. Ins Geschäft bin ich nicht mehr gegangen, ich bin immer noch krankgeschrieben ... Der Beruf sagt mir schon zu, aber das Klima am Arbeitsplatz ist schlecht ... Gegessen habe ich fast nichts mehr. Wegen starker Blutungen mußte ich vor kurzem wieder ins Krankenhaus, aber man hat nichts finden können ... Alles ist wie ein Berg vor mir. Ich sehe keine Zukunft mehr. Vor ein paar Wochen ist dann noch eine Freundin plötzlich gestorben. Da habe ich immer wieder an den Tod denken müssen. Schließlich bin ich wegen Schlaftabletten – von meiner Mutter her kannte ich die – in die Apotheke gegangen. Und die Apothekerin hat sie mir gegeben. Ich bin aber gefunden worden. Im Krankenhaus haben sie mir den Magen ausgepumpt. Wahrscheinlich würde ich es nicht wieder tun ... Ich weiß auch nicht, wie es weitergehen soll. Nichts ist mehr, wie es einmal war. Nie mehr wird es so sein.«

Die Patientin hatte sich darauf eingerichtet, mit diesem Freund und diesem Kind ihr Leben zu gestalten. Daß die Beziehung nicht so gut war, wie sie glaubte – sonst hätte er sie nicht verlassen –, diese Einsicht tat vorläufig noch zu weh.

Zuerst einmal galt es, Überzeugungen der Patientin zu stärken, die dem »Nie mehr« widersprachen, und Ansatzpunkte für die Zukunft zu finden.

»Wie war das denn, als Sie sechzehn waren, da hatten Sie doch auch Schwierigkeiten mit dem damaligen Freund, mit den Eltern, mit der Schule. Und nachher war ›alles wieder in Ordnung‹. Wie haben Sie es damals geschafft?«

»Damals war alles anders«, konterte sie. Aber mit der Zeit änderte sich ihre Einstellung. Was sie an sich selbst immer noch positiv fand: »Na ja, ich sehe nicht gerade schlecht aus. Ich hatte auch früher schon Freunde. Wenn ich wollte – sicher, es wäre nicht schwer für mich, wieder einen Partner zu finden.«

Die vergangene Beziehung sah sie immer kritischer: »Im Grunde habe ich oft nachgegeben aus Angst, etwas zu verlieren. Vielleicht wollte ich ja auch deswegen das Kind haben, um ihn an mich zu binden. Eigentlich gebe ich immer zuviel nach.«

In den folgenden Wochen lernte die Patientin das *Neinsagen* und das *Jasagen*: Wenigstens einmal am Tag »nein« zu sagen, wenn jemand etwas von ihr forderte, wonach ihr wirklich nicht zumute war, und wenigstens einmal am Tag »ja« zu sagen – selbst einen Wunsch zu äußern –, wenn ihr wirklich danach war. Beides in Situationen, in denen sie das bisher nicht gewagt hatte. Mit leichten Aufgaben fing sie an: gegenüber der Mutter, gegenüber Freunden oder auch einfach im Bäckerladen.

»Ich bin ich!« wurde ein Satz zum Festhalten für sie. Innerhalb einiger Wochen sammelte sie eine Menge Erfahrungen.

»Kaum jemand hat mir meine Bitten abgeschlagen. Das hätte ich nicht gedacht. Und wenn ich doch einmal eine Abfuhr bekam, war es auch nicht so schlimm. Und wenn ich selbst höflich Bitten abgelehnt habe, waren mir die Leute eigentlich gar nicht böse. Ich hatte – glaube ich – immer gedacht, sie mögen mich dann nicht mehr.«

Im Geschäft war es nicht ganz so einfach. Als ihre Selbstbehauptungsversuche dort öfters fehlschlugen, wurde ihr klar, daß es eine Veränderung brauchte. Sie belegte einen Kurs Wirtschaftsenglisch – Deutsch und Türkisch konnte sie ja ohnehin –, um ihre Chancen als Fremdsprachenkorrespondentin zu verbessern, und ging daran, sich eine andere Stelle zu suchen.

Daß sie einmal nicht mehr hatte leben wollen, kam ihr schon bald wie ein Fremdkörper in ihrer Erinnerung vor. Eine neue Beziehung ging sie bis zum Ende der Therapie nicht ein: »Ich glaube, ich muß erst noch besser mit mir selbst zurechtkommen.«

Das depressive Kind

Eine fünfunddreißigjährige Frau klagt: »Immer bin ich müde und schlapp. Ständig nehme ich ab. Ich habe keinen Appetit und oft Magenschmerzen. Der Blutdruck ist oft so niedrig, daß ich meine, ich kippe um. Alles ist mir zuviel. Alles steht wie ein Berg vor mir. Ständig habe ich Rückenschmerzen. Abends schlafe ich lange nicht ein und nachts wache ich oft auf. Ich bin immer so unruhig und nervös. Die Kinder machen mir halt auch zu schaffen ...«

Zur Vorgeschichte: »Vor zwölf Jahren haben wir geheiratet. Nach der Geburt der Kinder (Tochter jetzt elf Jahre alt, Sohn acht Jahre) bin ich kurz zu Hause geblieben, seitdem arbeite ich halbtags. In der Ehe war alles in Ordnung. Bis vor einem Jahr. Da hat mein Mann plötzlich eine Freundin gehabt. Es kam wie aus heiterem Himmel. Es war schrecklich – ein Jahr getrennt in derselben Wohnung. Und immer ist er zu der andern Frau gegangen ... Also, Kochtöpfe und Schuhe sind nicht gerade geflogen, aber oft hat nicht viel gefehlt. Jetzt, nach der Scheidung, ist er ausgezogen. Aber ich muß auch raus aus der Wohnung. Sie gehört seiner Mutter ... Was das Schlimmste ist: Seit der Unruhe und der Trennung ist der Junge ganz verstört. Er will gar nichts mehr machen. In die Schule will er auch nicht mehr. Manchmal sagt er sogar: ›Ich will nicht mehr leben.‹ Jetzt habe ich Urlaub genommen und bringe ihn in die Schule. Ich weiß bald nicht mehr, was ich noch machen soll. Auch die Tochter hat mit den Schulleistungen nachgelassen. Und ich habe noch dauernd Erkältungen und Infektionen.«

Auf die Verunsicherung, die Kränkungen und Aufregungen im Zusammenhang mit Trennung und Scheidung reagierte die Patientin mit einer Menge körperlicher Beschwerden: Magenschmerzen, Kreislaufstörungen, verstärkten Rückenschmerzen, erhöhter Infektanfälligkeit, Gewichtsabnahme. Das Schlimmste für sie waren aber nicht diese psychosomatischen Beschwerden, die Appetit- und Schlafstörungen, die Erschöpfung und der fehlende Antrieb. Das Schlimmste war die depressive Reaktion der Kinder, besonders des achtjährigen Jungen. Und die lastete sie sich an: »Dauernd habe ich ein schlechtes Gewissen. Immer denke ich, daß ich mich nicht genug um die Kinder kümmere.«

Symptome kindlicher Depression werden oft als Trotzreaktionen, Faulheit oder Ungezogenheit abgetan. Der kleine Junge sitzt stundenlang vor seinen Hausaufgaben, aber er bekommt nichts aufs Papier – nicht weil er nicht will, sondern weil er nicht kann. Er weint, wenn er mit Leuten konfrontiert wird. Weil ihm danach ist, sich in sein Schneckenhaus zurückzuziehen – genau wie Erwachsenen in der Depression nach Rückzug ist. Er will nicht in die Schule gehen, weil er dort durch die Auseinandersetzung mit Lehrern und Mitschülern überfordert ist. Zudem bedeutet die Schule eine Trennung von der Mutter, von zu Hause. Ohne daß ihm das bewußt wird, fürchtet er vielleicht, nach dem Vater auch noch die Mutter zu verlieren.

Das Schwierige im Umgang mit dem depressiven Kind: Je mehr es weint, je deutlicher es seine Hilflosigkeit zum Ausdruck bringt, um so mehr erregt es Mitleid. Forderungen werden zurückgezogen (»Dann schreib' ich dir halt eine Entschuldigung«), das Kind bekommt Zuwendung – die es sonst nicht bekäme – als Reaktion auf seine Hilflosigkeit (»Ich bring' dich in die Schule und hol' dich wieder ab«). Und genau das verstärkt die depressiven Symptome: Das Kind traut sich noch weniger zu, wird noch unselbständiger, hilfloser und weinerlicher. Denn je mehr es in der Depression versinkt, um so mehr bekommt es, was ihm fehlt, was es möchte: Zuwendung. Dieser Mechanismus wird dem Kind – aber auch den Erwachsenen – meist gar nicht bewußt. Gerade deswegen wirkt er.

Natürlich, mehr denn je braucht das Kind jetzt Liebe und Geborgenheit. Aber nicht als »Belohnung« für sein Versagen! Eine Atmosphäre unbedingter Zuwendung und emotionaler Sicherheit ist wichtig, aber unabhängig von allen kindlichen Erfolgen oder Mißerfolgen. Und dann geht es darum, daß das Kind – genau wie depressive Erwachsene – nicht in seiner Lethargie, in seinen Ängsten und

Versagenserwartungen hängenbleibt. Eben darin aber würde es bestärkt, durch Überbehütung ebenso wie durch Überforderung.

Bald nachdem die Mutter zur Therapie kam, ging auch der Junge zweimal wöchentlich zur Ambulanz der psychiatrischen Kinderklinik. Zuerst sträubte er sich mit Händen und Füßen, aber schon das zweite Mal kam er bereitwillig mit. Später achtete er sehr darauf, keinen Termin zu versäumen. Ins Übungsprogramm des Achtjährigen wurde die Mutter einbezogen: Am Anfang brachte sie den Jungen zur Schule, dann entließ sie ihn ein Stück vor der Schule, dann begleitete sie ihn nur noch etwa den halben Weg. Nach vier Wochen traute er sich wieder allein in die Schule. Ähnlich mit den Hausaufgaben: Es hatte sich eingebürgert, daß »wir sie zusammen machen«. Durch das Trödeln des Jungen wurde die Patientin aber immer gereizter: Der Mißerfolg war vorprogrammiert und das schlechte Gewissen der Mutter auch. Zuerst nahmen sich nun beide einen kleinen Teil der Aufgaben vor, besprachen diesen kleinen ersten Schritt miteinander, dann führte der Junge ihn aus. Darauf folgte die Belohnung: die Anerkennung durch die Mutter, ein kleines gemeinsames Spiel, irgend etwas, was der Junge gern mochte. Dann der nächste Schritt. So wurde der Junge wieder selbständiger und die Mutter weniger gereizt. »Das hast du gut gemacht!« kam ihr jetzt viel ungezwungener und echter über die Lippen. Und eine zusätzliche Belohnung brauchte es auch nicht mehr bei jeder Aufgabe. Nach einem Vierteljahr war das Gröbste geschafft, der Junge hatte sich gefangen.

Nun ging es darum, daß die Patientin endlich etwas für sich tat. Zwar litt sie inzwischen weniger unter Schuldgefühlen, aber die dauernde Anspannung und Überforderung hatten die Erschöpfung verstärkt, Magen-, Kreislauf- und Rückenbeschwerden machten ihr immer mehr zu schaffen, und fast ständig war sie erkältet.

»Ich müßte einmal abschalten können, nicht dauernd verantwortlich sein!«

Als der Junge einigermaßen stabilisiert war – er ging auch noch zur Therapie –, traute sie sich, die Kinder für vier oder sechs Wochen bei den Großeltern zu lassen – wo sie sich immer wohlgefühlt hatten – und in dieser Zeit eine psychosomatische Kur zu machen. In der neuen Umgebung wurde sie nicht dauernd an frühere Kränkungen und Aufregungen erinnert, aber auch nicht an »vergangene bessere Zeiten«. Sie gewann Distanz. Die psychotherapeutischen Gespräche dort halfen ihr, sich allmählich einzugestehen, »daß die Zeit dieser Ehe so rosig gar nicht war«. Sie erholte sich, denn sie war »nicht ständig im Dienst«. Abgesehen von der ersten Woche – da legte eine Erkältung sie ziemlich lahm –, taten ihr das Kreislauftraining und die Anwendungen für die Wirbelsäule gut. Sie nahm teil an Sport, Gymnastik und künstlerischer Gestaltung, was ihr immer mehr Spaß machte. Ein Entspannungstraining, das sie zuvor schon begonnen hatte, vertiefte sie. Was sie in dieser Kur lernte, »mehr nach den eigenen Bedürfnissen zu leben«, behielt sie zu Hause bei. »Einen Tag in der Woche gehen die Kinder nach der Schule zur Oma und bleiben dort auch über Nacht. Das tut den Kindern gut und den Großeltern – und mir. Das ist mein ›jour fix‹, da bin ich nur für mich da.«

Manchmal kommt's knüppeldick

Partnerverlust, einschneidende Erkrankungen, Verlust der beruflichen Identität sind häufige Auslöser depressiver Verstimmungen. Und manchmal kommt's knüppeldick – wie bei diesem fünfundfünfzigjährigen Mann:

»Immer war ich gesund. Vor fünfundzwanzig Jahren hatte ich mal einen Unfall. Damals bin ich noch Autorennen gefahren. Da hat es mir fast das ganze rechte Bein durchtrennt. Aber alles ist wieder gut verheilt ... Vor zwei Jahren war ich noch bei der Vorsorgeuntersuchung. Da ist nichts festgestellt worden. Und ein Vierteljahr später hat sich herausgestellt: Ich habe Prostatakrebs. Nach der Operation war ich noch ein halbes Jahr krankgeschrieben, aber allein schon körperlich habe ich mich nicht richtig erholt. Das war halt ein großer Eingriff. Sie haben allerhand ausgeräumt ... Es war nicht einfach, mit der Krankheit fertig zu werden, mit dem Schock. Man ist als Mann nichts mehr wert. (Weinen) So ist das halt. Fünfundzwanzig Jahre waren wir verheiratet, und jetzt will meine Frau nichts mehr von mir wissen. Sie lehnt mich ab. ›Was soll ich mit einem Krüppel!‹ Das wirft sie mir an den Kopf. Sie hat ja auch recht. Wir leben praktisch getrennt in derselben Wohnung. Aber sie ist fast nie da. Sie geht viel aus, allein natürlich. Ich wollte das ja auch gar nicht mehr ... Immer hängt das Damoklesschwert über mir. Schon zweimal bin ich nachoperiert worden, weil sich Lymphe gesammelt hat und weil ich immer Schmerzen hatte. Bei der letzten Operation kam noch eine Infektion dazu. Seitdem ist alles noch schlimmer ... Kaum bin ich wieder ins Geschäft gegangen, da hat sich gezeigt: Ich schaffe es nicht mehr. Ich kann mich nicht mehr lange konzentrieren. Viel zu schnell werd' ich müde, ständig bin ich erschöpft, und Schmerzen habe ich ja auch dauernd. Deshalb haben sie mich berentet. Jetzt hocke ich den ganzen Tag daheim und sinniere. Es hat alles keinen Wert mehr. Am besten, ich würde mir einen Strick kaufen ... In den letzten Wochen habe ich sechs Kilo abgenommen. Ich habe keinen Appetit, und meist ist mir übel.«

In den folgenden Gesprächen wurde versucht, an das anzuknüpfen, was früher Freude gemacht hat: »Als Sie aufhörten, Rennen zu fahren, was haben Sie da gemacht?«

»Na ja, mit Autos hatte ich immer zu tun. Ich war ja Autoverkäufer bis zuletzt. In meiner Freizeit habe ich Autozeitschriften gelesen. Einige kommen immer noch. Jetzt liegen sie ungelesen herum. Nicht einmal das Abonnement zu kündigen, nicht einmal dazu kann ich mich aufraffen.«

»Und als Sie nicht mehr Rennen fuhren, was haben Sie da in Ihrer Freizeit gemacht?«

»Ja also«, der Patient lächelt (zum ersten Mal) leicht verlegen, »da habe ich angefangen, Modelle zu basteln, von Renn- und Sportautos. Die hab' ich dann gesammelt. Meine Frau fand das kindisch. Jetzt verstauben sie alle im Keller.«

»Und was hat Ihnen noch Spaß gemacht?«

»Ich bin überhaupt ein Sammler. Ich hab' auch eine Briefmarkensammlung. Die müßte ich mal wieder in Ordnung bringen. Die ganzen Jahre ist man ja zu nichts gekommen. Aber das kleine Zeug – in meinem Alter sieht man das ja gar nicht mehr richtig, so ohne Lupe.«

»Und ausgegangen sind Sie nicht?«

»Doch, zu jeder Autoausstellung. Da hab' ich meine beiden Söhne mitgenommen – früher. Aber die wohnen ja jetzt Gott weiß wo.«

»Was haben Sie denn sonst noch unternommen?«

»Ins Kino sind wir gegangen, essen, zu Pferderennen. Wir sind sogar ziemlich oft ausgegangen. Das ist alles vorbei. So allein hat das ja keinen Wert mehr.»

«Sie haben doch sicher Freunde und Bekannte!»

«Ja, früher. Aber jetzt, was sollen die mit einem Krüppel?»

«Sagen die Ihnen das?»

«Sagen – nicht gerade.»

«Woher wissen Sie es dann? Wer sagt es Ihnen?»

«Meine Frau, die sagt mir das schon!»

Allmählich wurde dem Patienten bewußt, daß er sein Selbstwertgefühl von der negativen Einschätzung seiner Frau abhängig gemacht hatte. Am Ende dieser inneren Auseinandersetzung hielt er für sich fest: »Ich habe viel erlebt, ich kann viel erzählen, ich kann mich gut unterhalten. Warum sollen die Leute nicht gern mit mir zu tun haben?«

Von da an wurde er schrittweise aktiver: Anstatt zu meinen, er müsse eine ganze Zeitschrift »in einem Rutsch auslesen«, nahm er sich jeden Tag einen Artikel vor, der ihn »früher interessiert hätte«. Nach dem Motto »Jetzt kommt man endlich zu dem, wozu man nie Zeit hatte!« ging er daran, seine Briefmarkensammlung zu durchforsten. »Nicht länger als eine Stunde am Tag!« vereinbarten wir. Bald saß er den ganzen Nachmittag über den Alben. Er begann, seine Autosammlung zu entstauben und das eine oder andere Modell zu reparieren. »Vielleicht bekomme ich ja mal Enkel!«

Jeden Tag machte er einen Spaziergang und traf sich schließlich wieder mit alten Bekannten.

Natürlich, es kam auch zu Stimmungseinbrüchen: wenn ihn dic Schmerzen plagten, als ihm die dritte Nachoperation bevorstand, wenn seine Frau – mit der er weiter die Wohnung teilte – ihn wieder einmal gekränkt hatte. Solche Tiefs überwand er aber – meist –, indem er sich ablenkte: Anstatt in der Depression zu versinken, nahm er sich etwas vor, was ihm angenehm war und sinnvoll erschien. Dabei wandelten sich seine Interessen: Die meisten Autozeitschriften bestellte er ab und beschäftigte sich mehr mit Umweltfragen. Eines Abends, beim Treffen mit Freunden, verabredete er sich mit einer Bekannten. Daraus entwickelte sich eine intensive Freundschaft. »Sie akzeptiert mich als Mensch. Dann ist auch das andere kein Problem ... Natürlich, wieder gesund zu sein und keine Schmerzen zu haben – was gäbe ich nicht darum! Aber ich muß auch sagen, eigentlich lebe ich jetzt intensiver als vor meiner Krankheit.«

Trauer, Entmutigung oder Depression?

Was den bisherigen Fällen gemeinsam ist: Die Vorgeschichte war ziemlich unauffällig. Die Betroffenen kamen mit sich und ihrer Umwelt – mehr oder weniger – gut zurecht. Doch dann brach das Schlimme über sie herein und drückte sie nieder. Eine Depression als Reaktion auf einen Schicksalsschlag – wer könnte das nicht verstehen, sich nicht in die Betroffenen einfühlen?

Von depressiven Zuständen und von Versuchen, sie zu bewältigen, erzählen schon die ältesten europäischen Quellen, die uns überhaupt etwas über menschliches Erleben und Handeln mitteilen: die homerischen Gedichte – zuerst wohl mündlich überliefert, vor etwa 2700 Jahren aufgeschrieben und danach nur noch wenig verändert.

Odysseus und Penelope – auch Helden kennen die Depression

Beispiel Penelope: Vor zwanzig Jahren zog Odysseus in den Krieg vor Troja. Zehn Jahre Krieg! Der Zorn der Götter! Zur Irrfahrt haben sie ihn verurteilt, seit zehn Jahren verhindern sie seine Heimkehr. Und nichts ist bekannt über Odysseus' Schicksal! Seit drei Jahren setzen Vater, Sohn und die unverschämten Freier – alle aus wirtschaftlichen Gründen – Penelope massiv unter Druck: Ihre Hoffnung auf Odysseus' Heimkehr – nichts als weiblicher Starrsinn! Den soll sie aufgeben und wieder heiraten! Eine Frau allein gegen ganz Ithaka! Auch eine Frau vom Format der Penelope kann diesem Druck nicht ewig standhalten. Und wie reagiert sie auf die ausweglose Situation?

Tagsüber gelingt es ihr noch, sich halbwegs durch Arbeit abzulenken. Aber nachts!

»Tags sättige ich mich an Jammern und Plagen,
schaue nach meiner, nach der Mägde Arbeit im Haus.
Bricht dann herein die Nacht, alle überkommt der Schlaf,
lieg' ich im Bett, würgt schwerer, nagender
Kummer mein zerrissenes, pochendes Herz.«[2]

Und Odysseus? Hierhin und dorthin verschlägt es den Helden. Zur Nymphe Kalypso, der göttlich schönen Frau, zu ihrer üppigen Grotte auf ihrer paradiesischen Insel. Die Göttin verliebt sich in den Sterblichen. Der läßt sich von ihr bezirzen, tut sich gütlich an Köstlichkeiten, streift über die Insel und entdeckt ihre Reize. Doch Odysseus, den immer aktiven, immer erfolgreichen, ihn überwältigten die Melancholie – die »schwarze Galle« – und die Nostalgie – das Heimweh. All seine Gefährten hat er verloren, die Hoffnung auf Heimkehr begraben. Nie wird er seine Penelope wiedersehen! Sein Vater Laertes? Bestimmt ist er längst tot, gestorben an Kummer. Und sein Sohn Telemachos? Ohne Vater muß er aufwachsen! Was soll aus dem Jungen werden? Grübelnd zieht er sich zurück, verkriecht sich vor der verliebten Göttin.

»Sie aber fand ihn – auf der Klippe kauernd. Nie trockneten
seine Augen von Tränen. Dahin das süße Leben!
›Heimkehr!‹ jammerte er. Ihn reizte nicht mehr die Nymphe.
Dennoch, bei Nacht zwang er sich, weiter mit ihr zu schlafen
in üppiger Grotte – gegen den eigenen Willen –, weil sie es so wollte.
Tags hockt' er auf Felsen und Klippen,

von Tränen, Stöhnen und Schmerzen aufgewühlt das Gemüt.
Auf's ewig wogende Meer starrt' er, Tränen vergießend.«[3]

Was tun mit einem depressiven Helden? Da Homer noch keine Psychotherapie kennt, bemüht er die Götter: Athene, Odysseus' Schutzpatronin, schickt den Götterboten Hermes zu Kalypso und befiehlt ihr, Odysseus ziehen zu lassen. Athene, sie wäre nicht die »helläugige«, wenn sie Odysseus' Verfassung nicht durchschaute, nicht wüßte, daß alles wie ein Berg vor ihm steht! Deshalb hat sie ein »antidepressives Programm« für ihn ausgeheckt. Lauter kleine Schritte: Holz soll er sammeln, sich Werkzeug basteln, ein Floß bauen, die Reise wagen.

Der Held aber – sein Witz und sein Unternehmungsgeist haben den zehnjährigen trojanischen Krieg entschieden – traut sich nichts mehr zu:

»Bestimmt hast du, Göttin, etwas and'res im Sinn, nicht meine Heimkehr!
Daß du mich treibst, mit einem Floß zu überqueren den weiten Schlund des Meeres,
den furchtbaren, unüberwindlichen! Das schaffen nicht einmal Schiffe, die was gleichseh'n
und flink segeln vorm Wind von Zeus.
Nie, nie würd' ich den Fuß auf ein Floß setzen ...«[4]

Doch wenn es der Wille der Götter ist? Allmählich läßt er sich überzeugen. Er sammelt Holz, er bastelt sich Werkzeug, er baut ein Floß. Und die Lebensgeister kehren zurück: Essen und Trinken schmekken wieder, er genießt die Nacht wieder mit der Nymphe – das tut der Sehnsucht nach seiner sterblichen Penelope keinen Abbruch –, er wagt, was ihm unmöglich schien – und kehrt heim.[5]

Karl der Große oder Trauerarbeit statt Depression

Ein Leben ohne Verluste, ohne Trauer ist den wenigsten vergönnt. In früheren europäischen Gesellschaften – wie heute noch in manchen Gegenden rund ums Mittelmeer – wurden die Menschen durch soziale Normen ermuntert, ihre Trauer auszuleben: Trauerarbeit, die einen gesellschaftlichen Rahmen hat. Das schützt vor Depression. Nach der Trauer kann man sich wieder der Realität zuwenden, der Zukunft. Auch wenn das nicht immer so heftig und so schnell gegangen sein mag, wie uns das Rolandslied im Falle Karls des Großen glauben machen will:

Nach dem Spanienfeldzug gegen die Sarazenen, schon auf dem Rückmarsch durch die Pyrenäen, wird Karls Lieblingsneffe Roland – der Recke hatte mit der Nachhut den Weg des Heeres gesichert – in der Schlucht von Ronceval erschlagen. Karl sucht ihn, erinnert sich schlimmer Ahnungen. Als er ihn findet,

»schließt er den Toten fest in beide Arme
und stürzt vor Leid ohnmächtig auf ihn nieder.«

Immer wieder erwacht er aus der Ohnmacht – vier Männer müssen ihn dann stützen – und klagt und klagt:

»›Nun hab' ich keinen, der mein Leben hält!
Ich glaub', ich hab' auf Erden keinen Freund mehr.‹
Mit vollen Händen rauft er sich das Haar.
›Es kommt kein Tag, da ich nicht klag' und weine.
Mein Schmerz ist so, daß ich nicht leben will,
um meine Mannen, die für mich gestorben.
O gebe Gott, der Sohn der heil'gen Jungfrau,
daß, eh' ich komme nach dem Paß von Sizre,
sich meine Seele von dem Leibe scheide.
Dann legte man mich mitten unter sie,
und neben ihnen würd' mein Staub bestattet!‹
Er weint mit Augen, rauft sich seinen Bart.«

Karl trauert nicht allein: Von seinen hunderttausend Frankenkriegern »ist keiner, der nicht gar bitter weint«.

Man begeht die Bestattung – wie es sich gehört – »mit großem Pomp«.

Doch als man eben, noch bedrückt und halb betäubt, im Trauerzug sich heimwärts wendet, erschallt der Ruf: Die Sarazenen greifen wieder an!

»Der Kaiser Karl, der griff sich in den Bart
und denkt des Jammers und des großen Schadens.
Und all sein Volk blickt er gar grimmig an.
Dann ruft er laut mit klarer mächt'ger Stimme:
›Ihr Frankenherrn, zu Pferd und zu den Waffen!‹
und spornt sein Pferd vor hunderttausend Mannen.«[6]

Der Karl des Rolandsliedes kennt die Depression nicht. Der Trauer und dem Schmerz hatte er sich überlassen – bis zur Bewußtlosigkeit. Jetzt wendet er sich wieder mit vollem Engagement der Realität zu, der Zukunft – dem, was er für seine Aufgabe hält: das Frankenreich zu sichern – leider mit Krieg.

Anmerkungen

1 Zum Erlernen und Anwenden des Autogenen Trainings siehe Kaufmann-Mall & Mall (1993)
2 Homer: Odyssee, XIX,513–517.
3 Homer: Odyssee, V,152–159.
4 Homer: Odyssee, V,17–176.
5 Eines der rührendsten Kapitel der Weltliteratur: Buch XIX der Odyssee: Das nächtliche Kamingespräch zwischen Penelope und Odysseus nach seiner – noch verborgenen – Heimkehr, ehe er sich gegen die Freier durchgesetzt hat und ehe Athene erlaubt, daß Penelope ihn erkennt.
6 La Chanson de Roland, 204–215.

3 Neurotische Depression I: Nichts als Verlust- und Versagenserlebnisse – die depressive Neurose

Bei Menschen mit depressiver Neurose ziehen sich Mangel an Zuwendung, Verluste und Versagenserlebnisse wie ein roter Faden durch die Vergangenheit. Entsprechend gedrückt ist die Stimmung, entsprechend negativ sind die Erwartungen für Gegenwart und Zukunft, entsprechend grau ist das Selbstbild. Deshalb stellen sich die Betroffenen immer wieder selbst ein Bein, und das verstärkt ihr Gefühl von Hilflosigkeit, Inkompetenz, Mißerfolg und Schuld. Die Grundstimmung ist trist, aber zu den ganz tiefen Einbrüchen von Stimmung und Antrieb kommt es seltener als bei endogenen Depressionen.

Bei einer depressiven Neurose ist Psychotherapie angezeigt: In der *kognitiven Verhaltenstherapie* können die Betroffenen lernen,

- durch angenehme Aktivitäten ihre Stimmung zu heben,
- durch Aufgaben in kleinen Schritten den Erfolg zu üben,
- durch solche neuen Erfahrungen und die Prüfung des eigenen Denkens sich und die Umwelt realistischer wahrzunehmen.

Auch die Aufarbeitung der Vergangenheit durch eine *klassische Psychoanalyse* kann zu realistischerer Wahrnehmung der eigenen Person und der Umwelt führen, ist aber in Zeiten tieferer Depression zu belastend.

Eine Alternative bei leichterer und mittelschwerer Depression ist die *Gesprächstherapie* nach Rogers.

»Ich bin eben ein Versager!« – Den Erfolg üben!

Ein fünfundvierzigjähriger Mann kommt zur Therapie, »weil ich mit mir selbst nicht mehr klarkomme. Ich kann nicht mehr schlafen, habe schwere Träume, bin nervös und unruhig. Alles hat keinen Sinn mehr. Oft denke ich, ich will nicht mehr leben ... Manchmal spitzt sich das zu. An meinem Geburtstag – ich hatte Streit mit meiner Frau und einiges getrunken – bin ich mit dem Strick um den Hals durch den Wald gelaufen. Nicht einmal dazu habe ich den Mumm ... Im Geschäft kann ich mich nicht durchsetzen. Immer stecke ich alles ein. Will ich doch mal was sagen, kriege ich weiche Knie und fange an zu zittern. Dann sehe ich zu, daß ich mich verdrücke, damit die andern es nicht merken ... Daheim ist es noch schlimmer. Mit meiner Frau habe ich seit Jahren Schwierigkeiten. Alles muß nach ihren Wünschen gehen. Lange Zeit sage ich nichts, und dann explodiere ich. Hinterher ist mir das peinlich. Am Schluß weiß ich gar nicht mehr, worum es eigentlich ging. Ich stehe bloß dumm da, vor ihr und vor mir. Und im Bett klappt's auch nicht mehr richtig ... Mit der Tochter komme ich kaum noch zurecht. Sie ist jetzt siebzehn, sie hätte studieren sollen, alles hätte ich ihr ermöglicht. Aber sie ist zu faul zum Lernen. Wenn ich sie dazu anhalten will, wird sie bockig. Dann verliere ich die Geduld und werde laut. Hinterher tut sie noch weniger ... Ich bin eben rundherum ein Versager. Vor drei Jahren war ich schon mal so weit, daß ich eine Therapie angefangen habe. Da sollte ich immer nur reden. Das hat mir überhaupt nichts gebracht ... Wahrscheinlich können Sie mir ja auch nicht helfen.«

»Vielleicht können Sie lernen, sich selbst zu helfen!«

»Wenn ich nur wüßte, wie!«

»Was macht Ihnen denn Spaß? Was tun Sie gern?«

»Überhaupt nichts«.

»Wahrscheinlich fühlen Sie sich nicht immer gleich schlecht. Wann ist Ihr Gefühl denn besser als gewöhnlich?«

Nach längerer Pause: »Beim Autogenen Training.«

»Sie machen Autogenes Training?«

»Schon lange. Früher hatte ich immer Zwölffingerdarmgeschwüre. Als ich vierunddreißig war, ist mein Vater an Magenkrebs gestorben. Das war ein Anlaß für mich, etwas zu tun. Damals habe ich Autogenes Training gelernt und intensiv geübt. Tatsächlich habe ich seitdem kaum noch Magenbeschwerden, und ein Zwölffingerdarmgeschwür hatte ich nie mehr. Die Entspannungsübungen tun mir gut – das stimmt schon.«

In den folgenden Wochen lernte der Patient, *Autogenes Training* gegen die Depression einzusetzen. Bis dahin hatte er die Entspannungsübungen nur in der Mittagspause im Geschäft angewandt. Jetzt machte er sie auch, wenn er nach Geschäftsschluß heimkam. Anschließend blieb er eine Weile liegen (»Ich hatte immer gedacht, man muß hinterher sofort die Übung ›zurücknehmen‹ und aufstehen!«), genoß den angenehmen Zustand der Entspannung und ließ ihn ausklingen. Dabei »ertappte« er sich, daß ihm angenehme Gedanken, Bilder und Erinnerungen durch den Kopf gingen. Wenn er wieder ins Grübeln verfallen wollte, sagte er sich »Ruhe, Schwere, Wärme, Atem« und konzentrierte sich damit von neuem bewußt auf die Entspannungsempfindungen. Später lernte er, auch zu anderen Zeiten durch Kurzanwendungen des Autogenen Trainings das Grübeln zu stoppen. Und wenn er abends nicht einschlafen konnte oder nachts wachlag, machte er seine Übungen. Die Konzentration auf das angenehme Gefühl verscheuchte die trüben Gedanken – die waren es ja, die ihm den Schlaf raubten – und die Entspannung – ein Zustand zwischen normalem Wachsein und Schlaf – ließ die Müdigkeit »überschwappen«: Er schlief ein.[1]

Aber zurück zur ersten Sitzung.

»Wie Ihnen das Autogene Training ein gutes Gefühl macht, so ist es auch sonst: *Tun Sie etwas Angenehmes und sind ganz bei der Sache, dann fühlen Sie sich wohl. Tun Sie etwas Unangenehmes oder tun Sie gar nichts und hängen traurigen Gedanken nach, fühlen Sie sich schlecht. Deswegen ist es jetzt wichtig für Sie, sich mit Dingen zu beschäftigen, die Ihnen angenehm sind.*«

Der Patient bekam eine Liste von mehr als zweihundert Aktivitäten, die vielen Leuten – natürlich nicht allen – Spaß machen (z. B.: am Strand liegen; einen Roman lesen; mit Freunden ein Bier trinken; segeln, rudern oder Boot fahren; mit den Kindern oder Enkelkindern spielen; ein warmes Bad nehmen; essen gehen; etwas basteln oder handarbeiten; mit dem Partner / der Partnerin schlafen; sich fein anziehen; mit dem Hund durch den Wald laufen ... Einige freie Zeilen sollen außerdem zu individuellen Ergänzungen anregen). Eine ähnliche Liste finden Sie auf Seite 191.

»Gehen Sie bitte nach dieser Liste die letzten vier Wochen in Gedanken durch, und kreuzen Sie all das an, was Sie in dieser Zeit getan haben und wie oft Sie es getan haben. Dann gehen Sie die Liste noch einmal durch und tragen bei jeder Aktivität ein, wieviel Spaß sie Ihnen gemacht hat – oder gemacht hätte, sofern Sie in den letzten vier Wochen nicht dazu gekommen sind!«

Zur nächsten Sitzung brachte der Patient den ausgefüllten Bogen mit. Wenig war angekreuzt, Neues war überhaupt nicht hinzugefügt, und das – tatsächliche oder potentielle – angenehme Gefühl wurde überwiegend als gering eingeschätzt.

Ein Satz der Liste lautete: »Mit Haustieren spielen«. Da ich wußte, daß der Patient einen Hund hatte, wunderte ich mich, daß er zweimal »0« angekreuzt hatte: »nicht gespielt« und »es würde mir auch nichts bedeuten«.

Deshalb fragte ich: »Wenn Sie nach Hause kommen, freut sich der Hund dann?«

»Warum soll der sich freuen?«

»Nun, es könnte ja sein, daß er auf Sie zukommt, mit dem Schwanz wedelt oder an Ihnen hochspringt. Zeigt Ihr Hund solche Zeichen von Freude, wenn Sie heimkommen?«

»Wenn Sie so fragen – das schon. Früher bin ich viel mit ihm durch den Wald gelaufen. Aber das macht keinen Spaß mehr. Ihn immer an der Leine herumzuziehen ist blöd. Und wenn ich ihn laufen lasse und rufe, dann kommt er meistens nicht. Das kann einen in dumme Situationen bringen, wenn der Hund nicht gehorcht. Nicht einmal einem Hund gegenüber kann ich mich durchsetzen. (Resigniertes Lachen) Das vermiest es mir. (Pause) Eigentlich täte mir ein bißchen Bewegung ja ganz gut.«

»Nun – wenn Sie wollen –, im Prinzip ist das ganz einfach: Sie kaufen sich eine Pfeife. Ist der Hund in Ihrer Nähe, pfeifen Sie und rufen ihn dann sofort. Kommt er, belohnen Sie ihn mit einem guten Wort, einigen Streicheleinheiten und einem kleinen Leckerbissen (den braucht es am Anfang immer, später nur noch manchmal). Das üben Sie schrittweise: Allmählich pfeifen Sie, auch wenn der Hund weiter weg ist, später auch, wenn er gerade an etwas anderem interessiert ist. Gehorcht der Hund, wird er belohnt. Kommt er nicht, pfeifen Sie dennoch so lange, bis er kommt. Aber dann gibt es keine Belohnung (im Ernstfall, wenn er einem Jogger nachrennt oder vor ein Auto läuft, muß er ja auch sofort kommen). Nach einem Fehlschlag jedoch geben Sie ihm möglichst bald die Chance, die Scharte auszuwetzen: Pfeifen Sie wieder, und zwar in einer Situation, die erfolgversprechend ist. Nur eines tun Sie nicht: Bestrafen Sie den Hund nicht! Sie werden sehen, wie schnell sie einen gehorsamen Hund haben – den Sie frei laufen lassen können.«

Der Patient war skeptisch, wollte sich diese »Hausaufgabe« aber vornehmen. In der nächsten Sitzung zeigte er sich verblüfft: »Schon am ersten Tag hatte Max begriffen (von da an nannte er den Hund meist beim Namen), und seit drei Tagen reagiert er so zuverlässig, daß andere Spaziergänger uns schon bewundert haben: ›So ein folgsamer Hund!‹«

»Kein Wunder: Sie haben eine eindeutige Forderung gestellt – der Pfiff –, bei Mißerfolg keinen Rückzieher gemacht und bei Erfüllung Ihrer Forderung Anerkennung und Belohnung gegeben.«

Nach solchen ersten Erfolgen – die der Patient auch als solche anerkennen konnte – wurde er aktiver und zuversichtlicher. Langsam traute er sich an das, was ihm unter den Nägeln brannte: die Schwierigkeiten mit der Ehefrau und das Gefühl, im Beruf erfolglos zu sein.

»Seit zwanzig Jahren bin ich verheiratet. Fast ebensolang haben wir immer dieselben Probleme. Das ist es, was mich so deprimiert.

Meine Frau hat einen zwanghaften Ordnungssinn. Alles hat seinen Platz, alles muß nach ihrem Kopf gehen. Und im Praktischen ist sie auch geschickter. Das wirft sie mir dann vor.«

»Wäre Ihnen denn eine ungeschickte Frau lieber? Oder Unordnung zu Hause?«

»Natürlich nicht. Aber wenn sie wenigstens meine Sachen nicht verräumen würde! Und dann beklagt sie sich auch noch: ›Du glaubst wohl, ich bin dein Dienstmädchen!‹«

»Was verräumt Sie Ihnen denn?«

»Hosen, Wäsche, Papiere, Werkzeuge, alles!«

Nach einigen konkreten Beispielen erscheint die Angelegenheit dem Patienten selbst etwas anders: »Es ist schon wahr, daß meine Frau furchtbar ordentlich ist. Aber ich muß auch zugeben, daß ich ganz froh darum bin. Schon daheim habe ich immer alles stehen- und liegenlassen. Meine Mutter hat dann irgendwann aufgeräumt, wenn es ihr zuviel wurde. So ist es jetzt wieder. Im Grunde kann ich selbst die Unordnung nicht leiden, brauche aber jemand, der mir das Ordnungmachen abnimmt.«

»Und das gibt Ihnen dann ein Gefühl von Hilflosigkeit?«

»Wieso?«

»Na, Sie wollen Ordnung, behaupten aber, daß Sie selbst nicht Ordnung halten können. Also brauchen Sie jemand, der Ihnen das abnimmt. Damit machen Sie sich abhängig.«

»Und Sie meinen, deshalb werde ich ärgerlich und aufbrausend?«

»Mag sein. Es ist jedenfalls oft so, daß man sich über andere Leute aufregt – dabei ärgert man sich über sich selbst.«

Der Patient nahm sich für die nächste Woche vor, seine Sachen selbst aufzuräumen, und zwar sofort, ehe der sprichwörtliche Berg entsteht, über den man nicht mehr hinaussieht – oder ehe die Frau es getan hat. Mit ihr darüber reden wollte er nicht: »Das kann ich nicht.«

Zur nächsten Sitzung kam er ziemlich fröhlich. »Einen Gruß von meiner Frau. Sie hätten einen guten erzieherischen Einfluß auf mich.«

Seine Verhaltensänderung war ihr aufgefallen und hatte offenbar zum Gespräch geführt.

Inzwischen konnte der Patient viel lockerer über seine häuslichen Probleme sprechen: »Mit den handwerklichen Fähigkeiten ist es im Grunde wie mit der Ordnung. Ich erinnere mich, neulich sollte ich ein Bild aufhängen. Erst habe ich die Nägel nicht gefunden und mußte deswegen meine Frau fragen. Dann stand ich mit Bild und Nägeln vor der Wand. Da ist mir erst eingefallen, daß ich den Hammer vergessen hatte. Ich habe sie dann gerufen, daß sie mir den Hammer bringt.«

»Und darüber hat Ihre Frau sich gefreut?«

»Natürlich nicht. ›Nicht einmal ein Bild kannst du aufhängen! Von wegen Techniker! Einen Hanswurst hab' ich geheiratet.‹ Das war ihre Reaktion. ›Eh' ich mich zu deinem Handlanger machen lasse, häng' ich meine Bilder selbst auf. Ich mach' ja sowieso alles allein.‹ Drei Tage haben wir fast nichts geredet, oder sie hat mit mir gestritten.«

»Abhängigkeit und Hilflosigkeit sind ja oft ganz bequem. Man braucht so manches nicht zu tun, was einem lästig ist. Aber das hat eine Kehrseite: Der Partner ärgert sich, und man selbst fühlt sich deprimiert und wertlos. Im Geschäft erledigen Sie Ihre Arbeiten doch selbständig. Könnten Sie das nicht auch zu Hause?«

Der Patient dachte sich für die folgende Woche entsprechende Übungen als Hausaufgaben aus. Und weil gute Vorsätze bald verpuffen, erinnerte er sich jeden Tag daran. Wenn er nach der Arbeit heimkam, machte er seine Entspannungsübungen und genoß den angenehmen Zustand noch eine Weile. Ehe er aufstand, sagte er sich jeweils »Was ich selbst tun kann, tue ich auch!« Hatte er dann wieder einmal seine Sachen aufgeräumt oder eine kleine Reparatur zuerst geplant und dann selbständig ausgeführt, klopfte er sich in Gedanken auf die Schulter: »Selbst ist der Mann!«

Nach einigen Fortschritten druckste der Patient am Anfang der siebten Sitzung herum. »Es ist ja nicht nur das mit der Ordnung und so.

Das geht jetzt schon besser. Aber im Bett stimmt's halt auch nicht. Meine Frau will meistens sowieso nicht. Und manchmal hat sie Unterleibsbeschwerden und manchmal Gelenkschmerzen. Da geht auch vieles nicht. Deshalb fordere ich schon gleich gar nicht, was ich eigentlich möchte. Und bei mir läuft's ja auch nicht so, wie es sollte.«

»Sie haben bestimmte Vorstellungen, welche Leistungen sie im Bett erbringen sollten?«

»Na ja (lächelt verlegen), wenn man so unzufrieden ist – also, manchmal gucke ich Pornofilme an. Wenn man sieht, was die für Verrenkungen machen und was die bringen, da kann unsereiner nur von träumen.«

»Und Sie meinen, daß nicht Zärtlichkeit und Vertrautheit das Wichtigste sind für sexuelle Befriedigung, sondern turnerische Hochleistungen?«

»Nicht gerade, aber irgendwie gehört die Leistung doch dazu. Und an der hapert's bei mir. Im Geschäft ist es genauso. Gut, ich mache meine Arbeit, aber sie wird nicht anerkannt. Zwanzig Jahre bin ich jetzt in der Firma. In der Zeit sind andere Abteilungsleiter geworden – und ich bin seit zwölf Jahren Techniker in der Qualitätskontrolle. Inzwischen habe ich sogar Diplomingenieure unter mir. Aber Abteilungsleiter bin ich nicht. Ich stelle mich zuwenig dar, sonst hätte ich den Aufstieg geschafft. Das wurmt mich. Ich bin eben ein Versager.«

»Sagen das Ihre Vorgesetzen oder Ihre Frau?«

»Nicht direkt. Aber sie denken es ... Ich sag' es mir auch selbst ... Na ja, mein Vater, der hat es mir oft genug gesagt. Immer hat er an mir herumgemäkelt. Einmal hat ihm meine Kleidung nicht gepaßt, einmal hatte ich die falsche Einstellung. Nichts war ihm recht. Mein Bruder, der war sein ein und alles. Den hat er mir immer als Vorbild hingestellt – und heute ist er Alkoholiker, der Bruder. Während der Pubertät habe ich manchmal aufgemuckt. Da hat er mich erst recht fertiggemacht. Später, wenn ich mit Studenten befreundet war, hat er gesagt: ›Das ist kein Umgang für dich, das ist nicht unsere Klasse‹ ... Ein Hundertfünfzigprozentiger war er, in der DDR. Und ich mußte zu den jungen Pionieren. Da hab' ich die politische Erziehung genossen. Immer Druck! Und die Mutter hat sich aus allem rausgehalten. Eigentlich hat sie nie Zeit gehabt für mich. Komisch, oft ist das ja verschieden, aber mein Bruder war der Liebling von beiden Eltern ... Irgendwann hat der Vater wohl was Falsches gesagt. Hals über Kopf mußte er in den Westen flüchten. Und dabei hat er noch Glück gehabt. Der Rest der Familie folgte in Etappen. Zuerst haben wir im Lager gelebt, dann hat mein Vater eine Wohnung bekommen und eine Stelle. Ich habe im selben Betrieb Werkzeugmacher gelernt. Da hat er immer noch meine Arbeit runtergemacht. Später hab' ich mich in Kursen zum Techniker weitergebildet.«

»Sie haben ja einen ganz schönen Aufstieg geschafft!«

»Eigentlich ... ich könnte schon zufrieden sein. Im Grunde sitzt mir immer noch mein Vater im Genick. Einen richtigen Minderwertigkeitskomplex hat er mir eingetrichtert. Wenn ich mich nur mehr durchsetzen könnte, daß meine Arbeit auch anerkannt wird! Aber ich kann ja nicht einmal meiner Frau gegenüber Wünsche äußern.«

»Wenn Sie es wollen, können Sie es wahrscheinlich lernen. Denken Sie an Ihren Max! Bei ihm konnten Sie sich auch nicht durchsetzen; jetzt haben Sie Ihre Freude an ihm – und er ist mit Ihnen sicher auch zufriedener. Und wie haben Sie's gemacht? Sie haben klar ausgedrückt, was Sie wollen, mit leichten Übungen angefangen, darauf geachtet, daß der Hund tatsächlich eine Chance hat, Ihren Wunsch zu erfüllen, und wenn er das tut, zeigen Sie ihm Anerkennung.«

Der Patient übte in den folgenden Wochen das *Jasagen* und das *Neinsagen* – natürlich nicht zuerst da, wo es ihm am schwersten fiel, bei seinem Chef oder der Ehefrau. Ein Beispiel:

»Wir sind essen gegangen. Das Lokal war noch ziemlich leer. Der Kellner bat uns zu einem bestimmten Tisch. Am Nebentisch saß eine ganze Gesellschaft und unterhielt sich angeregt. Mir fiel zwar gleich auf, daß mich der Krach stört, aber ich habe mich – wie üblich – nicht getraut, was zu sagen. Als die Bedienung die Karte brachte, habe ich mir einen Ruck gegeben und höflich gesagt: ›Wir möchten uns an einen anderen Tisch setzen. Hier ist es doch etwas laut.‹ ›Selbstverständlich, wo Sie wollen!‹ antwortete sie. Ich habe mich bedankt, und damit war die Sache erledigt. Früher wäre ich sitzen geblieben und hätte mich die ganze Zeit über gestört gefühlt.«

Diese Selbstbehauptungsübungen gingen dem Patienten allmählich in Fleisch und Blut über. Er begann, sie auch auf Situationen im Geschäft und zu Hause zu übertragen. Er lernte sogar, Mißerfolge – meistens – nicht mehr persönlich zu nehmen. Gleichzeitig achtete er darauf, seine Umgebung genauer wahrzunehmen und Anerkennung nicht nur zu erwarten, sondern auch zu geben.

Die Beziehung zur Tochter wurde zunehmend entspannter. »Ich will es nicht machen wie mein Vater. Meine Tochter muß ihren eigenen Weg finden.«

Seiner Frau brachte er »seit langem wieder einmal« Blumen mit (»Daran hatte ich überhaupt nicht mehr gedacht«). Er zeigte seine Freude, etwa wenn sie ein schönes Essen vorbereitet hatte (»Entweder hatte sie das in der letzten Zeit gelassen, oder ich hatte es gar nicht mehr bemerkt«). »Überhaupt unterhalten wir uns wieder viel mehr miteinander.«

Ein heißes Eisen blieben die sexuellen Beziehungen. »Darüber kann ich mit ihr nicht reden.«

»Was würde geschehen, wenn sie es versuchten?«

»Dann ... dann würde sie sagen, was sie sowieso denkt: Sie lehnt mich ab – als Mann. (Pause) Daran bin ich ja selbst schuld.«

»Woher wissen Sie das?«

»Ach, das ist eine alte Geschichte. Wir waren noch nicht lange verheiratet, da ist eine dumme Sache passiert. Wir hatten mit Freunden gefeiert und ziemlich viel getrunken. Na ja, da habe ich mit einer anderen Frau geschlafen. Meine Frau hat mich erwischt – in flagranti. Es war furchtbar. Sie war auch noch schwanger. Sie war ganz fertig. ›Wenn ich nicht schwanger wäre, würde ich gehen‹, hat sie gesagt. Sie hat sich so aufgeregt. ›Wenn mit dem Kind etwas ist, bist du dran schuld!‹ Es war mir ja selbst furchtbar.«

»Und das Kind – kam gesund zur Welt?«

»Unsere Tochter, ja! Gott sei dank! Ich weiß nicht, was ich sonst gemacht hätte ... Aber seitdem lehnt meine Frau mich ab.«

»Sagt sie das, oder hat sie das früher gesagt?«

»Natürlich! Das heißt, so direkt hat sie das ... Aber ich spüre es. Nachdem ich ihr das angetan habe, muß sie mich ja ablehnen.«

»Sie fühlen sich schuldig, und deshalb glauben Sie, daß Ihre Frau Sie ablehnen muß?«

»Ja, so ist es wohl.«

»Und wenn Sie einmal nicht mit Ihnen schlafen will, dann fühlen Sie sich in Ihrer Annahme bestätigt?«

Nach einer Weile: »Ich glaube, das stimmt.«

»Aber verlassen hat sie Sie nicht; und es ist doch auch nicht so, daß sie nie mit Ihnen schlafen will?«

»Das nicht.«

»Wie war das denn, als Sie das letzte Mal miteinander geschlafen haben?«

»Da waren wir ausgegangen. Wir waren sogar ein bißchen aufgekratzt. (Lacht) Das war sogar ganz schön.«

»Und als Ihre Frau das letzte Mal nicht auf Sie eingegangen ist?«

Nach einigem Nackdenken: »Stimmt, da war es anders. Da war es den ganzen Tag hektisch. Wir hatten an dem Tag wieder einmal Streit.«

»Sie war also gar nicht auf Zärtlichkeit eingestellt?«

»Wahrscheinlich nicht.«

»Waren Sie eigentlich darauf eingestellt?«

Der Patient ist zunächst verblüfft – »Aber ich wollte doch!« – und versinkt in Schweigen. Dann, in einem Anflug von Selbstironie: »Im Grunde habe ich ihr zu verstehen gegeben: ›Ich will mit dir schlafen. Aber du willst ja sicher nicht.‹«

Damit war der Knoten fürs erste geplatzt. Der Patient lernte, mehr auf seine eigenen Bedürfnisse zu achten, sie auszudrücken und die Wünsche seiner Frau wahrzunehmen – nicht wie er sie sich vorstellte, sondern wie sie sie äußerte.

Dabei half ihm unter anderem das ausgezeichnete Buch von Bernie Zilbergeld, »Männliche Sexualität. Was (nicht) alle schon immer über Männer wußten ...«[2] Übrigens las seine Frau dieses Buch später auch. Genauso können Männer und Frauen wahrscheinlich profitieren von: Lonnie G. Barbach: »For Yourself. Die Erfüllung weiblicher Sexualität«.[3]

Natürlich waren die Fortschritte in der Therapie nicht so geradlinig, wie es in dieser kurzen Schilderung scheint. Es gab Rückschläge. Und wahrscheinlich wird der (ehemalige) Patient auch in Zukunft nicht die Selbstsicherheit in Person sein. Aber würde er sich Machogehabe und Chefallüren zulegen – das wäre doch wohl ein zweifelhafter Erfolg. Das Ende der Therapie – nach vier Monaten – wurde durch seinen Urlaub markiert. Und der wics bemerkenswerte Neuerungen auf: Zum ersten Mal wählte er den Termin und ließ ihn sich nicht vom Betrieb diktieren, zum ersten Mal machte die Tochter für sich Ferien, und zum ersten Mal seit achtzehn Jahren fuhr er mit seiner Frau allein weg. Wie er sagte: »Ich glaube, wir haben was nachzuholen!«

Chaos

Eine fünfzigjährige Frau berichtet: »Meine Mutter war immer krank. Die Schwester – sie war zwölf Jahre älter – hat mich versorgt. Sie war für mich wie eine Mutter. Der Vater war die ersten sechs Jahre im Krieg und in Gefangenschaft. Als er plötzlich vor der Tür stand, habe ich losgeplärrt – aus Angst vor dem fremden Mann. Und fremd ist er mir immer geblieben.

Als ich neun war, hat sich die Familie ›in Luft aufgelöst‹: Nach und nach sind wir in den Westen geflüchtet. Seitdem war ich nie mehr richtig bei meiner Mutter. Sie haben mich zu Verwandten in Niedersachsen gesteckt. Die wollten eine Musterschülerin aus mir machen. Immer haben sie an mir herumgemäkelt, mich gedrillt. Immer sollte ich ordentlich, brav und sauber sein.

Es war kurz nach meinem zehnten Geburtstag, da bin ich von einem Vierzehnjährigen vergewaltigt worden. In einer Scheune hat sich das abgespielt. Ich wußte eigentlich gar nicht, worum es ging. Irgendwie unwirklich war das. Aber beschäftigt hat es mich doch. Mit jemand darüber zu reden, habe ich nicht gewagt. Mit den Verwandten schon gar nicht. Daß es zu dem sauberen Mädchen – das ich ja sein sollte –, daß es dazu nicht paßte, das war mir schon klar. Jahrelang habe ich es für mich behalten; dann, bei einem Besuch, habe ich mich der Mutter eröffnet. ›Das darfst du nur ja niemand erzählen!‹ hat sie mir eingeschärft. Das war alles. Ich glaube, die komischen Träume – Alpträume –, die fingen da erst an.

Die Verwandten sind bald nicht mehr mit mir fertig geworden. Weil ich nur noch weinte, haben sie mich zur Mutter nach Krefeld geschickt. Die hat mich gleich weitergeschickt zu meiner Schwester. In einem Kinderheim hat die damals gearbeitet. Bei ihr habe ich sozusagen meine Erholungskur gemacht! Danach hat die Mutter mich gleich wieder weggeschickt – für ein halbes Jahr, wieder in ein Erholungsheim – diesmal ohne die Schwester. Mehr als ein ganzes Jahr habe ich damals die Schule versäumt. Es war ein Chaos.

Nach der ›Erholung‹ sollte ich zum Vater nach Herne. Weil ich bei ihm nicht wohnen konnte, haben sie mich bei Bekannten einquartiert. Irgendwie hat der Vater die Familie wieder zusammengebracht. Da wurde es erst richtig schlimm: Die Eltern haben nur noch gestritten.

Nach der Volksschule sollte ich in ein Internat. Mein älterer Bruder war auch dort. Der war Mutters Liebling. Mich hat er immer unter Druck gesetzt. Oft ist er richtig gewalttätig geworden. Immer hatte ich Angst vor ihm. Erst vor kurzem – in der Therapie ist mir viel hochgekommen – habe ich mich getraut, ihm einiges zu sagen. Da hatte ich wieder die alte Angst: Jetzt schlägt er mich gleich. Die Aufnahmeprüfung habe ich natürlich verhauen. Ein Jahr später – der Bruder war inzwischen abgegangen – habe ich die Prüfung geschafft. Ich habe tatsächlich Mittlere Reife gemacht. Wie, weiß ich nicht. Ich kann mich fast nur daran erinnern, daß ich dort gesungen habe.

Ich wollte Sängerin werden. Aber für eine Gesangsausbildung war kein Geld mehr da. Der Bruder mußte ja studieren! Meine Mutter hat mich zu einer Freundin ins Haushaltsjahr verfrachtet. Da bin ich abgehauen, auf eigene Faust nach München, dann nach Hamburg. Ich habe gejobbt und nebenher Gesangsunterricht genommen.

Dabei habe ich meinen Mann kennengelernt. Ich war neunzehn, er fünfunddreißig – und verheiratet. Ich weiß nicht mehr, wie viele Jahre es gedauert hat, bis er geschieden war. Aber wir haben zusammen so etwas wie Kabarett gemacht. Ich hab' Chansons gesungen. Unsere Kleinkunstbühne im Kofferraum, so sind wir durch die Lande gereist. Sogar meine Gesangsausbildung habe ich abgeschlossen. Das war der einzige Erfolg in meinem Leben ...

Vier Schwangerschaften habe ich abgebrochen. Mit vierundzwanzig habe ich meine Tochter zur Welt gebracht. Nach der Geburt mußte ich sofort wieder auf Tournee und das Kind ins Heim geben ... Zwei Jahre später ist meine Schwester gestorben. Ein Jahr lang habe ich getrauert. Damals war ich gerade mit dem Sohn schwanger ...

Magenschmerzen hatte ich schon immer. Aber krank durfte ich nie sein. Auch nach dem Tod der Schwester mußte ich auftreten. Ich erinnere mich, ein paar Tage nach ihrer Beerdigung bin ich zusammengebrochen.

Als der zweite Sohn zur Welt kam, konnte ich kaum noch schlafen. So sehr hat es mich geplagt, daß die Kinder im Heim waren. Endlich hat sich eine Frau gefunden, zu der wir sie geben konnten.

Irgendwann war mein Mann endlich geschieden, und wir heirateten. Jetzt kommt Ruhe in unser Leben – dachte ich. Aber mit der Heirat fing das Chaos erst richtig an. Schon im nächsten Jahr war es aus mit der Singerei. Wir hatten einen Autounfall. Den hat mein Mann verschuldet, und wegen Trunkenheit am Steuer wurde ihm der Führerschein entzogen. Unsere Kunst hatten wir ja im Umherziehen betrieben. Ohne Auto ging das nicht. Aber so auf die Schnelle, mit den drei Kindern, konnte ich den Führerschein nicht machen. Ich habe es mir einfach nicht zugetraut ... In dem Jahr kam einiges zusammen: Mein Mann hat einen Selbstmordversuch unternommen, ich hatte wieder einen Schwangerschaftsabbruch, und die Kinder waren dauernd krank.

Mein Mann hat sich eine Stelle gesucht – als Nachtwächter. Er litt unter dieser Arbeit, und ich litt darunter, daß er unter seiner Arbeit litt. Es wurde immer schlimmer mit ihm. Bis wir zur Eheberatung gegangen sind, war es schon zu spät. Wir haben uns scheiden lassen. Nicht lange danach ist er gestorben, an den Folgen seines Alkoholismus. So massiv hatte er getrunken – heimlich. Und mir war es nicht aufgefallen.

Nach der Scheidung habe ich eine Umschulung gemacht – Krankenpflege. Zwar hatte ich schon immer Rückenschmerzen, aber das Arbeitsamt hat mich in diesen Beruf gedrängt. Zuerst habe ich in der Schwerstpflege gearbeitet. Zu der Zeit hat meine Tochter einen Selbstmordversuch gemacht. Ich wollte sie zu einem Psychiater bringen, aber das hat sie abgelehnt. Statt dessen habe ich damals selbst Psychotherapie gemacht, zweieinhalb Jahre lang, eine Psychoanalyse.

Vor drei Jahren war ich fast ein Jahr lang krank: Bänderriß, Eierstockzyste ... Ich weiß nicht, was es noch alles war. Und dann stand der Jüngste plötzlich vor der Tür. Er kam überhaupt nicht mehr mit sich klar. Er wollte nur Geld. Dann ist er abgehauen.

Vor zwei Jahren habe ich wieder angefangen zu arbeiten. Aber es ging nicht mehr. Ich habe immer mehr Schwierigkeiten mit meinen Vorgesetzten bekommen. Auch mit mir selbst: Wie kann ich einen sozialen Beruf ausüben? Nicht einmal meine Kinder konnte ich richtig erziehen! Auch körperlich habe ich es nicht mehr geschafft – dauernd Schmerzen in Kreuz, Knien und Schultern. Daran hat auch eine Kur nichts gebessert. Und mit dem Magen ist es immer schlimmer geworden. Zuletzt hatte ich ein Zwölffingerdarmgeschwür. Nach der Kur dachte ich: Setz' dich mit deiner Chefin auseinander! Aber schon am dritten Tag habe ich mich gar nicht mehr hingetraut. Nur noch gezittert habe ich, mir war schwindelig und übel. Seit mehr als einem Jahr bin ich jetzt krankgeschrieben. Aber das hat auch nichts gebessert. Kreuzschmerzen und Gelenkbeschwerden habe ich trotzdem, Magenschmerzen und Durchfälle auch. Den ganzen Tag sitze ich daheim und grüble. Ich kann mich nicht damit abfinden, daß mein Jüngster abgehauen ist. Und was aus den andern beiden werden soll, weiß ich auch nicht. Wieder in der Krankenpflege zu arbeiten, kann ich mir nicht vorstellen. Zuletzt hatte ich auch Probleme mit den Patienten. Ich traue mir überhaupt nichts mehr zu.

Beim Nervenarzt bin ich schon lange in Behandlung. Seit einem Jahr mache ich wieder Psychoanalyse. Mir ist inzwischen einiges klargeworden. Es kommt so viel hoch. Das kostet Kraft und tut weh. Darüber komme ich immer tiefer in die Depression. Schlafen kann ich kaum noch. Selbst was mir früher Spaß gemacht hat – ich kann mich zu nichts mehr aufraffen.«

Eine Lebensgeschichte, voll von Verlusten, unerfüllten Wünschen und Versagenserlebnissen. So sieht sie ihr Leben, und je depressiver sie wird, um so mehr sieht sie es so: Als Kind hin und her geschoben. Der Wunsch nach Zuwendung der Mutter – der nie erfüllt wurde. Ein Vater, der ihr fremd blieb. Einschüchterungen durch den Bruder. Die Vergewaltigung und die Scham deswegen. Die Mäkeleien, das Versagen bei Prüfungen, die Mißachtung ihres Berufswunsches. Aber damals, in der Jugend, da war sie noch zäh, da hat sie noch gekämpft. Und tatsächlich wurde sie Sängerin. Aber zugleich hat sie sich abhängig gemacht von ihrem Mann. Sie mußte singen, auch wenn sie krank war, auch wenn ihr wegen der Trauer um die geliebte Schwester nicht danach war, auch wenn sie ihre Kinder darüber vernachlässigte. Die Selbstbestrafungen aus Hilflosigkeit, aus Mangel an Perspektive: die Ehe mit einem alkoholkranken Mann, die Schwangerschaftsabbrüche, die Berufsaufgabe, die Umschulung in einen ungeliebten Beruf. All das wirklich zu sehen hätte zu weh getan; deshalb wurde es umgedeutet: Die Mutter hat sie nicht abgelehnt, nein, sie war immer krank. Die Vergewaltigung! Um was ging es da eigentlich? Die ständige Überforderung? Na ja, Magenschmerzen hatte sie schon immer. Die Berufsaufgabe? Sie konnte damals doch keinen Führerschein machen! Der Alkoholismus des Ehemannes – er wurde nicht wahrgenommen. Aber jetzt macht sein Tod ihr Schuldgefühle. Und: Ein zweites Mal löst die Familie sich auf, dieses Mal nicht »in Luft«, sondern in Sorgen und Selbstvorwürfe.

Wahrscheinlich gab es bessere Zeiten in ihrem Leben. Nur die Gesangsausbildung – trotz aller Widrigkeiten abgeschlossen – ist jetzt als Erfolgserlebnis in Erinnerung. Je gedrückter die Stimmung, um so mehr sieht man die Welt um sich her »grau in grau«, um so mehr gehen einem trübe Gedanken durch den Kopf, um so trister erscheint die Vergangenheit. Und je mehr man sich mit Grübeln den Kopf zermartert, um so tiefer sinkt das Barometer. Wahrnehmen, Denken und Erinnern sind abhängig von Motivation und Stimmung – und umgekehrt. Diese Erkenntnis war Freuds Hauptbeitrag zur Psychologie. Und darauf beruht die Psychoanalyse.

Depression und klassische Psychoanalyse

Wenn Menschen derartige Schwierigkeiten mit sich und ihrer Umwelt haben wie diese Patientin, dann ist wahrscheinlich – so Freuds Annahme – in der Kindheit einiges schiefgegangen. Das tat weh, und das kleine Kind war dem Schmerz hilflos ausgeliefert. Wenn aber das, was so einschneidend ist oder war, nicht mehr wahrgenommen, nicht mehr erinnert wird, muß dann nicht auch der Schmerz aufhören? Also wird es verdrängt – nicht durch bewußten Entschluß, sondern automatisch: Es ist dem Bewußtsein nicht mehr verfügbar. Damit ist es aber nicht erledigt und vergessen; es rumort im Untergrund weiter und verzerrt Erwartungen – und das um so wirkungsvoller, je unbewußter es bleibt. Eben deswegen ist es schwer zu korrigieren: Wenn alles so schlimm war – man weiß zwar im einzelnen nicht mehr genau, was es war –, dann wird es auch in Zukunft so sein!

Nun kommt etwas hinzu: Wer guten Mutes an eine Aufgabe geht, wird eher Erfolg haben als einer, der den Mißerfolg schon erwartet. Oder: Das Kaninchen, das wie gelähmt auf die Schlange starrt, wird eher von ihr verschlungen werden als eines, das hakenschlagend davonhoppelt. Genauso programmieren die – mehr oder weniger unbewußten – negativen Erwartungen des Depressiven das eigene Handeln: Die Kette von Verlusten und Versagenserlebnissen setzt sich fort (so etwa kann man ausdrücken, was Freud mit »Wiederholungszwang« meint).

Und wie läßt sich dieser Teufelskreis durchbrechen? Indem der Betroffene eine Psychoanalyse macht? Zwei oder drei Jahre – vielleicht auch länger – geht er/sie zur Therapie. Auf der Couch liegend – so wenigstens in der klassischen Form, um der entspannten Haltung willen –, eingehüllt ins Wohlwollen der mütterlichen Therapeutin/des väterlichen Therapeuten, überläßt er/sie sich dem, was aus dem Gedächtnis hochkommt. So wird es möglich, daß Schlimmes und Ängstigendes, daß Dinge, deren man sich schämen zu müssen glaubt, allmählich aus ihrer Verdrängung wieder ins Licht des Bewußtseins auftauchen, zuerst manchmal – noch verschleiert – im Traum. Bei dessen Deutung – in der Freudschen Analyse haben die Patienten selbst die Traumdeutung zu leisten – wird dann vielleicht auch der reale Hintergrund wieder erinnert.

Die Hoffnung dabei: Wird das Verdrängte – was damals so schlimm war – jetzt noch einmal in der Erinnerung bewußt durchlebt und durchlitten, dann ist es damit erledigt, rumort nicht mehr im Untergrund, hindert die Person nicht mehr, glücklich zu leben.

Tatsächlich kann Psychoanalyse so wirken.[4]

Bei der Depression aber gibt es eine Komplikation. Gerade der Mechanismus, auf dem die Psychoanalyse beruht – Stimmung und Motivation einerseits, Wahrnehmen, Denken und Erinnern andererseits färben aufeinander ab –, gerade dieser Mechanismus wirkt dem Therapieziel entgegen: Die depressive Stimmung verstärkt die trüben Gedanken und Erinnerungen, und die wiederum verstärken die depressive Stimmung. Oder wie die Patientin sagte: »Es kommt so viel hoch. Das kostet Kraft und tut weh. Darüber komme ich immer tiefer in die Depression.«

Je depressiver ein Patient ist, um so weniger sollte man ihm zu einer Psychoanalyse raten. In besseren Zeiten, in denen dieser Mensch weniger niedergeschlagen ist, können Einsichten aus der eigenen Lebensgeschichte – so schmerzhaft sie sein mögen – durchaus nützen: Sie können Anstoß geben, verzerrte Erwartungen zu ändern, und damit zu neuen, positiveren Erfahrungen führen. In der Depression jedoch ist die Ablenkung von Schuldgefühlen und Grübeln, die Beschäftigung mit angenehmen Aspekten der Gegenwart, sind jetzige Erfolge besser geeignet, den alten Teufelskreis zu durchbrechen.

Durch neue, positive Erfahrungen werden alte, eingefahrene Erwartungen verändert. Genau das versucht die *Kognitive Verhaltenstherapie*. Deswegen ist sie in der Depression der Freudschen Psychoanalyse überlegen. Erfahrene Analytiker empfehlen denn auch, bei der Behandlung tiefdepressiver Patienten vom klassischen Verfahren überzugehen zu einer Art »stützender Therapie«: Die unterscheidet sich dann nicht mehr so grundsätzlich von Kognitiver Verhaltenstherapie oder Gesprächstherapie nach Rogers.[5]

»Aschenputtel« – Selbstbehauptung üben!

Eine einundvierzigjährige Krankenschwester kommt in einer akuten Konfliktsituation zur Therapie. »Ich fühle mich ausgebrannt. Früher habe ich meine Arbeit gern gemacht. Das hat mir Selbstvertrauen gegeben. Jetzt ist mein ganzes Selbstbewußtsein weg. Ich schaffe es auch körperlich nicht mehr. Das schwere Heben macht mir zu schaffen. Die Kreuzschmerzen und die Verspannungen im Nacken werden immer schlimmer. Und das Herzklopfen – ich habe so oft Herzklopfen. Das macht mir angst. Aber es sind nicht nur die körperlichen Beschwerden. Ich habe Angst vor der Zukunft. Ich hatte mich schon um eine Weiterbildung zur Lehrschwester beworben und war auch angenommen. Aber jetzt traue ich mir das nicht mehr zu und habe abgesagt. Zu nichts habe ich mehr Antrieb. Wenn ich vom Dienst heimkomme, sitze ich nur noch in meiner Wohnung rum und grüble, fast bis zum Verrücktwerden. Schlafen kann ich dann auch nicht, obwohl ich müde bin. Manchmal werde ich jetzt sogar aggressiv. Das erschreckt mich wieder und macht mir erst recht angst. Ich hätte nie gedacht, daß ich so werden könnte. Ich weiß nicht, wie es weitergehen soll.«

Im Urlaub hatte die Patientin einen Mann kennengelernt, einen Witwer mit drei Kindern.

»Wenn ich übers Wochenende dienstfrei hatte, bin ich meistens hingefahren. Sie waren immer froh, wenn ich gekommen bin. Und sie brauchen mich doch auch. Der Haushalt war ziemlich durcheinander. Meistens habe ich das ganze Wochenende geschafft. Das hat mich nicht gestört. Aber jetzt kann ich es nicht mehr. Dabei wollen meine Geschwister auch noch, daß ich meine Stelle aufgebe und wieder heimkomme. Der Vater wird immer hinfälliger und braucht Pflege … Das kommt bald auf mich zu.«

»Denken Sie denn auch mal an sich? Was Sie selbst brauchen, was Sie möchten?«

»Was ich möchte? (Pause) Ich habe halt gelernt, es allen recht zu machen. Und das geht jetzt nicht. Da ist auch noch mein geschiedener Mann. Der ist oft krank, und dann gehe ich immer mal vorbei und versorge ihn. Sonst verkommt er ganz. Ich weiß schon, daß ich das nicht sollte. Aber er tut mir einfach leid. Und wenn er dann anruft, kann ich nicht nein sagen.«

»Und was tun Sie für sich selbst?«

»Was ich für mich tue? (Pause) Ich weiß nicht. (Pause) Ich wäre schon zufrieden, wenn ich den andern gerecht würde. Da sind ja auch noch die Patienten. Oft werfe ich mir vor, daß ich mich früher mehr eingesetzt habe.«

»Mir scheint, Sie denken an alle – Ihren Vater und die Geschwister, Ihren Bekannten und seine Kinder, an Ihre Patienten, sogar an Ihren geschiedenen Mann. Nur an sich selbst denken Sie anscheinend nicht.«

Nach längerem Nachdenken: »›Ehre Gott und diene deinem Nächsten!‹ So bin ich erzogen worden. Die Nächsten, das waren vor allem die zwölf Geschwister. Ich war die Älteste, d.h., es gab noch einen älteren Bruder, aber von den Buben erwartet man das ja nicht so.«

Die Patientin ist in ländlich-katholischem Milieu aufgewachsen. Der Vater war Schuhmacher, die Mutter Hausfrau. Die Kindheit auf dem Land war schön, aber sie mußte von klein auf mithelfen, die Geschwister zu versorgen.

»Die Schule war nicht so wichtig. Dabei habe ich gern gelernt. Später habe ich ja noch den Realschulabschluß nachgeholt. Aber damals war an so etwas nicht zu denken. An Tanzen oder Vergnügungen erst recht nicht. Bei den Buben war man nicht so streng, und bei den Jüngeren auch nicht mehr ...«

Als die Patientin einundzwanzig war, ist die Mutter gestorben.

»Da war das Jüngste erst vier. Wir älteren Schwestern mußten die Familie versorgen. Der Vater hat dann wieder geheiratet. Als die Kleinen aus dem Gröbsten heraus waren, und weil ich ›immer noch keinen Mann hatte,‹ hat der Vater erlaubt, daß ich etwas lerne. Einem Kloster war ich nicht gerade versprochen, aber es war immer klar, daß ich etwas Soziales mache. Also wurde ich Krankenschwester. Eine Zeitlang war ich an einer Missionsstation in Neu-Guinea. Seitdem sehe ich das mit der Religion lockerer. Aber der Dienst am Nächsten – das ist schon mein Lebensinhalt.«

Mit dreißig Jahren heiratete sie.

»Zuerst ging es gut. Mein Mann studierte auf dem zweiten Bildungsweg. Aber dann hat er sein Studium abgebrochen. Als sich auch noch herausstellte, daß er zeugungsunfähig ist, fing er an zu trinken. Er hat sich zum Alkoholiker entwickelt. Das ist seine Krankheit. Fünf Jahre lang bin ich immer wieder ausgezogen und zu ihm zurückgekehrt. Er hat mir leid getan. Seit drei Jahren sind wir geschieden, was mir meine Familie ziemlich übelgenommen hat ...

Im Grunde fühle ich mich immer noch für ihn verantwortlich. Dabei weiß ich, daß ich ihm damit nichts Gutes tue. Man sagt ja, Alkoholiker sind erst dann zum Entzug bereit, wenn sie einmal richtig auf den Bauch fallen.«

»Und das verhindern Sie, indem sie immer wieder einspringen, weil er Ihnen leid tut?«

»Wahrscheinlich stimmt es, daß ich ihm damit nicht wirklich helfe.«

Als ähnlich konfliktbeladen stellte sich die Beziehung zu ihrem Bekannten heraus: »Wenn ich dort bin, meint er immer, ich soll ganz bei ihm bleiben und meinen Beruf aufgeben. Er hat ja recht, die Kinder brauchen eine Familie.«

»Wenn Sie sich vorstellen, den Beruf aufzugeben und Ihren Bekannten und seine Kinder zu versorgen, was für ein Gefühl haben Sie dann?«

»Sie brauchen mich ja auch!«

»Und wie kämen Sie selbst sich dann vor?«

Nach längerem Nachdenken: »Ich hätte ja auch gern eine Familie ... Aber irgendwie komme ich mir dort immer vereinnahmt vor... Ich müßte meine Selbständigkeit aufgeben ... Ich habe immer gern gelernt und mein Wissen an andere weitergegeben. Deswegen wollte ich ja Lehrschwester werden ... Eigentlich kann ich mir nicht vorstellen, den Beruf aufzugeben ... Genau das wollen ja auch meine Geschwister: daß ich wieder nach Hause komme und den Vater pflege. Dabei wohnen einige ganz in der Nähe. Aber es ist selbstverständlich, daß ich das mache ... Immer geht mir durch den Kopf: ›Du sollst Vater und Mutter ehren! Du sollst deinen Nächsten lieben!‹«

»Wenn Ihnen dieser Satz so durch den Kopf geht, dann unterschlägt Ihnen Ihr Denken aber etwas: ›Du sollst deinen Nächsten lieben ...«

»... wie dich selbst!‹ (Pause) Und Sie meinen, daran hapert es ... Daß ich mich nicht einmal selbst liebe?«

»Nun, Sie sprechen viel von anderen, was Sie für andere tun sollten und müßten. Daß Sie sich selbst etwas Gutes tun sollten, geht Ihnen das denn auch durch den Kopf?«

Die Patientin wiederholt nachdenklich: »Du sollst deinen Nächsten lieben – wie dich selbst ... Dann erfülle ich ja nicht einmal die allereinfachste Forderung!«

»Ich weiß nicht, was das Einfachste ist. Aber Sie könnten anfangen, es zu üben. Gerade jetzt, wo Sie sich schlecht fühlen, ist es doch naheliegend, daß Sie selbst es sind, die Zuwendung braucht!«

Diese Patientin hatte nicht als Kleinkind die Mutter verloren, sie war nicht mißhandelt oder vergewaltigt worden; das häusliche Milieu war nicht chaotisch, und sie hatte sich ihrer Eltern nicht schämen müssen. Im Gegenteil, dic Eltern waren fromm und gerecht, ordentlich und im Dorf akzeptiert. »Nichts Unrechtes« hatten sie von ihr gefordert: »Du sollst Gott ehren! Du sollst dem Nächsten dienen! Du sollst keine Bedürfnisse haben!« Diese Ideale lebten ihr die Eltern vor – abgesehen von ihrem exzessiven Bedürfnis, sich zu vermehren. Aber das war ja »nach der Natur und der Meinung des Heiligen Vaters!«

Wenn sie sich »aufopferte«, zuerst für ihre Geschwister, später für andere, dann war sie akzeptiert, dann war sie ein gutes Mädchen, dann würde sie »in den Himmel kommen«. Wenn nicht, war sie ein schlechtes Mädchen, man war von ihr enttäuscht, reagierte mit Liebesentzug; ja, gäbe sie ihren Bedürfnissen zu sehr nach, drohte ihr die Hölle. Strafen durch Eltern, Lehrer, Pfarrer kann man entgehen – wenn man sich nicht erwischen läßt. Wie aber »dem lieben Gott entgehen, der alles sieht«?

Mit der Erziehung übernimmt jeder Mensch – mehr oder weniger – die Forderungen seiner Umwelt. Viele verinnerlicht er so weit, daß sie ihm selbstverständlich werden. Da wir Menschen nicht die Instinktsteuerung der Tiere besitzen, ist das wohl notwendig – und meist auch gut. Mit einigen dieser erlernten Normen aber kommen wir immer wieder in Konflikt – bewußt oder unbewußt. Ist die verinnerlichte Richtschnur – in der Alltagssprache nennt man sie »Gewissen«, Freud nannte sie »Über-Ich« – gar zu streng, verdammt sie die eigenen Wünsche gar zu rigoros, ist der Konflikt vorprogrammiert: Entscheidet der Mensch sich für die eigenen Bedürfnisse, zahlt er mit Schuldgefühlen. Gehorcht er den überspannten Forderungen, wird er das Gefühl haben, zu kurz gekommen zu sein. Ja, je hehrer diese Ideale sind, um so weniger besteht die Aussicht, ihnen selbst bei heroischer Anstrengung zu entsprechen: Man leidet an sich, an der Diskrepanz zwischen dem, was man soll, und dem, was man kann. Und das lähmt. So geht es vielen Depressiven.

Den naiven Kinderglauben hatte die Patientin längst über Bord geworfen. Aber gegen den Dienst am Nächsten, was könnte man dagegen einwenden? Aus einer – zunächst rein religiös motivierten – übertriebenen Forderung nach Nächstenliebe war ein »Helfersyndrom« geworden. Und: Was einem früh eingebleut wird, bleibt nicht in den Kleidern hängen; davon befreit man sich nicht durch eine kurze Überlegung und einen schnellen Entschluß. Um davon loszukommen, braucht es Übung und immer wieder die Erfahrung: Ich kann mich anders verhalten, und dann bin ich mit mir selbst einig und zufriedener als früher.

Diese Patientin mußte lernen, ihre eigenen Bedürfnisse zu akzeptieren und sich nicht aufzureiben im Dienst an anderen! Zwei »große Wünsche« hatte sie: »Wieder einmal etwas lernen und anderen Wissen vermitteln. Und einen Partner finden, für den ich nicht das Aschenputtel bin.« Dem standen entgegen: ihr Wunsch, es allen recht zu machen, allen zu helfen, ihre Unfähigkeit, für sich etwas zu fordern und Forderungen abzulehnen, vor allem ihre früh eingebleute Überzeugung, »nur zum Dienen geboren« zu sein.

Sie mußte also das *Jasagen* und das *Neinsagen* lernen.

Gelegenheiten dafür gab es viele: einen Pfleger fragen, wenn ein Patient vom Schragen auf den Röntgentisch zu heben war, nicht den Dienst mit einer Kollegin tauschen, wenn sie sich für diesen Tag gerade etwas vorgenommen hatte, den Kindern ihres Bekannten nicht die Schuhe putzen, weil die das selbst konnten …

In einer der folgenden Sitzungen erzählte sie: »Gestern bei der

Visite ist einem jungen Medizinalassistenten das Krankenblatt runtergefallen. Ohne mir etwas dabei zu denken, habe ich mich gebückt und es aufgehoben. Es war wie ein Reflex. Nachher hat eine Kollegin gefrotzelt: ›Du kriegst noch einen ganz krummen Rücken. Du bückst dich zuviel!‹ Zuerst hab' ich mich geärgert. Aber gestern abend, als ich vom Dienst kam, (verlegenes Lächeln) habe ich mich vor den Spiegel gestellt. Sie hat recht! Ich glaube, ich laufe immer ein bißchen gebückt herum, wie auf dem Sprung, dem Nächstbesten die Putzfrau zu machen ... ›Aschenputtel‹ fiel mir da ein – vor dem Spiegel: keine gescheite Frisur, eine blöde Brille, ein grauer Kittel. So laufe ich rum, so bin ich's gewöhnt. ›Aschenputtel‹ – so hat mein Vater mich manchmal genannt, wenn er in die Küche kam, und ich saß da und habe die Kartoffeln für die ganze Familie geschält oder sonst was. Er hat es nicht böse gemeint. Ich glaube, er wollte mir damit sogar etwas Liebes sagen. Aber er ist auch nie auf die Idee gekommen, daß ich vielleicht etwas anderes möchte.«

»Aschenputtel ist nicht als Aschenputtel geboren und war auch nicht dazu verdammt, es ewig zu bleiben! Wenn Sie nicht auf die hilfreichen Tauben und den Märchenprinzen warten, können Sie wahrscheinlich lernen, diese Rolle, in die Sie hineingedrängt wurden, allmählich abzulegen ... Mag sein, daß das Äußere nicht so wichtig ist. Aber ob es Ihnen Spaß macht, sich im Spiegel zu sehen oder nicht, das liegt an Ihnen. Und wenn Sie durch Ihr Äußeres sich und anderen signalisieren: ›Ich bin ein Aschenputtel‹, wecken Sie wahrscheinlich die entsprechenden Erwartungen und machen es sich selbst schwer.«

Nach einigen Wochen – sie hatte mit dem Jasagen und dem Neinsagen Fortschritte gemacht und sah auch nicht mehr aus »wie eine graue Maus« – traute sie sich zu, ihrem Exmann zu eröffnen, daß er mit ihr nicht mehr rechnen könne. Das fiel ihr zwar immer noch schwer, und natürlich wurde er wieder einmal »krank«. Aber sie hielt durch. Als er ihr am Telephon mit seinem unmittelbar bevorstehenden Selbstmord drohte, schickte sie ihm kurzerhand den Notarzt. Seitdem hatte sie vor ihrem Exmann ziemlich Ruhe.

Die Wochenenden bei ihrem Bekannten und seinen Kindern wurden ihr zunehmend lästig. »Ich habe den Eindruck, daß sie von mir nicht mehr so begeisert sind, seit ich nicht mehr die Putzfrau spiele.« Schließlich wurde ihr klar, daß sie sich dort – wie auch sonst – einfach hatte ausnutzen lassen. »Im Grunde habe ich mir immer selbst ein Bein gestellt: Solange ich meinen Exmann und diesen Witwer mit seinen Kindern versorgt habe, hätte ich doch gar keine richtige Partnerbeziehung eingehen können. Das hätte doch keiner verstanden.«

Da sie nun beide nicht mehr betreute, hatte sie auf einmal Zeit für sich. Und da sie immer schon gern Italienisch und Seidenmalerei gelernt hätte, besuchte sie Volkshochschulkurse.

Inzwischen drängten die Geschwister, sie solle ihren Beruf aufgeben und den Vater pflegen. Das war für sie der härteste Brocken.

»›Du sollst Vater und Mutter ehren!‹ Das habe ich gelernt. Und ich weiß genau, wenn ich jetzt zurückgehe, war alles umsonst. Dann gehe ich wieder unter.«

Die Sätze, an denen sie sich festhielt, waren: »Ich bin kein Aschenputtel! Ein Aschenputtel tut niemand einen Gefallen! Liebe deinen Nächsten wie dich selbst!«

Nachdem sich ihr neues Selbstbewußtsein gefestigt hatte, traute sie sich die Ausbildung als Lehrschwester zu, die sie ja schon vor der Depression beginnen wollte. Den Ausbildungsvertrag in der Tasche – das war auch etwas zum Festhalten –, fuhr sie in ihr Heimatdorf und setzte bei den Geschwistern durch, daß man eine Pflegerin anstellte. An den Wochenenden wollten sie sich abwechseln. Dazu war sie allerdings nur bereit, wenn auch die Brüder mitmachten – also jedes zwölfte Wochenende.

»Solche Töne waren die von mir nicht gewöhnt. Zuerst haben sie schon gestaunt, wie ich aussehe. Aber am Ende haben wir uns ganz gut vertragen. Es war sogar das erste Mal seit langem, daß ich gern wieder zu Hause war.«

»Wer Sorgen hat, hat auch Likör«

Die meisten Depressiven machen es zwar nicht wie Wilhelm Buschs »Fromme Helene«, aber manche greifen eben doch zum Suchtmittel anstatt zur Therapie. Alkohol ertränkt – kurzfristig – Scham, Schuldgefühle und Versagenserlebnisse; mit dem aufkommenden Kater verstärken sie sich wieder – also müssen sie erst recht hinuntergespült werden. Gegen Selbstunsicherheit, Ängste, Unruhe und Schlafstörungen helfen angeblich Tranquilizer – ärztlich verordnete Suchtmittel. Naschen und Freßorgien sollen Ersatz bieten für entgangene Zuwendung in der Kindheit und eine emotional unbefriedigende Gegenwart.

»Ich mache mich doch nicht kaputt!«
Eine siebenunddreißigjährige Frau berichtet:

»Die Mutter war schlampig, zu Hause herrschte Chaos. Wärme und Geborgenheit gab es nicht. Nur zur Schwester – sie ist ein Jahr älter – hatte ich eine herzliche Beziehung. ›Wir müssen aufpassen, daß wir nicht untergehen!‹ war unser Slogan.«

In den ersten Jahren war der Vater kaum zu Hause. Später änderte sich das – aber da hatte er sich schon zum Alkoholiker entwickelt.

»Im Grunde tat er uns leid. Es war das Chaos und das Gekeife der Mutter, vor dem er floh – zuerst zu anderen Frauen, dann in den Alkohol.«

Bestraft wurde sie oft. Warum, das erfuhr sie meist gar nicht.

»Vielleicht hatte jemand der Mutter etwas Schlechtes über uns erzählt, und schon wurden wir eingesperrt, in den Keller. Die Glühbirne war meistens kaputt. Stundenlang saßen wir im Dunkeln. Wahrscheinlich kommt daher meine Angst vor engen Räumen und geschlossenen Türen. Jahrelang konnte ich nur bei Licht einschlafen ... Im Keller gab's Mäuse. Zuerst hatten wir panische Angst vor ihnen, allmählich waren wir froh, daß sie uns Gesellschaft leisteten.« Manchmal war's besonders drastisch: »Die Mutter hatte uns wieder einmal in den Keller gesperrt. Es wurde Abend, es wurde Nacht – sie hatte uns vergessen. Erst als der Vater von der Arbeit kam – nach der Nachtschicht – und sich im Keller mit Flaschen eindecken wollte, hat er uns entdeckt.«

Der Vater war weich und gutmütig – aber oft betrunken. Dann stachelte die Mutter ihn an, die Töchter zu schlagen.

»Einmal, die Mutter hat gerade mit mir geschimpft, kam der Vater dazu, betrunken. Er hat seinen Gürtel ausgezogen und mich verdroschen – immer die metallene Schnalle auf meinen Rücken. Zwei Tage später haben sie mich ins Krankenhaus bringen müssen. Ich glaube, ich habe nicht einmal geweint …

Ich wollte Lehrerin werden. Aber mehr als eine kaufmännische Ausbildung haben die Eltern nicht erlaubt. Heute bin ich Redaktionsassistentin – der Beruf ist eigentlich nicht übel …

Mit zehn habe ich meine Periode bekommen. Ein Arzt meinte, das sei zu früh, und hat mir Spritzen verpaßt. Furchtbar geschämt habe ich mich, weil ich so früh entwickelt war. Ich kam mir so anders vor.«

Nach einem Jahr wurde die Behandlung abgesetzt, weil die Patientin mit Übelkeit und Erbrechen darauf reagierte und abmagerte.

»Danach habe ich zugenommen wie verrückt – und mich erst recht geschämt: Wie die Mutter! Vater und Schwester waren schlank, die Mutter dick, schmutzig und ungepflegt. Überhaupt: Scham! Von klein auf, wie oft hätte ich in den Boden versinken wollen! Eine Nachbarin hat manchmal bei uns geputzt und gewaschen. Sonst wäre alles im Dreck versunken. Später hatten wir den ganzen Haushalt selbst zu versorgen. Die Mutter hat keinen Finger gekrümmt. Auch den Vater hat sie zum Hausdienst abkommandiert.

Mit fünfzehn habe ich gehungert. Auf vierzig Kilo bin ich damals abgemagert … Mit achtzehn bin ich zu Hause abgehauen. Mit einundzwanzig war ich das erste Mal schwanger.«

Sie zog zur Schwester, die damals schon verheiratet war, und hoffte, sie könnten die Kinder gemeinsam betreuen.

»Aber die Schwiegermutter hat dazwischengefunkt. Inzwischen war ich schon wieder schwanger – vom selben Mann. Er war verheiratet und wollte sich scheiden lassen. Dann ist er aber zu seiner Familie zurückgekehrt. Was blieb mir übrig – mit den beiden Kindern? Zu meiner Mutter bin ich zurückgegangen! Von der Zeit an hatte ich Magengeschwüre. Mit dreiundzwanzig war ich wegen Magenblutungen ein paar Mal im Krankenhaus.

Damals ist der Vater gestorben. Herzschlag. Er ist in der Wirtschaft umgefallen und war tot. Darüber hat sich die Mutter anscheinend nur gefreut. Nicht einmal, als er tot war, hat sie aufgehört, über ihn herzuziehen. Und was sie bei ihm nicht mehr abladen konnte, bekam ich zusätzlich zu spüren ... Im Grunde wollte ich den Vater rächen. Und wie konnte ich das am besten? Indem ich tat, was die Mutter an ihm am meisten gehaßt hatte: Ich fing an zu trinken – Bier und Cognac. Geraucht habe ich wie ein Schlot und dabei auch noch gehungert. Mit achtunddreißig Kilo bin ich in eine psychosomatische Klinik gekommen. Die Gespräche dort, die Entspannungsübungen, die Gestaltungstherapie, überhaupt die ganze Atmosphäre – das tat mir gut. Seitdem bin ich meine Magenprobleme los. Nur das Trinken ging weiter. Ich habe zwar immer gearbeitet – wie ich das geschafft habe, weiß ich auch nicht –, aber die Kinder habe ich meiner Mutter überlassen – und kam mir beschissen dabei vor. Abends, vor der Flasche, hab' ich mir einen Spaß daraus gemacht, mich selbst fertigzumachen: ›Du wirst dich schon schaffen! Treib' nur den Teufel mit Beelzebub aus!‹

Drei Jahre bin ich zur Therapie gegangen (keine klassische Psychoanalyse, aber eine analytisch orientierte Gesprächstherapie). Mein Therapeut hatte unheimlich Geduld mit mir. Drei Jahre hat es gedauert, bis ein Satz in meinem Kopf sich allmählich durchgesetzt hat: ›Ich mache mich doch nicht kaputt wegen meiner Mutter!‹ Nach ein paar Versuchen, allein vom Alkohol wegzukommen, habe ich einen achtwöchigen Entzug gemacht.

Seitdem bin ich trocken. Im Geschäft läuft's weiter gut. Und jetzt traue ich mir zu, die Kinder zu mir zu nehmen.«

Suchtmittel auf Krankenschein
Ein fünfundvierzigjähriger Mann hat wegen Beklemmungen im Brustbereich, Verspannungen und Schlafstörungen einen Kurantrag gestellt. Bei der Begutachtung erzählt er seine Geschichte:

»Den Vater habe ich kaum einmal gesehen. Die meiste Zeit war er auf Montage. Das war auch besser so, denn wenn er einmal zu Hause war, setzte es Schläge. Als ich sechs oder sieben war, hat er mir ein Holzscheit an den Kopf geworfen, daß ich bewußtlos umgefallen bin. Von da an hatte ich Kopfschmerzen ... Mit der Mutter war es nicht viel besser ... Ich war aufs Eis gegangen und eingebrochen. Nicht einmal schwimmen konnte ich – es hat mir ja niemand etwas beigebracht. Ältere Kinder haben mich gerettet. Aber mit den nassen Kleidern am Leib mußte ich noch eine halbe Stunde nach Hause laufen. Daheim hat die Mutter mich so lange verprügelt, bis der Teppichklopfer ausgefranzt war.«

Ähnlich erging es ihm in der Schule: »Meine Familie stammte aus Pommern. Und der Lehrer war ein ›Preußenhasser‹. Einmal hat er mich so geschlagen, daß ich den ganzen Rücken voller Striemen hatte und drei Wochen lang nicht in die Schule gehen konnte. Ich hatte auch panische Angst davor. Zum Glück wurde er wegen Gewalttätigkeit vom Dienst suspendiert, weil andere Eltern ihn angezeigt hatten. Meine hätten nie etwas unternommen.«

Nach der Volksschule ging er von zu Hause weg, machte eine Lehre als Stahlbauschlosser. Bald danach lernte er seine spätere Frau kennen. »Ihre Eltern haben mich oft eingeladen. Da habe ich mich das erste Mal zu Hause gefühlt.«

Nach der Heirat Ausbildung zum Techniker.

»Alles war in bester Ordnung – bis zur Schwangerschaft. Da hatte meine Frau plötzlich einen anderen. Sie wollte abtreiben und mich verlassen. Dann hat sie es doch nicht getan. Aber seither kriselt es. Sie ist immer wieder fremdgegangen. Ich auch – wenigstens habe ich es probiert. Ich bin halt kein ›Frauentyp‹. Wir hatten uns auch schon getrennt und wollten uns scheiden lassen. Dazu ist es aber nie gekommen. Leider! Jetzt habe ich auch nicht mehr die Kraft dazu.«

Wegen Beklemmungen im Brustbereich, wegen Verspannungen und Schlafstörungen nahm der Patient seit zehn Jahren Tranquilizer.

»Die hat mir der Hausarzt verordnet. Tatsächlich hatte ich zuerst das Gefühl, es hilft ... Ich habe schon oft versucht, die Tabletten abzusetzen. Aber dann flattern mir die Knie, und ich werde noch ängstlicher und unsicherer. Dabei habe ich sowieso das Gefühl, daß ich meine Arbeit kaum noch schaffe. Nur im Urlaub geht's ohne Pillen.«

Zuwendung, Geborgenheit und Sicherheit gab es in der Kindheit dieses Patienten kaum, um so mehr Ablehnung und Gewalt, der er hilflos ausgesetzt war. Das hat seine Erwartungen geprägt, und die haben sich in der Ehe bestätigt. Seine Situation aktiv zu verändern – dazu fehlt ihm der Antrieb: Ein Gefühl von Hilflosigkeit lähmt ihn. Und er hat sich zusätzlich abhängig gemacht von Medikamenten.

In diesem Fall – er blieb bei einer niedrigen Dosis – war es keine körperliche Abhängigkeit, sondern eine psychische. Im Urlaub konnte er die Beruhigungsmittel absetzen, ohne daß sich Entzugserscheinungen einstellten.

Zur *Gewöhnung an Beruhigungsmittel* ein Beispiel aus eigener Erfahrung: Eine Gürtelrose kann unverschämte Schmerzen machen. Solange man sich bewegt, bleiben sie oft erträglich. Liegt man aber nachts im Bett, werden sie immer schlimmer, und an Schlaf ist kaum mehr zu denken. So erging es mir (K. K.-M.) vor einigen Jahren. »Was quäle ich mich, probiere ich es einmal mit Valium (5 mg)!« Ich war nicht an Beruhigungsmittel gewöhnt und schlief wie ein junger Gott. »Das machst du heute wieder!« sagte ich mir am zweiten Abend und schluckte 5 mg Valium. Es dauerte etwas länger, bis ich eingeschlafen war, zweimal in der Nacht wachte ich auf und tigerte herum, schlief aber zwischendurch ganz gut. In der dritten Nacht hatte das Valium seine beruhigende Wirkung verloren; es war, als hätte ich nichts genommen.

Die Gewöhnung an Tranquilizer oder Schlafmittel muß nicht immer so drastisch spürbar werden. Aber mit der Zeit verlieren sie ihre Wirkung. Das kann zwei Folgen haben:

- Entweder man bleibt bei der niedrigen Dosis, und das Mittel wirkt nur noch über die Einbildung, belastet aber dennoch die Leber. Zudem entwickelt sich eine *psychische Abhängigkeit* und das Gefühl, daß man hilflos und auf Krücken angewiesen ist.
- Oder man steigert die Dosis. Dann bleibt die Wirkung eine Zeitlang einigermaßen erhalten; es kommt aber zu *körperlicher Abhängigkeit.* Die macht sich spätestens beim Entzug bemerkbar: Das plötzliche Absetzen von Tranquilizern, in hohen Dosen genommen, kann Entzugserscheinungen machen, die denen bei Alkohol- oder Heroinabhängigkeit kaum nachstehen.

Was dem Patienten hätte helfen können: eine psychosomatische Kur mit Aktivierung, Entspannungs- und Selbstbehauptungstraining. Dazu war er nicht motiviert, genausowenig wie zu einer ambulanten Psychotherapie. Er zog den Status quo vor, mit all seinen Abhängigkeiten.

»Genuß ohne Reue«

Eine vierunddreißigjährige Frau mit erheblichem Übergewicht (105 kg bei 172 cm) klagt: »Mein Problem ist das Übergewicht. Ich bekomme es einfach nicht in den Griff. Alle möglichen Wunderdiäten habe ich probiert. Drei Tage halte ich sie ein, dann fresse ich erst recht drauf los. Genauso, wenn ich einmal eine Zeitlang abgenommen habe: Nach ein paar Wochen wiege ich mehr als vorher. Kein vernünftiges Kleid paßt mir mehr. In den Spiegel kann ich gar nicht mehr gucken. Es widert mich an. Mein Mann mag mich auch nicht mehr. Er will nicht mehr mit mir schlafen. Früher habe ich ihn noch animieren können, aber inzwischen fällt mir das richtig schwer. Und dann läuft halt nichts. ›Es ist nicht nur, daß du mir zu dick bist‹, sagt er, ›mich stört, daß du dich einfach gehenläßt. Reiß dich mal am Riemen!‹ …

Drei Jahre lang habe ich Psychotherapie gemacht. Ich sollte immer nur reden. Dabei habe ich eine Menge eingesehen, aber mein Übergewicht ist mir geblieben … Eine Weile bin ich mit meinem Mann zusammen zur Eheberatung gegangen. Vielleicht sprechen wir seither mehr aus. Aber am Kern des Problems hat sich nichts geändert …

Inzwischen fühle ich mich auch körperlich nicht mehr wohl. Ich bin unbeweglich, Kreuz und Knie tun mir weh, und die Beine schwellen an.«

Die Patientin kommt zweimal wöchentlich zur Therapie, einmal zum Autogenen Training, einmal zum Gespräch.

Zur Vorgeschichte: »Ich war das Nesthäkchen und bin verwöhnt worden. Wenn ich einen Wunsch hatte, ist er mir meist erfüllt worden. Und gut genährt war ich schon immer. Aber die Beziehung der Eltern zueinander war schlecht. Sie sind überhaupt nur wegen der Kinder zusammengeblieben. Das weiß ich von klein auf. Die Mutter hat es mir oft genug gesagt. Für sie war ich der seelische Mülleimer. Was ich erst seit kurzem weiß: Ich war unerwünscht. Als Säugling haben sie mich zu Onkel und Tante gegeben. Die waren kinderlos und wollten mich adoptieren. Irgendwie hat den Eltern doch das Gewissen geschlagen, und sie haben mich wieder zu sich genommen. Deshalb später die Verwöhnung. Aber für die mußte ich bezahlen: Ich war es, die zu Hause für ›gut Wetter‹ zu sorgen hatte. Nie habe ich mich wohlgefühlt ...

Sie haben mich aufs Gymnasium geschickt und auch ein Studium hätten sie mir finanziert. Kunstgeschichte hätte ich gern studiert. Ich hatte immer ein bißchen eine künstlerische Ader. Aber nach der Mittleren Reife bin ich abgegangen. Ich wollte Geld verdienen, Führerschein machen, ein Auto haben, eine Wohnung; ich wollte weg von zu Hause ...

Bankkauffrau bin ich geworden. Mein Wunschberuf war es nicht. Aber ich konnte auf eigenen Füßen stehen und mit neunzehn zu Hause ausziehen ... Bald habe ich es in der Bank nicht mehr ausgehalten und bin in den Außendienst gegangen. Bausparverträge und Versicherungen habe ich den Leuten verkauft. Zuletzt war ich Finanzberaterin. Ich habe ein Heidengeld verdient, aber die Arbeit hat mich angekotzt. Ich glaube, ich habe das nur gemacht, um meinem Mann zu imponieren.

Seit zehn Jahren sind wir zusammen. Früher ging es ganz gut. Aber seit wir verheiratet sind – das sind jetzt vier Jahre –, nörgelt er ständig an mir herum. Vorher konnte ich machen, was ich wollte. Jetzt fühlt er sich für alles verantwortlich. Mein Einkommen und meine Ausgaben meint er überwachen zu müssen – genauso wie mein Gewicht. Und er ist nicht der einzige: Mindestens einmal pro Woche kommt ein Brief meiner Mutter mit Zeitungsausschnitten: ›20 kg in 6 Wochen abgenommen‹, ›Die optimale Altersvorsorge‹ usw.

Seit der Therapie nimmt mich das nicht mehr so mit: Ich zerreiß' die Briefe. Und seit der Eheberatung hält mein Mann sich zurück mit der Bevormundung …

Mein Problem ist das Übergewicht. Deshalb habe ich auch zu nichts mehr Lust und traue mir nichts mehr zu. Eh' ich zu Kunden gehe, stopfe ich mir schnell noch einen Riegel in den Mund. Solche Sachen habe ich immer im Handschuhfach. Es ist wie ein Aufputschmittel. Oder wie ein Betäubungsmittel. Abends, wenn wieder einmal nichts lief und mein Mann schon schläft – wehe, wenn dann noch etwas Attraktives im Kühlschrank ist! Dann ist eine Freßorgie fällig. Zuerst schmeckt es ja noch, aber manchmal artet es aus zur puren Selbstbestrafung: ›Friß, damit du noch häßlicher wirst, als du schon bist!‹

Im Grunde habe ich zu nichts mehr Lust. Ich unternehme nichts mehr. Seit drei Jahren bin ich deswegen in nervenärztlicher Behandlung. Antidepressiva schlucke ich seither. Noch etwas zum Schlukken! Aber eine Wirkung habe ich nicht gespürt. Ich glaube, wenn ich mein Übergewicht weg hätte, sähe die Welt anders aus.«

Je unbefriedigender und einengender die Lebenssituation wird, um so eher greift man auf einfache, früh gelernte Mechanismen zurück. Was hatte diese Patientin gelernt? Entgangene Zuwendung auszugleichen durch materielle Vorteile und durch Essen. Genau das – viel Geld verdienen und Essen – setzt sie nun als »Antidepressivum« ein. Doch das entpuppt sich als Bumerang: Der Beruf macht ihr keinen Spaß, die Gewichtszunahme deprimiert sie erst recht und bestärkt ihren Mann darin, sie »weiterhin mit Liebesentzug zu bestrafen«. Als Bumerang entpuppen sich auch die ärztlich verordneten Antidepressiva: Bei endogenen Depressionen ist ein solcher Therapieversuch angebracht, bei reaktiven und neurotischen ist er wenig aussichtsreich. Das Medikament beseitigt ja nicht den zugrundeliegenden Konflikt. Und – in diesem Fall bedeutsam – Antidepressiva haben häufig eine Nebenwirkung: Sie regen den Appetit an. Das kann durchaus erwünscht sein – depressive Patienten leiden ja nicht selten unter Appetitlosigkeit und Gewichtsabnahme. Bei dieser Patientin wirkten die Antidepressiva eher deprimierend, denn die gesteigerte Eßlust verschärfte ihr Problem.

Die Pillen abzusetzen fiel ihr leicht. Wegzukommen von der »selbstverordneten Freßtherapie« war schwieriger.

Da sie in ihrem Übergewicht aber die Ursache aller Probleme sah, (»Ich fühle mich körperlich nicht mehr wohl«, »So kann mein Mann mich ja nicht mehr mögen«, »Wie ich aussehe, kann ich mich doch nirgends wegen einer Stelle bewerben«), war sie schließlich doch motiviert, ihr Eßverhalten unter Kontrolle zu bringen: »Der letzte Versuch!«

- Die Einkäufe plante sie so, daß im Kühlschrank abends »nichts Attraktives mehr drin ist«.
- Sie kochte in kleinen Mengen oder fror das Gekochte sofort in kleinen Portionen ein.
- Sie achtete darauf, nur das zu essen, was ihr wirklich schmeckte
- und woran etwas zu kauen war; die Befriedigung macht ja der Genuß, nicht der volle Magen.
- Sie aß langsamer und bewußter, nie nebenher »wie früher so oft. Im Grunde hatte ich gar nichts davon.«
- Die Riegel im Handschuhfach ersetzte sie durch kalorienfreie Kaugummis – »solange man die kaut, kann man nichts essen« – und die Pralinen zu Hause durch Karotten.
- Ehe sie zu einem Kundenbesuch aus dem Auto stieg, wandte sie eine Kurzform des Autogenen Trainings an. Das gab ihr ein gutes Gefühl und »den nötigen Schub«.

- Wenn die Eßlust sich meldete oder der Hunger – ohne zu hungern kann man nicht abnehmen, auch wenn das noch so viele Illustriertenannoncen versprechen –, machte sie ihre Entspannungsübungen. Damit verscheuchte sie die innere Anspannung, die mit dem frustrierten Eßbedürfnis verbunden ist.
- Auch sonst setzte sie Autogenes Training ein, um Streß, Unzufriedenheit und Unruhe durch ein angenehmes Gefühl zu ersetzen anstatt durch Schlucken von Kalorienbomben. Jeden Morgen stellte sie sich auf die Waage; um die hatte sie lange Zeit einen Bogen gemacht.
- Immer wenn sie drei Kilo abgenommen hatte, kaufte sie sich »etwas wirklich Schönes zum Anziehen«.
- Die passiven Abende und Wochenenden, die nach dem Verschlingen von Pralinen meist im nächtlichen Überfall auf den Kühlschrank geendet hatten, ersetzte sie durch »Kunsthandwerkeln«, Radfahren, Schwimmen – in die Sauna traute sie sich erst später –, und sie ging wieder öfter mit ihrem Mann aus. Zunächst war er skeptisch, allmählich bewunderte er ihre Zähigkeit.
- »Genuß ohne Reue« nannte sie dieses Programm. Übrigens: »Einmal pro Woche darf ich über die Stränge schlagen«, sagte sie sich und fing damit die unvermeidbaren Rückschläge auf, die sonst so leicht zur Resignation führen.[6]

Nicht immer ist die Einsicht der erste Schritt zur Besserung. Oft ermöglicht erst das Gefühl eines Erfolges längst fällige Einsichten: Erst als die Patientin einige Kilo heruntergehungert hatte, wurde ihr bewußt, daß sie einem Mannequinideal nachgeträumt hatte und daß gerade diese unrealistischen Wunschvorstellungen sie gelähmt hatten, ihr Idealgewicht zu finden.

»Ich bin ich. Wenn ich wieder beweglicher bin und mich wohler fühle, wenn mir einigermaßen anständige Kleider passen, ist es in Ordnung ... Wahrscheinlich führen wir keine ideale Ehe. Aber ich kann nicht darauf warten, daß mein Mann mich toll findet. Wichtig ist erst einmal, daß ich mich selbst akzeptiere ...«

Schließlich wagte sie einen Kopfsprung ins kalte Wasser: Sie kündigte und fand nach kurzer Arbeitslosigkeit eine Stelle als »Mädchen für alles« in einer kleinen Kunstgalerie. »Da verdiene ich weniger, aber es ist das erste Mal, daß mir die Arbeit richtig Spaß macht.«

Depression und Gesprächstherapie

Bei der *Gesprächstherapie nach Rogers* hört der Therapeut dem Klienten gelassen zu, spiegelt das Gesagte und gibt freundliche Zuwendung. Diese Therapie – genial einfach – wirkt vor allem bei weniger schwerwiegenden neurotischen Depressionen. Wie bei dieser 29jährigen Frau:

Die Klientin erscheint zart und zerbrechlich; sie spricht leise; der Blick ist scheu und unsicher, wirkt immer etwas traurig. Oft verstummt sie unter plötzlichen Tränenströmen.

Sie ist Sekretärin in der Chefetage eines großen Konzerns. Ständig fühlt sie sich überlastet; sie macht Überstunden, nimmt Arbeit mit nach Hause; aber an Anerkennung dafür fehlt es ihr:

»Immer werde ich zurückgesetzt, alle hacken auf mir herum; wenn irgend etwas liegenbleibt, wird es mir aufgehängt. Wehren kann ich mich nicht. Ich schaffe alles nicht mehr.«

Verheiratet ist sie seit sieben Jahren. Ihr Mann ist Heizungsmonteur, stammt aus demselben Dorf wie sie. Schon in der Schulzeit sind sie »miteinander gegangen«. Zwischen den beiden »hat es noch nie Streit gegeben; nicht einmal ein hartes Wort. Im Grunde geben wir immer beide nach.«

Das hat die Klientin von Kindheit an gelernt. Auch die Mutter war nie laut; immer hatte sie Angst um die Tochter, war gerade dadurch sehr bestimmend. ›Kind, sei vernünftig, nimm Rücksicht!‹ hat die Mutter ihr eingeprägt. Noch heute fühlt sie sich verpflichtet, alle wichtigeren Entscheidungen mit den Eltern zu besprechen. Harmonie mit dem Ehemann, in der Familie, am Arbeitsplatz – das scheint ihr ein unbedingtes Bedürfnis zu sein.

Was nicht so recht in dieses Bild der Harmonie paßt: Nach zwei Monaten »beichtet« die Klientin, daß sie ein Verhältnis mit einem ihrer Vorgesetzten hat. Davon zu sprechen kostet sie große Überwindung; daß der Therapeut sie offenbar nicht verurteilt – wie sie anscheinend erwartet hatte –, erleichtert sie sehr.

Nach drei Monaten hellt sich die Stimmung deutlich auf. Die Klientin spricht lauter und prägnanter. Sie beginnt, ihr Selbstbild in Frage zu stellen: Bis dahin hatte sie sich nur in der Opferrolle gesehen. Nun geht sie daran, die Überstunden im Geschäft abzubauen und den Eltern auch mal die Meinung zu sagen. Sie wird sich über ihre eigenen Gefühle klarer, läßt sich durch Sticheleien am Arbeitsplatz nicht mehr so leicht kränken. Sie sieht auch, daß sie durch ihre eigene übertriebene Rücksicht andere verunsichert. Das Verhältnis zu ihrem Vorgesetzten beendet sie zwar nicht abrupt, aber es hat für sie keine große emotionale Bedeutung mehr; zum ersten Mal kann sie Wut auf ihn zulassen.

»Was ich an meinem Mann habe, wußte ich sowieso immer … Als ich zuerst zur Therapie kam, dachte ich, ich halte es in der Firma nicht mehr aus. Jetzt schaue ich immer mal nach den Stellenangeboten. Wenn sich etwas Besseres bietet, werde ich vielleicht wechseln.«

Die Klientin ist gelassener und selbstbewußter geworden. Sie spricht jetzt oft heiter und mit einem Unterton von Selbstironie. Nicht mehr jede Störung ihres Harmoniebedürfnisses bringt sie aus der Fassung. Als sie die Therapie nach eineinhalb Jahren beendet, hat sie das Gefühl, mit sich und ihrer Umgebung ziemlich gut zurechtzukommen.

Worin bestand diese Therapie?

- Nicht in der Aufarbeitung von Vergangenheit – wie bei einer Psychoanalyse (obwohl auch einige schlimme Erlebnisse von früher zur Sprache gekommen sind).
- Die Klientin hat nicht systematisch geübt, sich anders zu verhalten als bisher – wie in einer Verhaltenstherapie.
- Eben in Gesprächen bestand die Therapie.

Ein kurzer Ausschnitt aus einem Sitzungsprotokoll soll verdeutlichen, wie Gesprächstherapie in Aktion aussieht:

Klientin: »Ich bin einfach gehemmt, andere direkt etwas zu fragen.«

Therapeut: »Mhm.«

K: »Also, sobald ich jemand verletzen könnte, dann kann ich einfach nichts mehr sagen.«

T: »Als ob, sobald Sie Angst haben, jemand zu verletzen, als ob Ihnen dann die Stimme versagt?«

K: »Ich kann mich einfach nicht dazu überwinden.«

T: »›Ich kann mich nicht dazu überwinden‹ – heißt das: Da ist ein Widerstand in Ihnen, der Sie hemmt? Weil Sie jemand verletzen könnten?«

K: »Bestimmt. Und überhaupt das Nachfragen.«

T: »Wenn Ihnen jemand zum Beispiel eine Arbeit vorlegt?«

K: »Ja, zum Beispiel. Da könnte sich ja herausstellen, daß er einen Fehler gemacht hat.«

T: »Es fällt Ihnen schwer nachzufragen, wenn Sie vermuten, einen wunden Punkt bei Ihrem Gegenüber zu treffen.«

K: »Daß der andere sich getroffen fühlt. Ja. Daß ich ihn bloßstellen könnte.«

T: »Sie möchten Ihr Gegenüber vor Peinlichkeiten bewahren, ihn schonen.«

K: »So geht es mir im Geschäft, aber auch mit Bekannten und in der Familie.«

T: »Und dieses Bedürfnis, andere zu schonen, das kommt so ganz unwillkürlich und bestimmt Ihr Verhalten?«

K: »Im ersten Moment ist es ganz unbewußt; erst später merke ich es vielleicht.«

T: »Wenn die Situation vorbei ist, dann merken Sie's?«

K: »Meistens, ja. Aber das Problem ist nicht nur das Fragen. Auch meine eigenen Gefühle loszuwerden – da ist so eine Hemmung.«

T: »Ärger, Angst, Freude, Wut – all so etwas auszudrücken, davor scheuen Sie zurück?«

K: »Ja.«

Mit Gesprächen wie diesem bekundet der Therapeut der Klientin Interesse, Verständnis, Zuwendung.

Das scheint die Betroffenen anzuregen,

- sich selbst eher zu akzeptieren,
- sich der eigenen Gefühle, Wünsche, Gedanken bewußter zu werden,
- Einengungen zu durchbrechen, neue Verhaltensweisen zu wagen und zu erproben.

Anmerkungen

1 Zu Autogenem Training und Schlaf siehe Kaufmann-Mall & Mall (1993), S. 45–50.
2 Zilbergeld (1993); siehe auch »Anregungen zum Weiterlesen und Weiterüben«, S. 245 dieses Buches.
3 Barbach (1992); siehe auch »Anregungen ... «, S. 245 dieses Buches.
4 Eine der wenigen Studien zur Wirksamkeit von Psychoanalyse: Dührssen (1962).
5 Vgl. z. B. Battegay (1987), S. 158.
6 Zu Autogenem Training und Abnehmen siehe Kaufmann-Mall & Mall (1993), S. 209–213.
7 Zur Gesprächstherapie nach Rogers: Tausch & Tausch (1990); zu ihrer Wirksamkeit: Tausch (1974), S. 187–215.

4 Neurotische Depression II: Das verkannte Genie – die narzißtisch-depressive Neurose

Ambivalenz und Kontraste ziehen sich als roter Faden durch die Lebensgeschichte:

- Übersteigerte Zuwendung wechselt mit Vernachlässigung oder Mißhandlung,
- das Kind erfährt abwechselnd: »Du bist der/die Größte« und »Du bist der letzte Dreck«.
- Entsprechendes gilt oft für Identifikationsfiguren, z. B. Vater oder Mutter: Bald werden sie von ihrer Umgebung hochstilisiert, bald zu Versagern degradiert.

Eine solche Lebensgeschichte prägt ein zwiespältiges Selbstbild:

- Seine Schattenseiten werden durch Idealisierungen übertüncht;
- unrealistische Erwartungen an die eigenen Fähigkeiten und die Umgebung programmieren Enttäuschungen vor, die zu tiefer Depression führen.

Was hilft:

- realistische Ziele anstreben,
- kleine Erfolge als solche sehen,
- das allzu hehre Selbstbild vom Sockel holen.

Das erfordert oft einen langen und schmerzlichen Lernprozeß.

Narziß

Der Mensch ist ein »zoon politikon« – ein soziales Lebewesen –, lehrte Aristoteles. In der griechischen Antike war menschliches Leben nur vorstellbar in Gemeinschaft. Wem es nicht gelang, sich wenigstens ihren grundlegendsten Normen anzupassen, den verstößt die Polis – die Gemeinschaft der Bürger – »wie ein Krebsgeschwür der Gesellschaft«. Und: Wer nur in sich selbst verliebt ist, wer ohne Sinn für Realität eigene Größenideen pflegt, muß scheitern. Das ist der Stoff, aus dem Tragödien gemacht werden, von den Zeiten der alten Griechen bis heute.

Narziß, der schöne Jüngling, entdeckt sein Bild im Spiegel eines Quelltopfes und verliebt sich in dieses Spiegelbild. Nichts auf der Welt, was seiner eigenen Schönheit gleichkäme! Nichts auf der Welt, was seiner Liebe würdig wäre! Doch weil selbst Götter und Mythengestalten soziale Wesen sind, kann diese Selbstverliebtheit nicht zur Erfüllung führen: Narziß schmachtet dahin. Seinen Untergang symbolisiert die Sage in einer Metamorphose: Der schöne Jüngling wird in eine Narzisse verwandelt – jene Blume, welche im alten Griechenland die Gräber schmückte. Aber Narziß reißt auch andere mit in den Strudel: Die Quellnymphe Echo verliebt sich in den Schönen. Der, unfähig, ein anderes Wesen als sich selbst zu lieben, erwidert ihre Liebe nicht. So schwindet auch Echo dahin. Alles, was von ihr bleibt, ist ihre Stimme.[1]

Oder: Antigone.[2] Die Staatsmacht, verkörpert in Kreon, hat verfügt, ein Exempel zu statuieren: Der Leichnam ihres Bruders Polyneikes – er war gegen die eigene Vaterstadt Theben marschiert und im Zweikampf gefallen – soll, vor den Toren liegend, ohne Begräbnis Hunden und Geiern überlassen werden. Nach dem Gebot der Götter aber ist es die heiligste Pflicht der Verwandten, für ein ordentliches Begräbnis ihrer Toten zu sorgen. Antigone entscheidet sich dafür, der Staatsmacht – trotz Todesdrohung – zu widerstehen und das Gebot der Götter zu erfüllen. Mit bloßen Händen kratzt sie ein wenig Sand zusammen und streut ihn über den Leichnam. So chancenlos dieses Mädchen ist, so sympathisch ist sie uns. Aber Antigone hat auch eine dunkle Seite. Schließlich ist sie des Ödipus Tochter, stammt aus diesem »großartigen und fluchbeladenen Geschlecht«. Und wenn sie schon die Größe – die sie sich und ihrer Abstammung zu schulden glaubt – nicht im Erfolg beweisen kann, dann eben in unerhörtem Untergang: »Laß mich und meinen eigenen verrückten Entschluß dies Furchtbare erleiden!« sagt sie zur sanften Schwester Ismene, die sie von ihrem aussichtslosen Tun abbringen will. Ja, Antigone sucht die einsame Größe im Untergang, denn als Ismene, »gerührt von Mitleid«, sich mit ihr solidarisieren will, weist sie sie schroff zurück. Und der Chor, schaudernd und bewundernd zugleich, bestätigt: »Nach eigenem Gesetz wirst einzig du von den Sterblichen lebend zum Hades hinabsteigen.« Übrigens, auch Antigone reißt andere mit in ihren Konflikt und ihr Verderben: ihren Verlobten Haimon etwa, der ja Kreons Sohn ist.

In seinem »Steppenwolf« schildert Hermann Hesse die Depression des Narzißten Harry Haller.[3] Aufgewachsen in einer streng religiösen Familie, wird er ferngehalten von allem, was Spaß macht im Leben. Er rebelliert gegen die Einengungen einer autoritären Erziehung, einer autoritären Gesellschaft. Doch damit bestraft er sich selbst: Obwohl von ihm, dem Genie, erwartet wird, daß er studiert, bricht er das Studium ab – und leidet darunter, nicht promoviert zu sein. Er schreibt Artikel für Zeitungen – natürlich nicht die »richtigen«, keine vaterländischen nämlich –, verkriecht sich, macht die Nacht zum Tag und den Tag zur Nacht, trinkt oft exzessiv, arbeitet unregelmäßig, läuft unrasiert und in ungepflegter Kleidung herum. Kurz: Harry Haller, das verkannte Genie, tut, was ein guter Bürger nicht tut. Aber im Terpentindunst eines frisch gewachsten Treppenhauses, vor dem Blumenstöckchen auf dem Treppenabsatz träumt er von der Sicherheit einer kleinbürgerlichen Existenz ... Seine Ehe ist gescheitert, aber er hat eine Geliebte. Nur, wo die gerade wohnt, weiß er nicht. Und das ist gut so, denn Nähe bedeutet Streit ...

Ein Spiel macht ihm dieses Leben erträglich: Jeden Tag, mit dem

Rasiermesser in der Hand, steht er vor dem Spiegel und sagt sich: »Wenn ich will, kann ich jederzeit Schluß machen.«

Die Situation spitzt sich zu, als er einen früheren Kollegen trifft – alles andere als genial, aber inzwischen Professor –, der ihn einlädt in sein gutbürgerliches Haus. Widerstrebend wirft er sich in Schale – wie es sich gehört – und folgt der Einladung. Natürlich kommt es zum Eklat. Der vaterländisch gesinnte Professor zieht über einen Zeitungsartikel her, von einem »Namensvetter«, einem »Publizisten Haller« – ohne zu wissen, daß sein Gast eben dieser Haller ist. Anstatt seine Meinung zu vertreten, beleidigt dieser die Hausfrau und wird deswegen vom Gastgeber zur Rede gestellt. Gekränkt rennt er davon – so etwas hatte er schon erwartet, als er sich genau merkte, wohin das Hausmädchen seinen Hut hängte. Jetzt ist das Maß voll! Jetzt ist die Zeit reif fürs Rasiermesser! Aber aus einem unerfindlichen Grund macht er einen Umweg und landet im bürgerlich-behaglichen Wirtshaus, wo er seine »Therapeutin« kennenlernt.

Von da an wird die Schilderung dichterisch-phantastisch. Aber einige Elemente der »Therapie« sind doch erkennbar: Schritt für Schritt lernt er Dinge, die ihm früher entgangen sind, Tanzen etwa. Schließlich wird er – Narziß – mit seinem Spiegelbild konfrontiert. Und worin besteht diese Therapie? Darin, daß er lernt, sich selbst, sein Idealbild, auszulachen, bis dieser Spiegel zur stumpfen Scherbe verbrennt. Lachtherapie, Humor – es darf ruhig Galgenhumor sein – könnte ihm helfen, sich selbst nicht mehr so gräßlich ernst zu nehmen: statt seines hehren, knebelnden Idealbildes all die banalen Facetten seines realen Ichs zu akzeptieren – mit denen übrigens auch die schnöde, reale Umwelt konfrontiert ist.

»Himmel und Hölle«

Ein sechsundvierzigjähriger Mann von imposanter Erscheinung, mit Löwenmähne, Wagnermütze, großer, dunkler Hornbrille, jugendlich lässig gekleidet, dabei etwas vorgealtert und nicht sehr gepflegt wirkend, erzählt anläßlich einer Begutachtung (Fragestellung: Rente, Entzugsbehandlung oder psychotherapeutische Kur) seine Lebensgeschichte:

»Im zerbombten Dresden mußte ich die ersten Jahre verbringen, später bin ich eigentlich in ganz Deutschland aufgewachsen, d.h. in Westdeutschland. Meine Mutter war Opernsängerin, eine richtige Diva. Von ihr habe ich die künstlerische Ader – allerdings schlägt bei mir mehr die Neigung zur bildenden Kunst durch. Die Beziehung zu meiner Mutter war einzigartig, einfach toll. Zwischen ihr und meiner jüngeren Schwester gab es immer Animositäten. Aber ich war für sie der Größte. Leider habe ich sie nicht mehr auf der Bühne erlebt – mit der Heirat hatte sie die aktive Berufsausübung aufgegeben. Mit dem Vater war es auch nicht schlecht. Er war Jurist, ein ganz hohes Tier. Gott und die Welt kannte er, überall machte er seinen Einfluß geltend.

Weil ich als Junge so tolle Modellkonstruktionen mit dem Märklinkasten gebaut habe, sollte ich Ingenieur werden. Aber wir sind einfach zu oft umgezogen. Darunter litten die Schulleistungen. Trotzdem, die Lehrer mochten mich. Ich weiß noch, ein Biologielehrer, für ihn war ich sein bester Schüler ... Im Grunde hatte mein Vater zuviel Einfluß in meinem Leben. Er wollte mich auf ein Internat verfrachten, damit ich Abitur mache. Er hatte wohl auch den Lehrern dort schon alles mögliche über mich erzählt. Das war mir zu dumm. Im Grunde wollte ich einfach nicht von unserem Familiensitz weg. Trotz aller Umzüge hatte mein Vater ein schönes Anwesen in Westfalen erworben. Das war der einzige Platz, an dem ich mich jemals zu Hause fühlte.

Eine Technikerschule hätte ich besuchen können. Aber damit ebnet man sich nicht den Weg in Führungspositionen. Und die hatte man mir in Aussicht gestellt. Ich mußte nur vorher ein Praktikum in der Industrie absolvieren (laut Rentenantrag hat er nach der Schule drei Jahre als ungelernter Arbeiter in verschiedenen Firmen gejobbt) und eine kaufmännische Lehre. Das ging nicht mehr von zu Hause aus. Die Trennung von der Familie war hart. Damals war ich das erste Mal in Therapie. Aber mit dem Therapeuten hatte ich kein Glück. Irgendwie hat er meine besondere Problematik gar nicht verstanden. Ich glaube, es war nach zehn oder zwölf Sitzungen, als er etwas Abfälliges über meinen Vater sagte. Das ließ ich mir nicht bieten und brach die Therapie ab.

Nach der Lehre ging es steil bergauf. Fast in allen großen Konzernen war ich. Ich konnte stolz sein auf mich.«

»Gab es denn auch manchmal Schwierigkeiten mit Vorgesetzten oder Mitarbeitern?«

»Schwierigkeiten – nicht direkt. Nun, wenn man Ideen hat ... Es gibt immer Leute, denen das nicht recht ist, weil dann ihr Sessel wakkelt. Aber nach solchen Konfrontationen habe ich mir eben einen anderen Wirkungsbereich gesucht. Wechsel weitet ja den Horizont ... Also Schwierigkeiten, nein. Aber so richtig entwickeln konnte ich mich im Grunde doch nie. Zuviel Kleinkariertheit, zuviel Borniertheit. Im Grunde mußte ich zu oft Arbeiten erledigen, die unter meinem Niveau lagen, als Wachmann, als Verkaufsfahrer. Man hat eben schon viel erlebt!

Mein Problem waren im Grunde die Frauen. Nicht daß ich Schwierigkeiten hätte, jemand kennenzulernen. Ganz und gar nicht. Und am Anfang war es oft ganz toll. Aber irgendwann kamen die Frauen immer unter den falschen Einfluß und haben sich mir entfremdet ...

So war es auch mit meiner Frau. Vor fünfzehn Jahren habe ich geheiratet. Sie stammte aus einer guten Familie auf den Philippinen. Die ersten Jahre war alles bestens. Sie war anschmiegsam und ließ sich etwas sagen. Das war auch noch nach der Geburt meines Sohnes so, bis sie begann, in diesem christlichen Kreis zu verkehren. Im Grunde ist sie zu leicht zu beeinflussen. Vor zehn Jahren ist sie zurückgegangen. Den Jungen hat sie mitgenommen. Das war ein Schlag ins Gesicht für mich. Ich habe alle Hebel in Bewegung gesetzt und mich der Scheidung lange Zeit widersetzt – letztendlich ohne Erfolg. Ich glaube, daß ich mir nicht schon längst das Leben genommen habe ... Es ist mein Sohn, dem ich das nicht antun kann.«

»Haben Sie noch Kontakt zu ihm?«

»Ich habe mich immer wieder darum bemüht. Aber das wird ja alles verhindert. Der Junge kennt mich ja gar nicht mehr …

Damals, als meine Frau mir das antat, habe ich angefangen zu trinken. Ich war dann auch in einer Privatklinik. Kein Therapeut kam mit mir zurecht. Der Chef, Dr. N.N. – Sie kennen ihn, nicht wahr?«

»Nein.«

»Das ist ja ein ganz berühmter Arzt. Dr. N.N. mußte meine Behandlung selbst übernehmen. Aber schließlich wurde ihm meine weitere Therapie verboten, weil kein Kostenträger mehr da war … Im Grunde habe ich Angst, in den Alkohol abzurutschen … Aber ich schaffe es immer wieder, über lange Zeiten hinweg nichts zu trinken. Das ist mein Test!

Damals hat man mich aus der Firma entfernt – outplacement! Mein Konzern mußte konjunkturbedingt Leute entlassen. Es sollte nur Unverheiratete treffen. Obwohl ich noch verheiratet war, war ich auch dabei. Ich habe dagegen geklagt, aber mein Fall war ein zu heißes Eisen. Die Akte liegt heute noch in der Kanzlei Dr. N.N. Ein Staranwalt! Aber an meinem Fall hat er sich die Zähne ausgebissen. Jetzt liegt der Fall auf Eis. Das hat auch Kraft gekostet …

Das Arbeitsamt hat mich immer wieder unter Druck gesetzt. Ich habe sogar an Qualifizierungskursen teilgenommen, obwohl die unter meinem Niveau lagen. Das letzte Mal waren dabei fast lauter Alkoholiker. Das hat mir doch sehr zu denken gegeben.

Im Grunde bin ich mit meiner Erwerbseinschränkung – ich bin ja nicht ohne Arbeit, nur eben ohne unabhängiges Einkommen –, ich bin damit gar nicht so unzufrieden. Seit zehn Jahren lebe ich jetzt als Künstler und Privatgelehrter. Ganze Bibliotheken habe ich schon durchstöbert … Bei meinem Bildungsgrad bin ich für jeden Job, der mir angeboten wird, doch total überqualifiziert … Natürlich ist es ein erniedrigendes Gefühl, von Arbeitslosenhilfe dahinzuvegetieren. Das hat mich auch meine letzte Freundin spüren lassen. Erst war alles eitel Harmonie. Aber als ich sie das zweite Mal bat, mir Modell zu sitzen, ist sie ausfällig geworden: ›Die Wolche über soll ich die

Kröten verdienen und am Wochenende in diesem verdammten Kasten hier sitzen wegen deiner Kleckserei!‹ So geht das immer. Dann haben die Frauen mich so weit, daß ich wieder trinke. Und wenn mir das alles zu Bewußtsein kommt, fühle ich mich total am Boden zerstört. Ich war schon einige Male nahe dran, mir die Kugel zu geben. Aber im Grunde wäre selbst das diesen Frauen doch gleichgültig.«

»Haben Sie denn einmal versucht, Ihre Bilder auszustellen?«

»Nicht direkt, es gibt da gewisse Hindernisse. Man müßte eben einen namhaften Galeristen an der Hand haben ... Ich glaube, im Grunde versteht meine Kunst sowieso niemand ... Ich bin auch so voller Skrupel. Manchmal, wenn ich z. B. in der Kneipe mit Leuten rede, fühle ich so richtig den genialischen Drang in mir. Und wenn ich dann mit dem Pinsel in der Hand vor der Leinwand stehe, sage ich mir wieder: ›Es wird doch nichts! Deine ganze Kunst ist einen Dreck wert!‹

Und jetzt setzt mich auch noch das Arbeitsamt unter Druck – nach zehn Jahren, in denen sie mir trotz aller Kurse keine adäquate Arbeit vermitteln konnten ... Ich glaube, wenn ich zu einer Entzugsbehandlung müßte oder in sonst eine Einrichtung, ich täte mir was an. Auf jeden Fall würde ich weglaufen ... Natürlich finde ich das auch nicht toll, daß ich immer weglaufe. Aber ich kann mich einfach nirgends mehr einordnen oder unterordnen ... Im Grunde ist meine Situation total verfahren. Das schlägt sich auch gesundheitlich nieder. Mein Magen rebelliert, Appetit habe ich keinen mehr, und nachts liege ich wach. Jetzt kommen noch die finanziellen Sorgen dazu. Ich hatte damit gerechnet, mein Vater hinterläßt mir einiges. Aber nach seinem Tod hat sich herausgestellt, daß er nur Schulden hatte. Wenn ich wenigstens eine kleine Rente bekäme und das Arbeitsamt mich in Ruhe ließe!

Immer wenn ich zu so einem Termin muß, flattere ich. Heute auch. Ich wollte gar nicht kommen. Ich tue doch niemandem etwas, man könnte mich doch in Ruhe lassen ... Im Grunde bin ich doch ein armes Schwein mit einem verpfuschten Leben ... Vielleicht schaffe ich ja noch irgendwann den Durchbruch mit meiner Malerei ... In letzter Zeit habe ich mich viel mit Malaysia beschäftigt. Dort soll es ja tolle Chancen geben. Bei meiner Bildung, vielleicht könnte ich dort eine Dozentenstelle bekommen ... Aber im Grunde sage ich mir all das jeden Morgen nur, um überhaupt den Tag überstehen zu können. Wie mir wirklich zumute ist, das können Sie sich überhaupt nicht vorstellen. Kein Mensch kann sich das vorstellen. Wie Himmel und Hölle ist das – mehr Hölle als Himmel. Im Grunde weiß ich, daß ich alles könnte. Und im nächsten Moment komme ich mir vor wie der letzte Versager ...«

Was dieser Patient nicht wollte: »Auf keinen Fall noch einmal eine Therapie machen – nach meinen Erfahrungen!« Er war nicht bereit, den Zerrspiegel seines idealen Selbst – so matt und rissig das Bild der eigenen Größe geworden war – durch ein kräftiges Lachen in Scherben gehen zu lassen: sich selbst mit seinen Größenphantasien; seine Mutter, die Diva, die nicht mehr sang und sich auf den kleinen Jungen gestürzt hatte; den Vater, der bei »Gott und der Welt seinen Einfluß geltend« gemacht, der »zuviel Einfluß auf mein Leben« genommen, der »mir nichts als Schulden hinterlassen« hatte. Sie alle wagte er nicht auszulachen. Anstatt sich realistische Aufgaben für die Gegenwart zu stellen, zog er sich zurück in seinen privaten »Himmel« einer glorifizierten Vergangenheit – die alles andere als glorreich war –, ins Wolkenkuckucksheim künftiger Anerkennung – die ihm nie zuteil würde – und in die »Hölle« seiner täglichen Abhängigkeits- und Versagenserlebnisse. Für die allerdings machte er lieber Frauen, Vorgesetzte, Therapeuten, Rechtsanwälte oder das Arbeitsamt verantwortlich. In diesem Schneckenhaus seines »Himmels« und seiner »Hölle« wollte er in Ruhe gelassen werden.

Die Selbsteinschätzung »Entweder bin ich der Größte, oder ich bin ein Dreck« führt unweigerlich zu Mißerfolg, Niedergeschlagenheit und Lähmung. Direkt: »Ich bin ein großer Künstler – aber ich bekomme keinen Pinselstrich auf die Leinwand; und wenn ich doch einmal ein Bild male, findet niemand es genial.« Indirekt durch Verkennung der Realität: Das Malochen in der Fabrik war ein Praktikum, die unbedeutenden, kurzfristigen Stellungen als kaufmännischer Angestellter werden zu Führungspositionen hochstilisiert, als Vater ist er bedeutsam für ein Kind – das ihn nicht kennt ... Solange der Realitätsbezug nicht ganz in die Brüche geht, folgt irgendwann die Ernüchterung und schmerzt erst recht.

Je idealisierter das Selbstbild, um so größer die Diskrepanz zur Realität, um so größer die Enttäuschung und das Gefühl der eigenen Wertlosigkeit. Das Rezept dagegen: Die eigenen Größenvorstellungen, die Anforderungen und Erwartungen an sich und die Umwelt auf ein realistisches Maß reduzieren.

Dazu war dieser Patient nicht bereit. Eine andere Patientin, bei der ebenfalls die Selbstwertproblematik im Vordergrund stand, versuchte es:

»Dieser Absturz ins nichts«

Eine zweiundvierzigjährige Frau kommt nach dem vierten Suizidversuch und nach kurzer stationärer Behandlung in die psychiatrische Tagesklinik. (Die Patienten wohnen zu Hause, den Tag verbringen sie mit Therapie und Beschäftigung in der Klinik.) Anlaß all ihrer Suizidversuche waren Beziehungkrisen.

»Mir geht alles schief!« klagt sie. »Ich tauge zu nichts. Dabei wollte ich ihn doch retten! Sie hatten ihn aus der Army rausgeschmissen. Er hat mir leid getan, ein drogenabhängiger Farbiger im Gefängnis! Ich wollte ihn rausholen aus allem.«

Eineinhalb Jahre war sie mit ihm verheiratet, und aufgrund dieser Ehe wurde er vorzeitig entlassen. Aber bald bestand ihre Hilfe darin, daß sie das Geld verdiente, mit dem er sich den Stoff für seine Sucht beschaffte.

»Er war mehr in Amsterdam als bei mir. Zu mir kam er nur noch, wenn er Geld brauchte. Und plötzlich hatte er die Idee, in die USA zurückzukehren. Da hätte ich selbstverständlich mitgehen sollen. Weil ich das nicht wollte, ist er einfach abgehauen ... Helfen wollte ich ihm. Aber er hat mich nur ausgenutzt. Und dann hat er mich weggeworfen wie einen alten Putzlappen. So ist es mir immer gegangen …

So war es schon mit der Mutter. Für die war ich Luft. Der Bruder war ihr ein und alles. Aber bei der Hausarbeit mußte er nicht mithelfen. Dafür war ich gut genug. Oder wenn ich beim Vater was erreichen sollte. Sonst hat sie mich nicht gebraucht … Mit dem Vater war es anders. Der war ein lieber, netter Mensch – solange er nüchtern war. Er hat mich geliebt. Alles konnte ich bei ihm erreichen, wenn ich nur wollte. Ich war seine ›Prinzessin‹ – so hat er mich genannt. Aber wenn er betrunken war, war es furchtbar. Mich hat er zwar nie geschlagen, aber die Mutter und den Bruder. Manchmal hat er die ganze Wohnung demoliert. Im Sommer, wenn er abends spät heimkam aus der Wirtschaft, standen wir oft schon mit den Decken in der Hand an der Tür. Wenn er dann angetorkelt kam, haben wir unsere Decken geschnappt und im Wald übernachtet. Wenn er wieder nüchtern war, tat es ihm leid … Die ganze Kindheit war ein Wechselbad der Gefühle …

Mit achtzehn wurde ich schwanger. Wir wollten sowieso heiraten. Ich wollte auch von zu Hause weg. Aber es ging nicht gut. Nach der Geburt der beiden Kinder entwickelte er (der Ehemann) sich zum Quartalsäufer. Da hatte ich es wieder wie zu Hause. Es war nicht wegen der Kinder – ich hätte sie schon durchgebracht, wie später auch. Im Grunde wollte ich ihm helfen. Im Grunde hat er mich ja auch geliebt … Bis er dann ein Verhältnis mit einer anderen Frau angefangen hat. Da habe ich das erste Mal durchgedreht und Tabletten geschluckt. Es war auch das erste Mal, daß ich in die Psychiatrie kam. Immerhin habe ich nachher die Scheidung eingereicht und die Ausbildung zur Krankenschwester gemacht …

Damals habe ich mit einer Freundin zusammengewohnt. Wir haben die Kinder gemeinsam betreut. Mit Frauen ging es eigentlich immer besser als mit Männern.

Krankenschwester – das war mein Wunschberuf und meine Hoffnung. Aber ich habe mich zu sehr engagiert. Alles wollte ich anders und besser machen. Manche Patienten fanden das auch ganz toll.

Aber bei Ärzten und Kolleginnen bin ich immer nur angeeckt. Vier- oder fünfmal habe ich die Stelle gewechselt, dann habe ich es aufgegeben. Ich konnte nicht mehr – immer war ich die Böse. Seit der Zeit habe ich einen Ersatzmagen. Ich hatte immer Magengeschwüre und dann eine Operation wegen Magendurchbruch ...

Inzwischen war ich wieder verheiratet, wieder mit einem Alkoholiker. Dieses Mal wußte ich es sogar vorher. Ich wollte ihm helfen. Es ging aber wenigstens schneller: Nach zwei Jahren und einem Suizidversuch habe ich mich scheiden lassen. Kurz darauf ist er tödlich verunglückt. Ich weiß nicht, ob es überhaupt ein Unfall war ...

Ich habe es noch einmal als Altenpflegerin versucht. Aber es war wieder dasselbe: Ich hatte die tollsten Ideen, mit den alten Leuten menschlicher umzugehen. Davon wollte aber niemand etwas wissen. Ich konnte auch nicht mehr. Die Patienten kamen mir auf einmal selbst so störrisch vor. Ich bin dann als Putzfrau gegangen. Befriedigung gibt das natürlich nicht ...

Mit Männern habe ich es noch ein paarmal versucht, es ist immer schiefgegangen – wie dieses Mal.«

Die Erfahrungen dieser Patientin waren zwiespältig: Einmal war sie die Prinzessin, einmal das Aschenputtel. Anerkennung war für sie etwas höchst Unsicheres: Wenn der Vater betrunken war, wenn die Mutter sie gerade nicht brauchte, war sie nichts wert. Diese Erfahrungen wiederholten sich in ihren Ehen und bei der Arbeit: Sie wollte helfen – alkohol- oder drogenabhängigen Ehemännern, Kranken und pflegebedürftigen Menschen, ihren Kindern natürlich auch. Dabei mußte sie immer wieder die Erfahrung der eigenen Hilflosigkeit machen: Als Krankenschwester und Altenpflegerin versagte sie, ihren Ehemännern konnte sie nicht helfen. Und: Dieses »Helfersyndrom« verband sich bei ihr mit einem unersättlichen Bedürfnis nach Anerkennung einerseits und mit der Erwartung andererseits, daß ihr die Zuwendung doch wieder entzogen würde.

Mit diesen widersprüchlichen Erwartungen stellte sie sich ständig selbst ein Bein und programmierte ihre Enttäuschungen vor. Auf die reagierte sie dann mit tiefer Niedergeschlagenheit, dem Gefühl völliger Wertlosigkeit und mit Suizidversuchen.

Fast wäre an diesem Konflikt auch die Therapie gescheitert: Für eine Freizeit übernahmen sowohl die Patienten als auch das Betreuungspersonal der Tagesklinik verschiedene Aufgaben. Die Patientin organisierte die Küche. Das machte sie so großartig, daß alle begeistert waren. Nach der gemeinsamen Abendsitzung – bei der auch die Küchenfragen geregelt wurden – zog sich das therapeutische Team jeweils zu einer Besprechung zurück. Am zweiten Abend deutete die Patientin an, daß sie zu dieser »Besprechung im inneren Kreis« – wie sie sich ausdrückte – hinzugezogen werden müsse, »wegen der Küchenorganisation«. Als ihr dieser Wunsch nicht erfüllt wurde, reagierte sie mit Resignation und Rückzug: Sie wollte abreisen und die Therapie abbrechen. In einem längeren Gespräch konnte sie ihre Enttäuschung allmählich ausdrücken:

»Gestern fanden mich alle toll, und heute braucht mich keiner mehr.«

»Hat Ihnen das jemand gesagt?«

»Das sagt man eben nicht. Aber ich weiß ja, so geht es mir immer.«

»Hat heute abend jemand das Essen kritisiert, das Sie gerichtet haben?«

»Das nicht. Dafür bin ich schon recht. (Pause) Aber im Team, da störe ich.«

»Nun, Sie sind als Patientin hier. Sie sollen sich nicht die Probleme der Mitpatienten und die Sorgen der Therapeuten aufbürden. Sie sind doch dafür hier, etwas für sich zu lernen und zu tun. Außerdem, wenn Sie als einzige an der Teambesprechung teilnähmen – wenn jemand so eine Sonderrolle spielt, bringt das meistens die ganze Gruppe ein bißchen durcheinander.«

Mit dem Verstand konnte sie das bald einsehen. Bis sie es gefühlsmäßig nachvollzog, verging eine Weile. Aber Schritt für Schritt wurde ihr gerade an diesem akuten Konflikt deutlich, daß sie auch sonst Situationen verkannte (»So war es auch neulich im Krankenhaus …«), daß sie unrealistische Erwartungen an sich und andere stellte und dadurch »diesen Absturz ins Nichts« provozierte. Oder, wie sie es schließlich formulierte: »Ich glaube, mit meiner Sucht nach Anerkennung gehe ich den Leuten auf die Nerven und handle mir meine Zurückweisungen ein.«

Von da an machte die Therapie Fortschritte. Sie zog mit einer Freundin zusammen: »Frauen sind nicht so fordernd wie Männer. Mit Frauen komme ich einfach besser zurecht. Im Grunde weiß ich das schon lange.« Sie nahm wieder mehr Kontakt auf zu ihren Kindern, die inzwischen auf eigenen Füßen standen: »Ich hatte mir tatsächlich eingebildet, sie wollten nicht viel von mir wissen ... Ich mußte ihnen auch versprechen, daß ich keine Dummheiten mehr mache. Hoch und heilig mußte ich es ihnen versprechen.« Und sie lernte von der Tochter: »Im Grunde ist sie klüger als ich. Sie hat sich nicht auf einen Beruf mit sozialem Engagement eingelassen. Sie macht ihren Bürojob und ist zufrieden.« Die Patientin fand eine 3/4-Stelle im Apothekengroßhandel und wurde nach sieben Monaten aus tagesklinischer Behandlung entlassen. Über eine Zeit von drei Jahren – sie kam immer mal wieder zu Gesprächen – lernte sie zunehmend, mit den täglichen kleinen Kränkungen umzugehen, am Arbeitsplatz ebenso wie im Zusammenleben mit der Freundin.

Das Spiegel-Selbstbild

Wie wird aus einem Säugling, diesem kleinen Bündel Mensch, eine Person, die sich ihrer selbst bewußt ist? Wie entwickelt das Kind ein Bild von sich, eine positive oder negative Einschätzung der eigenen Person?

Die Reaktionen der Umwelt formen einen Spiegel, in dem das Kind sein Selbstbild wahrzunehmen beginnt; vor allem die *Reaktionen derjenigen Menschen, die für dieses Kind wichtig sind*: zuerst die Pflegeperson, in unserer Gesellschaft meist die Mutter, dann der Vater, vielleicht Großeltern, Onkel, Tanten, ältere Geschwister, später vielleicht ein Lehrer, eine Lehrerin oder diejenigen Jugendlichen, die in der Klasse oder auf der Straße das große Wort führen. Im Erwachsenenalter können Vorgesetzte, angesehene Kolleginnen oder Kollegen, Menschen aus dem Freundeskreis, die Partnerin oder der Partner, irgendwann vielleicht auch die eigenen Kinder zu solchen bedeutsamen Personen werden, die das Selbstbild beeinflussen.

Immer aber gilt: *Früheres Lernen beeinflußt spätere Erfahrungen.* Je früher freundliche oder unfreundliche Reaktionen auf das Kind einstürmen, um so wirksamer sind sie. Je mehr das Selbstbild schon geprägt ist, um so einschneidender müssen neue Erlebnisse sein, oder um so bewußter muß ihnen Bedeutung zugeschrieben werden – etwa in einer Therapie –, wenn sie ein früh geprägtes und immer wieder bestätigtes Selbstbild verändern sollen. Dann aber tun sie es, denn der Mensch lernt nie aus, immer macht er neue Erfahrungen, auch wenn die Wahrnehmung des Neuen gefärbt ist durch die Brille bewußter oder unbewußter Erwartungen, die ihrerseits auf früheren Erfahrungen beruhen.

Ein zweiter Mechanismus wirkt auf das Selbstbild: Kindern – natürlich auch Erwachsenen – werden Modelle angeboten, Vorbilder. *Je ähnlicher, je fähiger und je sympathischer ein Modell erscheint, um so eher wird es imitiert, um so eher identifiziert man sich mit ihm.* Im günstigen Fall bietet der gleichgeschlechtliche Elternteil die idealen Identifikationsbedingungen für das Kind:

- Im allgemeinen lieben Eltern ihre Kinder und tun ihnen Gutes, so daß beiderseitige Sympathie gegeben ist.
- Erwachsene erscheinen Kindern meist ohnehin kompetent, erst recht die Eltern, die über fast alles verfügen, was dem kleinen Kind zugänglich ist.
- Der Vater ist dem Jungen ähnlicher, die Mutter der Tochter.

Wird z.B. der Vater zu Hause als Versager abgestempelt oder verhält er sich abweisend, glückt die Identifikation mit ihm wahrscheinlich nicht. Bietet sich kein Ersatzvorbild, wird der betroffene Junge wahrscheinlich ein wackeliges oder ein negatives Selbstbild erwerben.

Ist ein Kind immer wieder damit konfrontiert, daß die Umwelt auf seine Bedürfnisse nicht eingeht, seine Wünsche ignoriert, unberechenbar reagiert, wird sich ein Gefühl von Hilflosigkeit und Machtlosigkeit entwickeln. Wird ein Kind immer wieder überfordert statt gefördert, erlebt es keine Erfolge, aber um so mehr Mißerfolge, wird es sich wahrscheinlich als Versager fühlen. Je mehr und je strengere Gebote und Normen das Kind verinnerlicht – Du mußt! Du sollst! Du darfst nicht! –, um so eher wird es Schuldgefühle entwickeln. Freuen sich die Bezugspersonen nicht über die Existenz des Kindes, bringen sie ihm nicht Liebe und Zuwendung entgegen, mißhandeln sie es gar – sei es physisch oder psychisch –, wie soll ein solches Kind lernen, sich selbst zu lieben, sich für liebens-wert zu halten, etwa in einer Partnerbeziehung?

Schlimme frühe Erfahrungen bilden den Hintergrund neurotischer Depressionen. Aber die Lerngeschichte ist nie abgeschlossen, die Persönlichkeit nicht fixiert – wie das landläufig mit dem Ausdruck »Charakter« assoziiert wird. Und das ist die Chance für eine Therapie, für ein bewußtes Umlernen.

Herrschen bei der depressiven Neurose die schlechten Erfahrungen in der Vergangenheit vor, ist die narzißtisch-depressive Neurose durch Widersprüchlichkeit gekennzeichnet: einmal Prinzessin, einmal Aschenputtel; bald der Größte, bald der letzte Dreck. Das gilt auch für die Identifikation: Der Vater etwa, der einmal als einflußreiches »hohes Tier« erscheint, sich dann wieder als Versager entpuppt; bald ist er liebevoll, bald wütet er wie ein Berserker, wenn er betrunken ist; oder der Vater, der die Fassade zu wahren versucht, von der Mutter aber unbarmherzig als Versager abgestempelt wird.

Die Kontraste sind es, die verständlich machen, daß gerade die narzißtische Depression für die Betroffenen oft besonders schmerzlich ist: Man kann sich ja nicht an sein Mißgeschick, an sein Elend gewöhnen; immer wieder leuchtet die eigene Größe auf, aus der aber um so jäher der Absturz erfolgt. Das Heilmittel: die Aufgabe der unrealistischen Selbsteinschätzung. Dies wiederum erklärt, warum die Therapie narzißtisch-depressiver Neurosen oft langwieriger und von weniger durchschlagendem Erfolg gekrönt ist als die Therapie

»einfacher« neurotischer Depressionen: Gerade das, was dem Narziß das Liebste ist – das hehre Selbstbild –, muß er demontieren, um den unfreiwilligen und immer wieder schmerzenden Sturz vom eigenen Sockel zu vermeiden.

Dazu sind Patienten manchmal nicht bereit – wie das erste Beispiel zeigte (»Himmel und Hölle«), manchmal gelingt die Desillusionierung ganz gut – wie im zweiten Fall (»Dieser Absturz ins Nichts«). Oft kommt es bei schweren narzißtisch-depressiven Neurosen zu einem Teilerfolg, wie in den beiden folgenden – hier nur skizzierten – Krankengeschichten:

Eine Nische zum Leben

Der Patient war unehelich geboren. Die Mutter, eine sehr einfache Frau, verwöhnte ihren Sohn und schwärmte ihm vor, was für ein Genie sein Vater sei. Ihn selbst hat der Patient aber nie erlebt. Eine höhere Schule ermöglichte sie dem intelligenten Jungen nicht, nicht einmal eine Berufsausbildung. Er arbeitete in der Fabrik, wechselte häufig die Stelle, fing später mehrere Ausbildungen an, beendete aber keine, weil sie seine »genialischen Neigungen« doch nicht befriedigten. Er las viel, engagierte sich in Partei und Gewerkschaft, ließ aber auch das bald wieder, weil er überall aneckte und der schnelle Erfolg ihm versagt blieb. Seine Identifikationsfiguren waren etwas hoch-gegriffen: »Willy Brandt ist es ja ähnlich ergangen wie mir. Aber der hat's halt geschafft.«

Er heiratete – eine sehr einfache Frau, die ihn bewunderte, und sie bekamen zwei Kinder. Als die Ehefrau aber mit der Zeit meinte, der karge Inhalt der Lohntüte passe nicht recht zu seinen klugen Reden, und als der Patient mehrmals arbeitslos wurde, schimpfte sie ihn einen Faulpelz und ließ sich scheiden. »Die Kinder hetzte sie gegen mich auf«, so zumindest erklärte sich der Patient, »daß sie nichts mehr von mir wissen wollen«. Als er all die Kränkungen und Mißerfolge nicht mehr verkraftete, unternahm er einen Suizidversuch und kam kurz in stationäre psychiatrische Behandlung. Nach einigen Monaten in der Tagesklinik wurde die Therapie – mit Unterbrechungen und abnehmender Häufigkeit – ambulant über drei Jahre fortgesetzt. Um es zusammenzufassen: Sein Selbstbild blieb brüchig, ständig in Gefahr, durch kleinste Kränkungen zutiefst verwundet zu werden. Nach mehreren fehlgeschlagenen Arbeitsversuchen akzeptierte er, daß er sich den Anforderungen des Berufslebens nicht mehr aussetzen konnte. Bis er sich mit der Rolle als Frührentner abfand, brauchte es eine Weile. Aber dann engagierte er sich in Vereinen; dort war er geschätzt wegen seiner Ideen. Dabei lernte er eine Journalistin kennen. Sie hatten viele gemeinsame Interessen und zogen zusammen. Er versorgte den Haushalt, bastelte in Haus und Garten, las viel – worüber sie gemeinsam diskutierten – und plante wunderschöne Urlaubsreisen durch Irland und Portugal, die sie gemeinsam unternahmen. Natürlich gab es immer wieder Konflikte; aber die beiden lernten, sie auszutragen, ohne sich allzusehr zu kränken. Der Patient hatte seine Nische gefunden.

Ein anderer Patient fand diese Nische im Beruf. Er war wohlbehütet bei älteren Tanten auf dem Lande aufgewachsen. »Auf einem Bauernhof mitzuhelfen, das könnte ich mir immer noch vorstellen.« Mit der Schulzeit endete die Idylle. Die Tanten zogen in die Stadt, »dort stieß die Mutter zu uns, zwei Jahre später der Vater«. Aber der blieb ihm fremd. Mutter und Tanten behandelten den Vater »als Eindringling und als Trottel«. Diese Einschätzung übernahm der Junge und übertrug sie – per Identifikation – auf sich selbst. Zugleich aber erwarteten die Frauen der Familie, »daß ich später einmal all das realisiere, worin mein Vater versagt hat.« Auch diese Erwartungen übernahm der Junge. Entsprechend zwiespältig entwickelte sich sein Selbstbild.

Obwohl er nie Schwierigkeiten mit dem Lernen hatte (»Meine Intelligenz ist das einzige, worauf ich mich verlassen kann«), verunsicherten ihn alle Leistungsanforderungen. Mit dem Abitur begannen die Magenkrämpfe. Er studierte Germanistik und Anglistik und bekam vor jeder Prüfung Schlafstörungen, Angstzustände und Magenbeschwerden. Er lernte Autogenes Training, machte zuerst eine Gesprächstherapie und später zweimal eine Psychoanalyse. »Aber meine Selbstzweifel sind mir geblieben.«

»Mit Frauen gab es immer ein Fiasko.« Deshalb gab er es auf, eine Partnerin zu suchen, und zog sich in sein Schneckenhaus zurück.

Nach dem Studium fand er eine Anstellung als wissenschaftlicher Assistent an einer Universität. Damit war seine Intelligenz keineswegs überfordert, aber die Verpflichtungen, die mit der Berufstätigkeit verbunden waren, führten zu einer Verstärkung der Symptome: Er magerte ab, schlief kaum noch, wagte sich zeitweise nicht mehr aus dem Haus und wurde völlig passiv. Zwei Jahre war er krankgeschrieben. Therapien traute er nicht mehr. Aber er begann genau die richtige Selbsttherapie: Er reduzierte die Anforderungen, die er an sich stellte; die aber erfüllte er auch. Mit einem Leseprogramm fing er an – zuerst nur wenige Seiten am Tag –, brachte Bücher und Haushalt in Ordnung – beide waren seit seiner Berufstätigkeit völlig verkommen –, ging jeden Tag aus dem Haus, machte regelmäßig Entspannungsübungen und kochte wegen seines Magens nach einem Diätplan. Schließlich bewarb er sich mit Erfolg für eine Drittelstelle als Lektor an seinem alten Institut. Nun konnte er sich auf ein kleines Gebiet spezialisieren und hatte Zeit, seine Lehrveranstaltungen sehr gründlich vorzubereiten. So fühlte er sich relativ sicher, und seine körperlichen Symptome, die Ängste und Schlafstörungen besserten sich. Übrigens, sein vermindertes Einkommen wurde durch eine Teilrente (»Berufsunfähigkeitsrente« im Gegensatz zur vollen Rente bei »Erwerbsunfähigkeit«) etwas aufgestockt.

Erst als er mit sich einigermaßen zurechtkam, löste sich auch die negative Identifikation mit dem Vater: »Im letzten Jahr vor seinem Tod sind wir uns nähergekommen. Er war durchaus nicht der Trottel, als den meine Mutter ihn hingestellt hatte. Und er mochte mich wirklich.«

Das idealisierte Selbstbild des einen und die extreme Selbstunsicherheit des anderen – beides machte es diesen Patienten unmöglich, die Anforderungen und Kränkungen zu ertragen, wie sie mit dem Leben in unserer Gesellschaft üblicherweise verbunden sind. Aber beide fanden eine Nische, in der sie leben konnten.

Tod eines Handlungsreisenden

Willy Loman, dreiundsechzig Jahre alt, Handlungsreisender in Arthur Millers Drama[4], kann nicht mehr. Beim Autofahren sieht er Bilder von früher, anstatt auf die Straße zu achten. »Bei Grün hält er an, und wenn's Rot wird, fährt er los« – ist seinem jüngeren Sohn Hap aufgefallen. Seit Monaten schläft Willy Loman kaum noch. Er ist gereizt und führt Selbstgespräche. Seinem Job ist er nicht mehr gewachsen. Sechsunddreißig Jahre war er für seine Firma auf Achse; jetzt haben sie ihn vom angestellten Firmenrepräsentanten zum Provisionsvertreter degradiert. Er macht keinen Umsatz mehr. »Die Leute nehmen mich nicht ernst. Ich weiß es, sowie ich reinkomme. Sie scheinen mich auszulachen.«

Dieses Gefühl der eigenen Ohnmacht blitzt jedoch immer nur kurz auf. Dann klammert er sich daran: Es liegt am Wagen, der nach der Seite zieht, an der Brille, an den drückenden Einlagen in den Schuhen. Oder die Kunden sind nicht mehr die, die sie einmal waren. Denn er war und ist der Starverkäufer. Das macht er sich, seiner Frau Linda und den beiden längst erwachsenen Söhnen seit Jahrzehnten vor: »Ich muß nie Schlange stehen, um die Einkäufer zu sehen. ›Willy Loman ist da!‹ – heißt es, und schon werde ich vorgelassen... Geh' zu (den renommiertesten Firmen der Branche) und nenn' da den Namen Willy Loman: Wirst seh'n, was passiert. Da bin ich 'ne Größe ... Alle kennen mich, Jungs, überall in New England.« In Providence z. B. hat ihn der Bürgermeister begrüßt: »›Morgen‹ hat er gesagt. Und ich: ›'ne schöne Stadt hab'n Se hier, Herr Bürgermeister!‹ Und dann hat er 'n' Kaffee mit mir getrunken ... Ich kann mein Auto in jeder Straße in New England abstellen, und die Polizisten bewachen's wie ihr eigenes.« ›Ja, Willy Loman ist beliebt – und darauf kommt's an!

Von einem Umsatz von 1200 Dollar während der letzten Reise faselt er. Linda holt den Bleistift und rechnet: Macht 212 Dollar Provision. Das müßte reichen – für die Raten: für das Auto, den Kühlschrank, der schon kaputt ist, das Haus, die Versicherung. Aber dann stellt sich heraus: Den Umsatz hätte er machen können, wenn …

Nach Lügen und Erfolgsphantasien überfällt ihn Katzenjammer. »Weil, ich fühl' mich so einsam, vor allem wenn's Geschäft nicht läuft … Dann hab' ich das Gefühl, ich verkaufe nie mehr was.«

Also »leiht« er sich wieder einmal fünfzig Dollar bei Charley – und haßt ihn dafür. Seiner Frau macht er vor, das sei sein Gehalt. Aber Strümpfe zu stopfen, verbietet er ihr. Die Frau eines Willy Loman hat so was nicht nötig; wegschmeißen soll sie sie; er kann ihr schließlich jederzeit neue kaufen.

Trotz allem, für Linda ist er immer noch der Größte: »Ein Prachtkerl… Der Prächtigste von allen. Und für die Jungs, Willy. Wenige Männer werden so von ihren Kindern vergöttert wie du.«

Das war einmal.

Hap, der Jüngere: »Eine Verkaufskanone ist er nie gewesen, was ja nicht ausschließt, daß er manchmal, zugegeben – ein ganz lieber Kerl ist.«

So unrealistisch wie mit sich selbst geht Willy Loman mit seinen Söhnen um: »Ich seh' Großes voraus für euch, Jungs … Ihr zwei zusammen könnt die ganze westliche Welt aufs Kreuz legen …« Eine Firma möchte er ihnen hinterlassen, eine kleine Farm kaufen, dort mit Linda zusammen seinen Lebensabend verbringen … Dabei muß er sich alle zwei Wochen von Charley fünfzig Dollar »borgen« – und auf dem Gaszähler im Keller hat er sich schon den Schlauch zurechtgelegt …

Vor allem von Biff, dem älteren Sohn, hat er die Verwirklichung all seiner eigenen Träume erwartet. Und der hatte ihn grenzenlos bewundert – bis er entdecken mußte, daß sein Vater ein Blender und Lügner ist. Da ist Biff ausgeflippt, abgehauen, hat einen Job nach dem anderen verloren, weil er irgendwas Unsinniges geklaut hat; war deswegen auch schon im Gefängnis.

Die Situation spitzt sich zu, als Biff wieder einmal heimkommt und Willy Loman beschließt, um einen anderen Bezirk vorzusprechen, einen in der Stadt, in New York. Weil er es nicht mehr schafft, immer auf Achse zu sein. Statt desssen wird er rausgeschmissen. Und Sozialversicherung gibt's nicht, in den vierziger Jahren in den USA. Am selben Tag scheitert – wie zu erwarten – Biffs letzter Anlauf, den überzogenen Erwartungen des Vaters zu entsprechen. Auf Drängen Willys hatte er versucht, Kredit zu bekommen, um etwas Großes aufzuziehen. Einen Füllhalter hat er statt dessen geklaut.

Charley, der die Katastrophe ahnt, bietet Willy – soeben rausgeflogen – einen Job an. Der lehnt ab: »Ich hab' 'nen guten Job. Ich will deinen verdammten Job nicht!« Er beschimpft Charley, dann bricht er zusammen. Aber er nimmt wieder einmal fünfzig Dollar – um die Prämie für seine Lebensversicherung zu zahlen. »Komisch ... nach all den Landstraßen und den Zügen und den Terminen und den Jahren – am Ende bist du tot mehr wert als lebendig.«

Willy Loman hat eine – letzte, große – Idee: Wenn er bei einem Unfall draufgeht, bekommen die Söhne 20 000 Dollar. So viel hinterläßt er ihnen. Etwas Großes. Daraus werden sie etwas machen – und ihn bewundern.

Statt zur Aussprache kommt es zum Eklat.

Willy Loman setzt sich das letzte Mal in seinen Studebaker und braust davon – in Gedanken bei seiner eigenen Beerdigung: »Das Begräbnis wird gewaltig! Die kommen aus Maine, Massachusetts, Vermont, New Hampshire: Die ganze alte Garde mit den auswärtigen Nummernschildern. Völlig erschlagen wird er sein, der Junge, weil er nie kapiert hat, wie bekannt ich bin. Rhode Island, New York, New Jersey – ich bin bekannt! Ein für allemal, mit eigenen Augen wird er es sehen. Wird sehen, wer ich bin! Wird 'ne schöne Überraschung werden für den Jungen!«

Ob Willy Loman selbst überrascht gewesen wäre? Am Grab steht nicht halb New England, um von dem beliebten und berühmten Starverkäufer Abschied zu nehmen. Am Grab stehen Linda, die Söhne und Charley – ratlos. Hap, der sich nie sehr bemüht hat, aber auch wenig angeeckt ist, hat nichts gelernt: »Willy Loman ist nicht umsonst gestorben. Er hatte den richtigen Traum. Den einzigen Traum, der sich lohnt: Nummer Eins zu werden!«

Millers Stück kritisiert eben diesen »American dream« und die Härten einer – nicht einmal durch den Puffer der Sozialversicherung gemilderten – Konkurrenzgesellschaft. Aber es stellt auch eine unglaublich einfühlsame psychologische Studie des Handlungsreisenden Willy Loman dar, den – vielleicht haben Sie diese Verfilmung gesehen – Dustin Hoffman so unnachahmlich verkörperte.

Der Beruf des Reisenden, des Vertreters, des Repräsentanten, bei dem Flexibilität, Auftreten, Redenkönnen, Eindruckschinden Erfolg zu verbürgen scheinen, zieht Menschen wie Willy Loman an – und überfordert sie, vor allem in späteren Jahren.

»Es gibt ein Leben nach dem Rausschmiß«

Mit sechs Monaten war Fred N. Vollwaise: Das war 1917. Der Vater war vor Verdun gefallen, die Mutter starb – unterernährt, von Schwangerschaft und Geburt erschöpft – an Lungenentzündung.

»Das weiß ich natürlich nur vom Erzählen. Ein Onkel und eine Tante – die hätten immer gern Kinder gehabt, haben aber keine bekommen –, die nahmen mich zu sich und adoptierten mich. Besser kann es ein Kind bei den leiblichen Eltern nicht haben! Ihr Prinz war ich. Alles hätten sie mir ermöglicht.«

Realschule, kaufmännische Ausbildung.

»Verkäufer wollte ich werden. Mein Vater war Verkäufer; manchmal hat er mich als Kind mitgenommen zur Messe in Leipzig und in Frankfurt. Aussteller und Besucher aus aller Herren Länder! Das hat mir imponiert. Aber ich hatte auch eine künstlerische Begabung. Die hat vor allem die Tante gefördert. Aus der Aufnahmeprüfung für die Kunstakademie wurde allerdings nichts. Vielleicht nicht die richtigen Beziehungen. Wahrscheinlich habe ich mir auch nicht genug Mühe gegeben.

Aber das hab' ich weggesteckt. Ein Jahr danach gab's die ideale Stelle für mich: Reisender für Kunstmalerbedarf, festangestellt mit Provision. Eine kleine Firma, aber die allerfeinsten Farben – so was gibt's heute gar nicht mehr. Mit Zug und Fahrrad bin ich losgezogen! Die Musterkollektion auf dem Gepäckträger. Und dann die ersten Abschlüsse! Das war ein Gefühl: Die ganze Welt hätte ich umarmen können! Ich war in meinem Element.«

1939 wurde Fred eingezogen. Sechs Jahre lang hat er den Krieg mitgemacht.

»Polenfeldzug, Frankreichfeldzug, Rußland. Schützengraben, Kessel, russischer Winter, Verwundung, Typhus. Man darf gar nicht mehr dran denken! Jeden Tag dem Tod von der Schippe gesprungen! Daß man das alles durchgestanden hat – unglaublich!«

In Ruinen fing seine Firma wieder an – eine Handvoll Leute.

»Mit Kußhand hat mein Chef mich wieder genommen. Ich habe den Verkauf aufgebaut. Ganz Deutschland habe ich bereist, sogar Holland, Belgien, Dänemark. Natürlich, Koteletts und Kartoffeln haben sich besser verkauft in der schlechten Zeit. Aber wenn man's nur richtig anstellt, ernährt auch die Kunst ihren Mann! Wir haben die Firma wieder hochgebracht. Achtzig Mann zuletzt. Wenn ich zu meinen Kunden kam, das waren meine Freunde. Da war man wer! Aber die Konkurrenz wurde härter, und dann haben die in der Produktion angefangen, Pfusch zu machen. Mitten in der Hochkonjunktur brach die Firma zusammen. Das hätte nicht kommen dürfen. Alles hat man weggesteckt, den ganzen Krieg, aber das hätte nicht kommen dürfen.«

Fred N. wurde Außendienstmitarbeiter bei einem großen Büromöbelhersteller.

»Nicht wieder so was Kleines! Etwas, das Sicherheit bietet! Und verdient habe ich besser als vorher, wo ich Verkaufschef war! Aber du bist halt nur ein Rädchen im Getriebe. Dauernd unter Druck: Die haben zweihundert Prozent gefordert, damit man hundert bringt. Damit bin ich nicht zurechtgekommen; ich war gewöhnt, mein eigener Herr zu sein. Und dann die großen Händler und die Architekten, die gerade eine neue Chefetage einrichten! Lauter arrogante Schnösel! Da fehlt unsereinem einfach das Auftreten.«

Mit fünfundfünfzig schaffte er es nicht mehr. Morgens um drei war er wach, dann grauste ihm vor den Besuchen, die ihm bevorstanden. Das ganze Wochenende brauchte er, um seine Berichte zu tippen. Immer öfter blieb er im Bett liegen und meldete sich krank.

»Früher war das Verkaufen mein Leben, jetzt war es ein Alptraum!«

Schließlich legte man ihm nahe, Rentenantrag zu stellen.

»Mit siebenundfünfzig! Die haben mich erst zu einer Kur geschickt. Aber da war nichts zu machen. Sie mußten mich berenten. Damit war auch der Firmenwagen weg. Einen eigenen konnte ich mir doch jetzt schon gar nicht mehr leisten. Das Fahren habe ich mir sowieso kaum noch zugetraut. Wenn andere arbeitslos werden oder Frührentner, verschwinden sie morgens zur gewohnten Zeit mit ihrem Aktentäschchen unter dem Arm, spazieren im Park herum, treffen sich vielleicht in einer Kneipe und kommen um fünf wieder heim. Keiner merkt was davon, nicht mal die Familie. Ohne Auto konnte ich das nicht.«

Fred N. schämte sich. Er verkroch sich ins Bett, betäubte sich mit Bier und Schlaftabletten, verdöste und vergrübelte Tag und Nacht: Warum sein Vater im Krieg bleiben mußte, warum ein Großonkel sich erschossen hatte, warum es bei den Kindern – sie waren längst erwachsen und aus dem Haus – hinten und vorne nicht stimmte.

»Ich wollte nichts mehr hören und nichts mehr sehen. Und meine Frau lag mir in den Ohren: ›Wir müssen noch das Häuschen verkaufen, in eine kleine Mietwohnung ziehen, und ich muß arbeiten gehen. Soweit kommt es! Reiß dich am Riemen!‹ Und sie hatte ja recht! Jeden Abend hab' ich mir gesagt: ›Morgen wird alles anders!‹ Aber gepackt hab' ich's nicht.«

Die Ehefrau wechselte das Kellerschloß aus, so daß Fred nicht mehr an die Bier- und Weinvorräte kam. Das wirkte: Gegen Mittag stand er nun meist auf und ging in die Stadt; im Supermarkt zog er verstohlen einen Jägermeister aus dem Regal, an der Trinkhalle stand er – im Kreise Gleichgesinnter – und kippte einen Apfelkorn.

»Den Teufel mit Beelzebub austreiben nennt man das!«

Einmal bedrängte ihn die Tochter, sie zu besuchen.

»Ich sollte mich mit den Enkeln beschäftigen. Das war gut gemeint. Sie wollten mich auf andere Gedanken bringen. Ein paar Tage hab' ich mich zusammengerissen; dann war's schlimmer als vorher.«

Zum Arzt ging er schon lange nicht mehr.

»Was soll der von mir denken!«

Zu einem Nervenarzt oder Psychotherapeuten erst recht nicht.

»Mir kann doch keiner helfen. Ich muß das allein schaffen.«

Als er dreiundsechzig war, wurde die Zeitrente in eine Dauerrente umgewandelt.

Fred N. ist »nicht mehr Frührentner«, er braucht sich nicht mehr zu schämen, er hat wieder eine »normale Position« in der Gesellschaft.

Er fing an, Nachrichten zu hören – stündlich. Er las die Zeitung, er kaufte ein – beim Kaufmann an der Ecke, wo er nicht unbemerkt den Schnaps aus dem Regal ziehen konnte. Er begann, die Stellenanzeigen zu lesen.

Als die staatliche Kunstgalerie Rentner für die Aufsicht suchte, bewarb er sich – und wurde eingestellt.

»Damit war's gelaufen! Ich hatte wieder eine Aufgabe.«

Mal führte er Aufsicht bei den Alten Meistern, mal in der Moderne. »Den meisten ist's egal, wo sie gerade herumstehen oder -sitzen. Mir nicht.«

Wenn die Museumspädagogen Führungen veranstalteten, spitzte er die Ohren; aus der Bibliothek holte er sich kunstgeschichtliche Werke zu »seinen Bildern«.

»Meine große Zeit kam mit der Erweiterung des Museums und mit den großen Ausstellungen. Alle berühmten Meister der klassischen Moderne – Picasso, Dalí, Chagall, die Impressionisten –, alles hatten wir. Und ein Andrang! Da wurde es ein Full-time-job! Manchmal war's ja zuviel. Dann war ich abends fix und fertig. Aber auch zufrieden. Da wollen die Studenten von der Kunstakademie, die ihre Kopien machen, daß man ihre Staffelei über Nacht wegschließt; da will eine Schulklasse was erklärt haben. Und die Besucher – aus aller Herren Länder! Ich hab' sogar mein Schulenglisch und mein Französisch – vom Krieg in Frankreich her – ein bißchen aufgefrischt. Vor allem die Japaner, die können zuhören. Und höflich sind die ... Da ist man doch wieder wer!«

Fred N. macht diesen Job seit zehn Jahren.

»Von Depression keine Spur mehr! Natürlich, manchmal gibt's Ärger mit der Verwaltung. Lauter Bürokraten! Meine Frau liegt mir oft in den Ohren: ›Es wird zuviel, hör auf damit!‹ Aber ich denk' nicht ans Aufhören! Bis fünfundsiebzig mindestens mach' ich das!«

Fred N. hat sich – nach Jahren der Depression – am eigenen Schopf aus dem Sumpf gezogen.

Anmerkungen

1 Ovid: Metamorphosen 3,339–510.
2 Sophokles: Antigone.
3 Hesse (1955).
4 Miller (1949).

5 Das Schwarze Loch – die endogene Depression

Sie läßt sich – im Unterschied zur reaktiven und neurotischen Depression – nicht aus der Lebensgeschichte der Patienten verstehen. Daher die Annahme, daß sie durch *eine Art Stoffwechselstörung im Gehirn* verursacht wird (»endogen« bedeutet »von innen bewirkt«). Das Hauptargument für diese Annahme: Verglichen mit anderen Formen der Depression, spricht die endogene eher auf Medikamente an.

Eine endogene Depression kann auf eine oder wenige Episoden beschränkt bleiben, oft tritt sie aber phasenweise auf. Diese Phasen können länger oder kürzer dauern und ziemlich regelmäßig oder unregelmäßig wiederkehren.

Was die Symptome angeht, unterscheidet sie sich nicht grundsätzlich von den übrigen Depressionen. Ihr typischstes Anzeichen ist ein deutliches *Morgentief*. Bei jeder Depression kommen leichtere und schwerere Ausprägungen vor. Wenn allerdings

- der Antrieb fast ganz weg ist,
- Schlaf- und Appetitstörungen besonders schwerwiegend sind,
- für alle Bereiche des Lebens das Interesse und der Schwung fehlen,
- Denken, Sprache und Bewegungen auffällig verlangsamt sind,
- die Depression – bei Frauen – zum ersten Mal im Klimakterium auftritt,

dann ist am ehesten an eine endogene Depression zu denken.

Achtung: Während einer schweren endogenen Depression quälen sich die Patienten fast immer mit Suizidgedanken.

Kognitive Verhaltenstherapie und/oder medikamentöse Behandlung mit Antidepressiva sind bei der endogenen Depression erfolgversprechend.

»Nichts geht mehr«

Herr S., achtunddreißig Jahre alt, kommt zur Behandlung. Er spricht langsam, tonlos, ohne Mimik und Gestik. Auch die Bewegungen sind verlangsamt. Das Gesicht wirkt erstarrt, die oberen Augenlider hängen.

»Alles steht wie ein Berg vor mir«, klagt er, »zu nichts kann ich mich mehr aufraffen. Nichts geht mehr. Selbst schlafen kann ich nicht mehr. Morgens mag ich schon gar nicht aufstehen. Morgens ist es überhaupt am schlimmsten ... Der Hausarzt hat mir ein Mittel aufgeschrieben. Er sagt, es wird schon wieder. Aber ich kann mir das gar nicht vorstellen. Vor vier oder fünf Wochen fing das an, und es wird immer schlimmer. Ich weiß nicht, was mit mir los ist. So etwas kenne ich überhaupt nicht. Immer habe ich meine Kunden gern besucht.« Herr S. ist Versicherungsvertreter. »Jetzt wäre das überhaupt nicht mehr möglich.«

»Wie verbringen Sie denn jetzt Ihren Tag?«

»Ja, eigentlich tue ich gar nichts.«

»Und was tun Sie, wenn Sie gar nichts tun?«

»Ja, ich sitze halt rum und grüble. Ich weiß nicht, was mit mir los ist. Sobald ich mich auf irgend etwas konzentrieren will, ist der ganze Kopf leer. Nicht einmal die Zeitung kann ich mehr lesen. Alles ist eine Qual ... Wenn ich nicht mehr da wäre ... Ich bin doch völlig wertlos ... Aber da sind halt die Frau und die Kinder. Die würden sich doch Vorwürfe machen. Dabei falle ich ihnen nur zur Last.«

Ein Auslöser für die Depression in der gegenwärtigen Lebenssituation des Patienten ist nicht auszumachen. Auch die Vorgeschichte bietet keinen Anhaltspunkt für eine depressive Entwicklung. Herr S. ist als mittleres von drei Geschwistern aufgewachsen, die Beziehung zu den Eltern war gut. Schulprobleme oder Kontaktschwierigkeiten hatte er nie.

Mittlere Reife, Ausbildung zum Versicherungskaufmann.

Beruflich war er erfolgreich. Seine Familie bot ihm erst recht keinen Anlaß für eine Depression: »Wir sind seit fünfzehn Jahren verheiratet. Meine Frau ist die beste, die ich mir denken kann, die Kinder machen mir keine Sorgen, und das Geschäft ist gut gelaufen. Alles liegt nur an mir.«

Herr S. bekam Imipramin, ein klassisches antidepressives Medikament.

»Bei dieser Form der Depression, unter der Sie jetzt leiden, ist es wie bei einer körperlichen Krankheit: Sie brauchen erst einmal Entlastung. Deswegen können Sie zur Zeit nicht arbeiten. Wahrscheinlich wird das Medikament in zwei bis drei Wochen anfangen zu wirken. Dann bekommen Sie wieder mehr Antrieb, und Ihre Stimmung hellt sich auf. Aber die medikamentöse Behandlung ist nur die eine Seite der Medaille; die andere ist Ihr eigenes Verhalten. So ist das ja auch bei manchen anderen Krankheiten. Zuckerkranke z. B. können nicht nur Insulin spritzen oder Medikamente nehmen; viel hängt davon ab, daß sie Diät halten. So können auch Sie selbst etwas beitragen zur Überwindung der Depression.

Wahrscheinlich kennen Sie die Erfahrung: Tut man etwas Unangenehmes, fühlt man sich oft unwohl dabei. Manche werden dann ärgerlich und gereizt, andere verlieren den Schwung, und die Stimmung trübt sich ein.

Das Gegenteil: Sie verbringen mit Ihrer Familie einen wunderschönen Urlaub, sammeln jeden Tag neue und interessante Eindrükke, oder sie sitzen mit guten Freunden bei einem Glas Wein und unterhalten sich angeregt; in solchen Situationen fühlt man sich wohl, die Stimmung steigt. In guter Stimmung ist man zuversichtlich und packt manches an, woran man vorher nicht einmal gedacht hat.

Hat man sich dagegen etwas vorgenommen und sagt sich: ›Du schaffst es ja doch nicht!‹, wird es wahrscheinlich tatsächlich schiefgehen. Und das drückt wiederum auf die Stimmung. Macht man sich deswegen Vorwürfe: ›Du bist eben ein Versager!‹, wird es noch schlimmer. Denn:

Alles, was man tut, und alles, was einem durch den Kopf geht, färbt ab auf die Stimmung. Es lähmt oder regt an. Deswegen ist es für Sie jetzt so wichtig, daß Sie sich nicht den Kopf mit Grübeleien und Selbstvorwürfen zermartern, sondern daß Sie sich mit angenehmen Dingen beschäftigen.«

Da dem Patienten partout nichts einfallen wollte, was ihm Spaß machen könnte, wurde ihm folgende Hausaufgabe gestellt:

»Wann haben Sie denn das letzte Mal Ihren Urlaub zu Hause verbracht?«

»Im letzten Herbst.«

»Also ziemlich genau vor einem Jahr.«

»Das stimmt.«

»Und damals haben Sie sich wohlgefühlt?«

»Damals? Ja, da war noch alles in Ordnung.«

»Dann versuchen Sie doch einmal – so gut Sie sich erinnern können –, einen Tag dieses Urlaubs nach dem anderen ganz genau durchzugehen. Schreiben Sie bitte auf, was Sie damals gemacht haben und wie Sie sich dabei gefühlt haben! Wenn Sie sich an manches nur dunkel erinnern – vielleicht weiß Ihre Frau noch etwas dazu oder die Kinder. Gehen Sie ruhig vor wie ein Detektiv!«

»Ohne meine Frau hätte ich das gar nicht geschafft«, sagte Herr S. nach der nächsten Woche, brachte aber den rekonstruierten Urlaubsplan mit.

In den folgenden Wochen – während er krankgeschrieben war – versuchte er, seinen Tagesablauf allmählich immer mehr so zu gestalten wie damals im Urlaub zu Hause. Anstatt bis gegen Mittag im Bett zu liegen, sich hin und her zu wälzen und trüben Gedanken nachzuhängen, anstatt am Nachmittag untätig herumzusitzen und weiterzugrübeln, stand er zeitig auf, duschte in Ruhe, richtete sich ein Frühstück, wie er es mochte – die Frau war inzwischen im Geschäft, die Kinder in der Schule – und fing dann an, die Zeitung zu lesen. Zuerst nicht die ganze Zeitung, sondern nur den Lokalteil, der ihn am meisten interessierte. Für jeden Tag nahm er sich etwas vor. Auch damit begann er in kleinen Schritten: zuerst nur einen kleinen Spaziergang am Tag, dann einmal mit den Kindern Drachen steigen lassen, schließlich einen richtigen Ausflug mit der Familie. Hinzu kamen kleine Arbeiten in Haus und Garten: einen Tachometer ans Fahrrad der Ehefrau montieren, den Apfelbaum abernten, eine Sitzbank zusammenzimmern, für die die Bretter seit Monaten im Keller lagen.

Wichtig dabei war: Um seinen Schreibtisch, um alles, was Verpflichtung bedeutete, machte er weiterhin einen Bogen. Was er sich vornahm, sollten Dinge sein, die ihm Spaß machten. Er ging sie in kleinen Schritten an, die Aufgaben mußten kurzfristig und überschaubar sein und mit einem angenehmen Gefühl enden oder mit einem Erfolg, den er unmittelbar erleben konnte: Die Ehefrau freut sich über den Tachometer an ihrem Fahrrad, die Äpfel lagern im Keller, und ihr Duft erfüllt das Treppenhaus, die Familie sitzt auf der selbstgezimmerten Bank, und man unterhält sich.

»Es kostet mich eine solche Überwindung, etwas in Angriff zu nehmen«, klagte Herr S. nach der ersten Woche seines »Urlaubsprogramms«.

»Und doch haben Sie diesen inneren Widerstand jeden Tag aufs neue überwunden! Wie ist denn Ihr Gefühl, wenn Sie mit den Kindern unterwegs sind oder wenn Sie erst einmal dran sind am Basteln?«

»Dann wird es schon besser. Das stimmt.«

»Und hinterher?«

»Dann geht mir oft durch den Kopf: ›Es war ja doch nichts.‹ Dann muß ich mir ganz bewußt sagen: ›Letzte Woche habe ich gar nichts getan. Das war jetzt schon besser.‹«

»Genau! Das ist der Weg, wie Sie sich mit der Zeit am eigenen Schopf aus dem Sumpf der Depression ziehen.«

Dreimal am Tag machte er *Autogenes Training*. Das lernte er so schnell, daß er es bereits nach zehn Tagen als Schlafmittel nutzen konnte. Abends schlief er zwar bald ein, lag aber nachts oft wach. Dann wandte er die Entspannungsübung an; darüber schlief er tatsächlich meist ein. Ebenso wichtig war: Er nutzte das Autogene Training zum *Gedankenstoppen*. Wollten ihm die Grübeleien wieder einmal das Hirn zermartern, erinnerte er sich entweder mit einem deutlichen Satz an einen gerade erlebten Erfolg – z. B.: »Meine Familie hat sich über die Bank gefreut« –, oder er ließ sich in die gewohnte Haltung des Autogenen Trainings zusammensacken und wandte die Kurzübung an. Damit konzentrierte er sich auf Entspannung und die angenehme Gefühle, die mit ihr verbunden sind. Auf diese Weise gelang es ihm mit der Zeit, die trüben Gedanken zu verscheuchen.

Den Abend verbrachte er – wie sonst meist auch – vor dem Fernseher, dehnte die Zeit bis zum Schlafengehen jedoch aus. Bisher hatte er gemeint, spätestens um elf Uhr schlafen zu müssen (»Morgen früh mußt du fit sein!«). Jetzt ging er später ins Bett und nutzte die Zeit am Abend, zu der er sich vergleichsweise gut fühlte (»Morgens ist es immer am schlimmsten«). Er genehmigte sich einen späten Film, eine Sport- oder Kultursendung, trank manchmal auch mit seiner Frau noch ein Glas Wein, und die beiden kamen ins Gespräch – was wegen seines depressiven Rückzugs in den Wochen zuvor kaum möglich war.

Nach drei Wochen zeigte sich eine deutliche Stimmungsaufhellung; die Talsohle der Depression war durchschritten.

Ein frappierendes Beispiel dafür, wie die Stimmung nicht nur Vorstellungen, Denken und Erinnern beeinflußt, sondern auch die unmittelbare Sinneswahrnehmung:

In der vierten Woche, als der Patient ins Behandlungszimmer kam, fragte er: »Haben Sie neue Möbel?«

»Die kommen Ihnen neu vor?«

»Ja, irgendwie schon – die roten Stühle, und der Tisch hat auch rote Beine.«

»Die rote Farbe fällt Ihnen auf?«

»Ja, sind die denn nicht neu?«

»Die standen schon da, als Sie das erste Mal hier hereinkamen.«

»Wirklich? Ich hätte geglaubt, die waren (Pause) farblos vielleicht.« Im Gespräch während dieser Sitzung erinnert er sich: »Heute, auf dem Weg hierher, ist mir zum ersten Mal das bunte Herbstlaub aufgefallen. Das gibt es wahrscheinlich auch nicht erst seit heute. Es ist schon komisch ... Da fällt mir ein: Neulich habe ich wohl aus Versehen die Farbe aus dem Fernseher genommen. Mir ist das gar nicht aufgefallen. Meine Frau hat es gemerkt. (Pause) Wenn ich so darüber nachdenke ... Im Grunde war es für mich gleich. Das ganze Programm war in den letzten Wochen irgendwie schwarzweiß ... besser gesagt: grau in grau. Aber das fällt mir erst jetzt auf.«

Der weitgehende *Verlust der Farbwahrnehmung*, die Einengung auf eine Welt, die grau in grau erscheint – das gibt es nicht nur im Sprichwort. Depressive beobachten es gelegentlich an sich – allerdings merken sie es meist erst, wenn die Farbe allmählich wiederkehrt.

Dem entspricht übrigens das typische Bild der endogenen Depression im Rorschach-Test. Dieser Test besteht aus zehn Klecksbildern – teils schwarzweiß, teils farbig –, die zu deuten sind. Während Maniker – bei ihnen ist die Stimmung übermäßig euphorisch – Farben sehen, wo keine sind, gilt für endogen Depressive das Gegenteil: Farben werden entweder gar nicht wahrgenommen, oder sie gehen nicht in die Deutung der Klecksbilder ein. Auch die Phantasie ist während der Depression wie gelähmt. Maniker oder Schizophrene dagegen deuten oft die abstrusesten, für niemanden nachvollziehbaren Figuren, Gegenstände oder Themen in diese Kleckse hinein. Besonders intelligente oder künstlerisch begabte Menschen produzieren manchmal ganz erstaunliche Deutungen, auf die sonst kaum jemand kommt, die einem anderen Betrachter aber – wird er erst darauf aufmerksam gemacht – fast immer unmittelbar einleuchten und sich dann auch seinem Auge aufdrängen. Dagegen quälen sich endogen Depressive – bei anderen Depressionsformen ist das sehr viel weniger der Fall – oft lange Zeit, bis sie endlich eine Deutung nennen. Dann aber ist es in aller Regel die »normalste«: Zwar geht die Farbe nicht in die Deutung ein, aber die Form wird genau so erfaßt, wie sie sich spontan den meisten Betrachtern aufdrängt. Während die Deutungen aus Manikern nur so heraussprudeln, während zum Beispiel etwas pedantische oder zwanghafte Menschen gar nicht mehr aufhören, Details aufzuzählen, ist die Wahrnehmungsleistung bei der endogenen Depression mit dieser einen Deutung häufig erschöpft. Die Stimmungseinengung bewirkt, daß das Wahrnehmungsfeld sich schließt: Nachdem dieses eine aufgefaßt ist, kann die Person nichts anderes mehr in dem Bild erkennen.

Wie eingeengt die Wahrnehmung während der endogenen Depression ist, wie eingeengt und einengend diese Patienten sich und ihre Welt sehen, läßt sich kaum treffender ausdrücken als durch das Rilke-Gedicht »Der Panther«[1]. Mit diesen Versen fühlt der Dichter sich ein ins Erleben eines in der Zelle seines Käfigs gefangenen Wildtieres – oder ins Erleben eines endogen Depressiven:

Sein Blick ist vom Vorübergehn der Stäbe
so müd geworden, daß er nichts mehr hält.
Ihm ist, als ob es tausend Stäbe gäbe
und hinter tausend Stäben keine Welt.

Der weiche Gang geschmeidig starker Schritte,
der sich im allerkleinsten Kreise dreht,
ist wie ein Tanz um eine Mitte,
in der betäubt ein großer Wille steht.

Nur manchmal schiebt der Vorhang der Pupille
sich lautlos auf. Dann geht ein Bild hinein,
geht durch der Glieder angespannte Stille –
und hört im Herzen auf zu sein.

Je extremer die Stimmung zur Euphorie oder zur Depression hin ausschlägt, um so mehr beeinflußt sie Informationsaufnahme und -verarbeitung. Wenn das schon für Sinneseindrücke gilt – von denen wir doch annehmen, daß sie uns die Welt einigermaßen objektiv widerspiegeln –, wieviel mehr für Vorstellungen, Erinnern, Denken, die ja ohnehin lockerer an eine äußere Realität gebunden sind.

Die Beziehung zwischen der Stimmung und dem, was einem durch den Kopf geht, ist keine Einbahnstraße. Vielmehr heben angenehme Handlungen und Erlebnisse, positive Gedanken, Erinnerungen und Vorstellungen die Stimmung; unangenehme Erlebnisse und negative Gedanken drücken sie nieder.

Deswegen *hellt sich die Stimmung auf, wenn Grübeln und Selbstvorwürfe gestoppt* und *positive Gedanken verstärkt* werden, wenn lähmende Untätigkeit ersetzt wird durch *Aktivitäten*, die dem Patienten angenehm sind. Diesen Zusammenhang nutzt die *Kognitive Verhaltenstherapie* der Depression – der endogenen wie der übrigen Formen.

Nach sieben Wochen fühlte der Patient sich so weit, daß er wieder anfangen konnte zu arbeiten. Er sprach jetzt in normalem Tempo, laut, mit lebhafter Mimik und Gestik; er schien ein anderer Mensch zu sein. Rückblickend schilderte er seine Depression: »Es war, wie wenn man in ein schwarzes Loch fällt. Irgend etwas hat mich von innen her überfallen und gefesselt. Es war furchtbar. Alles schien vollkommen aussichtslos und unüberwindlich. Ich hoffe wirklich, daß ich das nicht noch einmal erleben muß. Am Anfang konnte ich mit diesem Zustand gar nicht umgehen. Das habe ich dann in der Therapie doch ein wenig gelernt. Ob es das war, was geholfen hat, oder ob es die Medikamente waren?«

»Oder beides zusammen? Im Einzelfall läßt sich das nicht entscheiden. Aber es gibt kontrollierte Untersuchungen, nach denen Kognitive Verhaltenstherapie und antidepressive Medikamente bei endogenen Depressionen etwa mit gleicher Wahrscheinlichkeit wirken.[2] Es kann sein, daß Sie künftig von der Depression verschont bleiben. Leider kann ich Ihnen das nicht versprechen. Allerdings, gerade weil Sie jetzt gelernt haben, mit sich in der Depression umzugehen, werden Sie wahrscheinlich nicht mehr in so ein ganz schwarzes Loch fallen.«

»Chemie« oder Johanniskraut? – Medikamentöse Therapie der Depression

Bei endogenen Depressionen ist eine medikamentöse Therapie erfolgversprechend; am ehesten allerdings in Verbindung mit Verhaltenstherapie: Aktivierung in kleinen Schritten, Strukturierung des Tagesablaufs und »Genußtraining«.

Bei reaktiven und neurotischen Depressionen sollte eine medikamentöse Behandlung dann versucht werden, wenn alle anderen Therapien versagen. Vielleicht ist ja – trotz aller Verstehbarkeit der Depression aus der Lebensgeschichte – doch eine endogene Komponente mit im Spiel.

Erfolg können antidepressive Medikamente nur bringen, wenn sie *regelmäßig und in ausreichender Dosierung* genommen werden. Dabei ist zu beachten: Bis sie ihre Wirkung entfalten, vergehen im allgemeinen sieben bis einundzwanzig Tage. Antidepressiva unterdosiert zu schlucken oder sie nur manchmal zu nehmen muß wirkungslos bleiben. Allerdings: Auch bei richtiger Anwendung schlägt nicht jedes Medikament bei jedem Patienten an. Wegen der verzögerten Wirkung wäre es jedoch sinnlos, schon nach wenigen Tagen die medikamentöse Behandlung – hat man sich mit guten Gründen zu ihr entschlossen – abzusetzen oder auf ein anderes Präparat umzusteigen. Stellt sich allerdings nach fünf bis sechs Wochen noch keine Besserung ein, sollte man die Therapie wechseln. Leider erleben wir nicht selten Patienten, denen der Hausarzt jahrelang dasselbe Antidepressivum verordnet, obwohl es keine Wirkung zeigt. Sie schlucken es aus Angst, sonst könnte es ihnen noch schlechter gehen.

Welches Medikament bei welcher Depression?
In Tabelle 1 finden Sie eine Auflistung antidepressiver Medikamente.

Die einzelnen Substanzen haben unterschiedliche Wirkungen (Gruppe I bis III), so daß das Medikament recht gut auf die individuelle Ausprägung der Depression abgestimmt werden muß.

Tabelle 1: Wirkprofil antidepressiver Medikamente

Tri- und tetrazyklische Antidepressiva sind nach ihrer chemischen Struktur benannt (sie enthalten drei oder vier Kohlenstoffringe), MAO-Hemmer und Serotonin-Wiederaufnahme-Hemmer nach ihrer biochemischen Wirkung. (Was diese Begriffe bedeuten, werden wir in dem Abschnitt »Warum Antidepressiva wirken« genau erklären.) Die übrigen Substanzen, einschließlich der pflanzlichen, lassen sich nicht nach diesen Kriterien einordnen, sind den anderen ihrer Gruppe aber hinsichtlich der antidepressiven Wirkung ähnlich.

Die Tabelle weist die Medikamente jeweils unter der internationalen chemischen Kurzbezeichnung ihres Wirkstoffes aus. In Klammern werden die Präparatenamen genannt, unter denen sie in der Apotheke verkauft werden. Präparatenamen, die die chemische Kurzbezeichnung ganz oder abgekürzt enthalten, sind nicht eigens aufgeführt.

Gruppe I

Vorwiegend antriebssteigernd, auch stimmungsaufhellend

Einnahme morgens

MAO-HEMMER
- Moclobemid (Aurorix®)
- Tranylcypromin (Parnate®, Jatrosom N®)

TRIZYKLISCHE ANTIDEPRESSIVA
- Desipramin (Pertofran®, Petylyl®)
- Nortriptylin (Nortrilen®)

Gruppe II

Vorwiegend stimmungsaufhellend, auch antriebssteigernd

Einnahme morgens, (mittags) und abends

TRIZYKLISCHE ANTIDEPRESSIVA
- Clomipramin (Anafranil®, Hydiphen®)
- Dibenzepin (Noveril®)
- Imipramin (Tofranil®, Pryleugan®)
- Lofepramin (Gamonil®)

Gruppe III

Stimmungsaufhellend, beruhigend, angstlösend

Einnahme abends

TRIZYKLISCHE ANTIDEPRESSIVA
- Amitriptylin (Saroten®, Amineurin®, Laroxal®, Novoprotect®, Longopax®, Limbatril®*)
- Amitriptylinoxid (Equilibrin®)
- Dusolepin (Idom®)
- Doxepin

CHEMISCH ANDERSARTIGE
Sulpirid (Dogmatil®)
Viloxazin (Vivalan®)

TETRAZYKLISCHE ANTIDEPRESSIVA
Maprotilin (Ludiomil®, Aneural®, Depresase®, Deprilept®, Kanopan®, Mirpan®, Psymion® u. a.)
Mianserin (Tolvin®, Prisma®)

CHEMISCH ANDERSARTIGE
Trazodon (Thombran®)

SEROTONIN-WIEDERAUFNAHME-HEMMER
Fluoxetin (Fluctin®)
Fluvoxamin (Fevarin®)
Paroxetin (Tagonis®, Seroxat®)

PFLANZLICHE STIMMUNGS-AUFHELLER
Hypericum-Extrakt aus Johanniskraut (Jarsin®)

(Aponal®, Sinquan®)
Trimipramin (Stangyl®, Herphonal®)

Bei allen Depressiven sind Stimmung und Antrieb im Keller, sie fühlen sich wertlos und verzweifelt, können sich zu nichts entschließen und sehen keine Zukunft.

---

* Antidepressive Wirksubstanz in Kombination mit einem Tranquillizer

Bei den meisten Depressionen, insbesondere den endogenen, kommen hinzu: Schlaf- und Appetitstörungen, sexuelles Desinteresse; Schuldgefühle, Grübeln und Suizidgedanken; Gedächtnis und Konzentration sind beeinträchtigt, Wahrnehmung und Denken eingeengt. Für dieses Normalbild einer endogenen Depression empfehlen sich Medikamente, die vor allem *die Stimmung aufhellen, aber auch den Antrieb steigern*. Unter Gruppe II (Tabelle 1, mittlere Spalte) finden Sie eine Zusammenfassung von Präparaten mit dieser Wirkung.

Bei manchen endogenen Depressionen steht ein fast völliger Verlust des Antriebs im Vordergrund. Die Bewegungen sind extrem verlangsamt. Das gilt auch für Wahrnehmen, Denken und Sprechen. Jede noch so geringfügige Handlung kostet diese Patienten eine geradezu übermenschliche Anstrengung. Ihre vitalen Bedürfnisse sind derart gedämpft, daß manche nicht einmal mehr das Nötigste essen und trinken. Für dieses Krankheitsbild sind die Medikamente der Gruppe I (Tabelle 1, linke Spalte) am ehesten geeignet, denn sie *aktivieren am stärksten.*

Das andere Extrem: Die Stimmung ist zwar ebenso gedrückt, dem Antrieb fehlt aber vor allem die Zielrichtung; die Patienten leiden unter Unruhe und Ängsten. Kleinste alltägliche Anforderungen, Gedanken an die Zukunft, die Beschäftigung mit der eigenen Gesundheit/Krankheit – all das löst ein Gefühl hoffnungsloser Überforderung aus und eine ängstliche, kopflose Aufgeregtheit. Wohlgemerkt: Auch bei diesen Patienten sind Stimmung und Antrieb ganz unten; ihre Unruhe ist die eines aufheulenden Motors, der im Leerlauf dreht. Für diese Spielart der Depression sind die Medikamente der Gruppe III (Tabelle 1, rechte Spalte) angezeigt. Sie *hellen nicht nur die Stimmung auf, sondern wirken auch beruhigend und angstlösend.*

Die Unterscheidung dieser verschiedenen Leitsymptome ist wichtig: Ein Antidepressivum mit beruhigender Wirkung (Gruppe III) könnte bei einem Patienten mit extremer Antriebslosigkeit das Problem noch verschlimmern. Umgekehrt würde ein stark aktivierendes Mittel (Gruppe I) die Unruhe bei ohnehin schon ängstlich-aufgeregt Depressiven verstärken.

Achtung! Je mehr ein Medikament den Antrieb steigert, um so eher ist aus folgendem Grund Vorsicht geboten: Während einer schweren endogenen Depression quälen sich die Patienten fast immer mit *Suizidgedanken*. In der tiefsten Niedergeschlagenheit ist die Gefahr, daß die Gedanken in die Tat umgesetzt werden, nicht einmal am größten. Es fehlt einfach der Schwung zu allem, auch zum Suizid. Die gefährlichste Phase kommt oft erst, wenn die Talsohle der Depression schon durchschritten ist und der Antrieb wieder steigt. Wird nun der Antrieb medikamentös gestärkt, die Stimmung ist aber noch trist, steigt die Gefahr, daß sich die Phantasie zu einem Plan verdichtet, der dann auch realisiert wird.

Zu Risiken und Nebenwirkungen ...

In den fünfziger Jahren entdeckte man die antidepressive Wirkung der *MAO-Hemmer*. Zur ersten Generation dieser Stoffgruppe gehört Tranylcypromin (Gruppe I, Tabelle 1), das auch heute noch verordnet wird. Etwa zur gleichen Zeit wurde das erste trizyklische Präparat angewandt, Imipramin (Gruppe II, Tabelle 1), heute noch ein klassisches Antidepressivum. Erste, durchschlagende Erfolge dieser Medikamente lösten damals Begeisterung unter den Psychiatern aus. Diese Euphorie wich aber bald einer Ernüchterung.

Die MAO-Hemmer der ersten Generation weisen derart viele Unverträglichkeiten auf, daß sie nur in Ausnahmefällen verordnet werden sollten. Allen Beteiligten – Patient und Arzt – muß klar sein, was dabei zu beachten ist: Tranylcypromin darf nicht gleichzeitig verabreicht werden mit einer ganzen Reihe anderer Medikamente. Sogar einige Zeit vor und nach der Therapie mit diesen MAO-Hemmern dürfen z. B. keine anderen Antidepressiva genommen werden. Außerdem ist eine einschneidende Diät einzuhalten. Werden diese Bedingungen nicht beachtet, können schwere Blutdruckkrisen auftreten. Deswegen werden MAO-Hemmer der ersten Generation nur noch selten verordnet.

Inzwischen gibt es einen neuen *MAO-Hemmer*, Moclobemid (Gruppe I, Tabelle 1), mit wesentlich weniger Nebenwirkungen und Unverträglichkeiten. Moclobemid macht nur gelegentlich Schwindel und Übelkeit. Es kann sofort nach Absetzen anderer Antidpressiva genommen werden; erweist es sich als unwirksam, kann die Behandlung mit anderen Antidepressiva unmittelbar fortgesetzt werden. Lediglich eine Kombination mit Serotonin-Wiederaufnahme-Hemmern (Gruppe II, Tabelle 1) sollte gemieden werden, denn mögliche Wechselwirkungen sind noch nicht ausreichend geprüft. Was die Diät angeht: Patienten mit erhöhtem Blutdruck sollten darauf verzichten, reifen Käse zu essen (z. B. Camembert oder Harzer).

Auch für Moclobemid gilt wic für alle Antidepressiva, die vorwiegend aktivieren: Sie eignen sich nicht für Depressive, die ängstlich-unruhig sind. Allenfalls müßten sie kombiniert werden mit einem Beruhigungsmittel (Tranquilizer) – also noch ein Medikament, zudem eines, das leicht abhängig macht und Nebenwirkungen hat (das gilt für Tranquilizer, noch mehr für Neuroleptika). Aktivierende Antidepressiva sollten auch nicht gegeben werden, wenn Patienten von Suizidgedanken geplagt werden. Denn wenn der Antrieb schneller steigt als die Stimmung, erhöht sich das Risiko eines Suizidversuchs.

Mögliche *Nebenwirkungen von Imipramin und allen trizyklischen Antidepressiva sind*: Senkung des Blutdrucks, schneller Herzschlag, Schwindel, Trockenheit von Mund- und Nasenschleimhäuten, Schwitzen, Zittern, Verstopfung, Harnverhaltung, innere Unruhe, Schlafstörungen, selten Krampfanfälle und Verwirrtheit. Gefährlich sind sie vor allem bei vorgeschädigtem Herzen; darauf muß man gerade bei älteren Patienten achten. Daß sie mit dem Antrieb auch den Appetit anregen, ist häufig erwünscht, schießt aber manchmal übers Ziel hinaus und führt zu Übergewicht. Schwindel, niedriger Blutdruck und eine übermäßig beruhigende Wirkung können berufliche Leistungsfähigkeit und Fahrtüchtigkeit mindern. Wohlgemerkt: Nebenwirkungen können auftreten, müssen aber nicht. Viele Patienten klagen gar nicht über Nebenwirkungen oder verspüren lediglich eine geringe Mundtrockenheit, die sie nicht beeinträchtigt.

Auf der Suche nach Medikamenten mit geringeren Nebenwirkungen wurden immer neue Präparate geprüft: solche mit der gleichen chemischen Grundstruktur wie das klassische Imipramin (trizyklische; alle Gruppen, Tabelle 1), mit einer ähnlichen Struktur (tetrazyklische; Gruppe II, Tabelle 1), aber auch andersartige chemische (Gruppen I und II, Tabelle 1) und pflanzliche Substanzen (Gruppe II, Tabelle 1).

Ähnliche Nebenwirkungen wie beim klassischen Imipramin können auftreten bei Desipramin, Nortriptylin, Clomipramin, Lofepramin und Amitriptylin. Weniger ausgeprägt kommen sie vor bei Dibenzepin, noch schwächer bei Doxepin, Trimipramin, Maprotilin. Mianserin und Viloxazin haben selten Nebenwirkungen. Auch Trazodon ist gut verträglich, macht meist nur anfangs etwas müde.

Relativ neu sind die *Serotonin-Wiederaufnahme-Hemmer* (Gruppe II, Tabelle 1). Sie scheinen die gleiche antidepressive Potenz zu haben wie die klassischen trizyklischen Präparate. Ob sie tatsächlich – wie von den Herstellern behauptet – wesentlich weniger Nebenwirkungen machen, wird sich in weiteren Untersuchungen herausstellen müssen.

Nicht auszuschließen ist bis jetzt, daß Substanzen mit geringeren Nebenwirkungen bei schwersten Depressionen häufiger versagen, verglichen mit Imipramin. Hat man sich zu einer medikamentösen Behandlung entschlossen, erzielt aber mit den neueren Substanzen keine Wirkung, sollte man eben doch einen Versuch mit einem klassischen Antidepressivum machen.

Antidepressiva werden im allgemeinen als Tabletten eingenommen. Einige tri- und tetrazyklische Medikamente können – bei stationärer Behandlung – auch gespritzt oder als Infusionen verabreicht werden. Das kann ein Vorteil sein,

– wenn die Aufnahme des Wirkstoffs in die Blutbahn sonst nicht gewährleistet ist (z.B. bei Dauerdurchfall),

- wenn nicht sicher ist, daß Patienten die Tabletten regelmäßig einnehmen,
- bei Suizidgefährdung: Die Patienten können keine Überdosis schlucken.

Manche Patienten (und Ärzte) glauben auch einfach, daß Spritzen oder Infusionen wirksamer sind. Und da der Glaube Berge versetzen kann, mag das manchmal zutreffen.

Ein Nachteil der Infusionsbehandlung: Die Patienten müssen stundenlang im Bett liegen. Ihre Neigung zu Inaktivität und Rückzug wird so medizinisch gerechtfertigt. Das kann in der ersten Zeit als Entlastung empfunden werden und positiv wirken. Auf Dauer wirkt es lähmend.

Für alle Antidepressiva gilt: Die berichteten Nebenwirkungen treten jeweils unter der Behandlung auf und bilden sich nach Absetzen zurück. Über langfristige Nebenwirkungen oder irreversible Schädigungen ist bisher nichts bekannt. Dennoch ist von einer Dauerbehandlung eher abzuraten, da endogene Depressionen meist phasenweise auftreten. Daß sie jahrelang andauern, ist selten und läßt eher auf lebensgeschichtlich bedingte Anteile schließen, die eine psychotherapeutische Behandlung erfordern. Wenn ein Antidepressivum nach sechs Wochen noch keine Besserung bringt, wird es wahrscheinlich auch bei längerer Einnahme keine Wirkung zeitigen. Gehen weitere Versuche mit anderen Medikamenten ebenfalls negativ aus, spricht das gegen die Weiterführung einer medikamentösen Therapie.

Johanniskraut, ein ideales Antidepressivum?

Nach neuesten Forschungen[3] vielleicht das ideale Medikament für leichte und mittelschwere Depressionen ist ein pflanzliches Antidepressivum, der Johanniskrautextrakt, lateinisch Hypericum. Daß Johanniskraut antidepressiv wirkt, wußten schon die Kräutersammlerinnen früherer Jahrhunderte. Medikamente aus Johanniskraut gibt es seit langem, allerdings konnte man die Wirksubstanzen bisher nicht genügend standardisieren. Eine ausreichende Dosierung war deshalb nicht immer gewährleistet. Seit kurzem hat sich das geändert: Jetzt ist ein Präparat auf dem Markt (Gruppe II, Tabelle 1, mittlere Spalte unten), dessen Zusammensetzung standardisiert ist und eine zuverlässige, hochdosierte Behandlung ermöglicht.

Der Johanniskrautextrakt hat drei Vorteile gegenüber allen anderen Antidepressiva:

- Er greift möglicherweise doppelt in den Gehirnstoffwechsel ein: Der Wirkstoff Hyperazin enspricht in seinem Wirkmechanismus wahrscheinlich den Serotonin-Wiederaufnahme-Hemmern, und die im Extrakt außerdem enthaltenen Flavonoide (gelbe Pflanzenpigmente) scheinen wie die MAO-Hemmer zu wirken.
- Bisher sind so gut wie keine unerwünschten Wirkungen bekannt, lediglich eine etwas erhöhte Lichtempfindlichkeit, vor allem bei Hellhäutigen/Hellblonden.
- Hypericum bietet sogar eine positive Nebenwirkung: Flavonoide senken den Cholesterinspiegel – der in unserer Wohlstandsgesellschaft bei vielen Menschen erhöht ist – und beugen damit Herzinfarkt und Hirnschlag vor.

Neuere Untersuchungen zeigen für den standardisierten Johanniskrautextrakt das gleiche Wirkprofil wie für Imipramin und Maprotilin (Gruppe II, Tabelle 1): *vorwiegend stimmungsaufhellend, auch antriebssteigernd.*

Da die Wirksamkeit von Hypericum bisher vorwiegend an den Ergebnissen ambulanter Behandlung geprüft wurde, sind schwerste Depressionen, die ja häufiger stationär behandelt werden, kaum in der Prüfung enthalten. Sollten sich die bisherigen Erfolge bestätigen, wäre – wegen der *geringeren Nebenwirkungen* – der standardisierte Johanniskrautextrakt den chemischen Mitteln überlegen, zumindest bei leichten bis mittelschweren endogenen Depressionen. Dies stimmt überein mit unseren eigenen unsystematischen Erfahrungen:

Bei solchen Depressionen beobachteten wir schon mit den damals noch unstandardisierten Johanniskrauttropfen oft erstaunlich gute Erfolge. Man darf gespannt sein auf weitere Untersuchungen in der Klinik, ob sich Hypericum auch bei schweren Depressionen bewährt.

Die Krücke ersetzt das Gehen nicht

Gegenüber rein medikamentöser Behandlung bietet Kognitive Verhaltenstherapie oder eine Kombination von Verhaltenstherapie mit Antidepressiva vier Vorteile:

- Der Mensch macht sich nicht (allein) abhängig von Krükken, sondern »zieht sich (auch) am eigenen Schopf aus dem Sumpf«.
- Verhaltenstherapie ist bei allen Formen der Depression – reaktiven, neurotischen und endogenen – anwendbar, erfolgversprechend und frei von Nebenwirkungen.
- Erfolge bei Verhaltenstherapie sind anhaltender als bei rein medikamentöser Behandlung.[4]
- Die Rückfallrate ist geringer:[5] Der Mensch hat ja gelernt, lebensgeschichtliche Auslöser zu meiden oder zu bewältigen; und er ist eher in der Lage, erneute Phasen einer endogenen Depression – wenn sie sich denn ankündigen – durch eigenes Verhalten aufzufangen.

Ein Minimalprogramm muß auch bei medikamentöser Behandlung gelernt werden: Wie gehe ich mit Antidepressiva um? Wann wird es Zeit, wieder zum Nervenarzt zu gehen und eine erneute medikamentöse Therapie zu beginnen?

Warum Antidepressiva wirken

Mehr oder weniger zufällig fand man Mitte dieses Jahrhunderts Stoffe mit antidepressiver Wirkung: MAO-Hemmer und Imipramin, ein trizyklisches Präparat. Um verständlich zu erklären, warum diese und neuere Antidepressiva wirken, müssen wir ein wenig ausholen:[6]

Das menschliche *Gehirn* besteht aus etwa fünfundzwanzig Milliarden Nervenzellen (Abbildung 1), die unglaublich kompliziert und vielfältig miteinander »verschaltet« sind. Manche Nervenzellen verfügen über Tausende von Kontakten zu anderen Zellen, und diese Verbindungen können auch noch auf Aktivierung oder auf Hemmung eingestellt sein. Die Kontaktstellen zwischen den Nervenzellen nennt man *Synapsen* (Abbildungen 2a, b). Sie vermitteln die *Erregungsübertragung* von Nervenzelle zu Nervenzelle: einmal auf elektrischem Weg – der hier nicht interessiert –, zum anderen auf chemischem Weg durch *Botenstoffe*, die sogenannten Neurotrans-

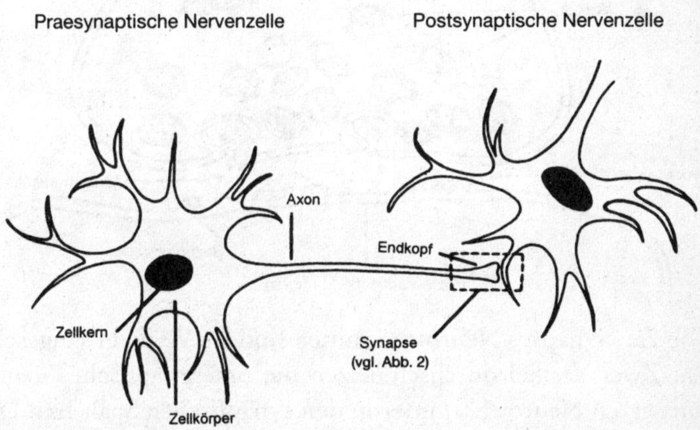

Abb 1: Zwei Nervenzellen, verbunden durch eine Synapse (nach Martin et al. 1993, S. 73)

mitter. Die werden in der *Praesynapse* (Endverdickung an einem Fortsatz der erregenden Nervenzelle) in kleinen Bläschen gesammelt und in den *synaptischen Spalt* abgegegen (den Zwischenraum zur zweiten Nervenzelle oder einem ihrer Fortsätze). Ist die erste Zelle erregt, werden ihre Neurotransmitter vermehrt ausgeschüttet und besetzen die *Rezeptorspalten der Postsynapse* (Empfängerfläche der zweiten Nervenzelle). In diese Rezeptoren passen die entsprechenden Transmitter wie ein Schlüssel ins Schloß und vermitteln so die Erregungsleitung von einer Nervenzelle zur anderen. Haben die Bo-

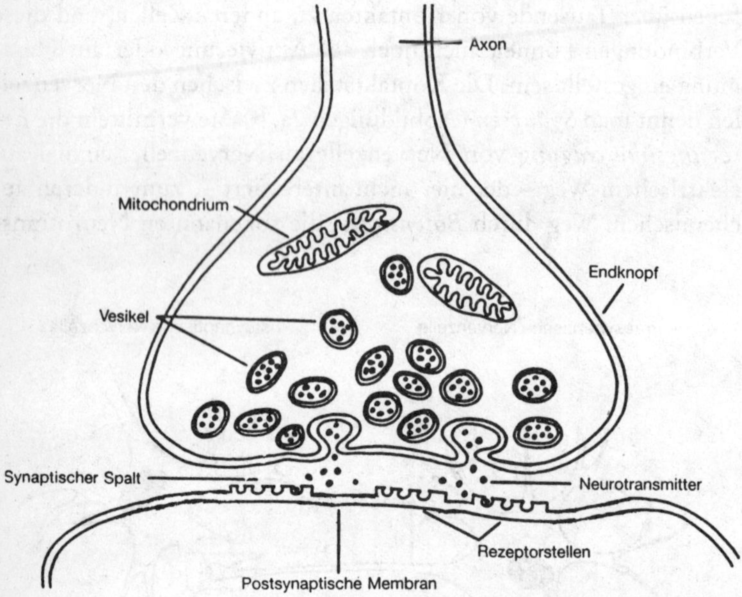

Abb 2a: Synapse. Neurotransmitter sind in Vesikeln eingeschlossen. Zwei Vesikel durchschmelzen die praesynaptische Membran und setzen Neurotransmitter in den synaptischen Spalt frei. Durch Bindung der Neurotransmitter an Rezeptorstellen der postsynaptischen Membran wird die Aktivität der postsynaptischen Nervenzelle eingeleitet (nach Martin et al. 1993, S. 74).

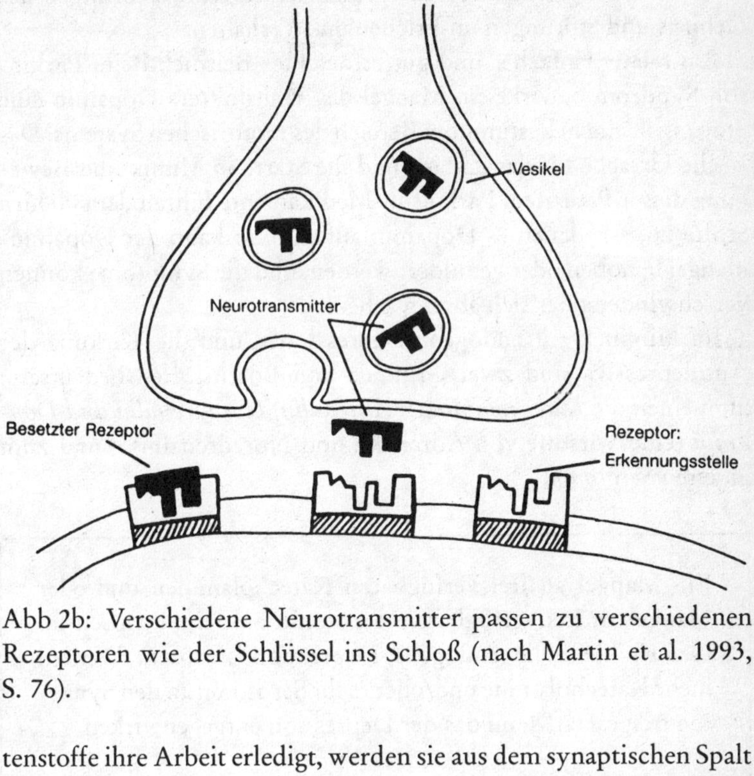

Abb 2b: Verschiedene Neurotransmitter passen zu verschiedenen Rezeptoren wie der Schlüssel ins Schloß (nach Martin et al. 1993, S. 76).

tenstoffe ihre Arbeit erledigt, werden sie aus dem synaptischen Spalt *wieder in die Praesynapse aufgenommen*. In den Mitochondrien, kleinen biochemischen Fabriken der Zelle, können Transmitter aufgebaut und nach der Wiederaufnahme abgebaut werden. Sie unterliegen – wie alle Stoffe im Körper – einem ständigen *Auf- und Abbau* und können mehr oder weniger verfügbar sein.

Sind bestimmte *Arten von Neurotransmittern* nicht in genügender Menge reaktionsbereit,

- weil sie *in zu geringen Mengen produziert* werden
- oder *in zu großen Mengen nach der Wiederaufnahme abgebaut* werden
- oder weil ihre *Rezeptoren blockiert* sind,

verursacht das wahrscheinlich spezifische Funktionsstörungen des Gehirns und Störungen im Erleben und Verhalten.

Ein relativ einfaches und gut erforschtes Beispiel: Beim Parkinson-Syndrom bewirkt ein Mangel des Transmitters Dopamin eine Störung in einem bestimmten Bereich des motorischen Systems. Das ist die Ursache für das Zittern und die Starre in Mimik und Bewegung dieser Patienten. Parkinson-Medikamente führen dem Gehirn Stoffe zu, aus denen es Dopamin aufbaut. So kann der Dopaminmangel behoben oder gemildert werden, und die Symptome können verschwinden oder sich abschwächen.

Im Hinblick auf endogene Depressionen und die Wirkung der Antidepressiva sind zwei Gruppen von Botenstoffen bedeutsam: zum einen die *Katecholamine – Adrenalin, Noradrenalin und Dopamin* (eine Vorstufe von Adrenalin und Noradrenalin) – und zum anderen *Serotonin.*

> Ein Mangel an frei verfügbaren Katecholaminen und/oder Mangel an frei verfügbarem Serotonin an den Synapsen im Gehirn kann die endogene Depression auslösen. Werden mehr Katecholamine und/oder mehr Serotonin an den Synapsen freigesetzt, kann das der Depression entgegenwirken.

Eine Möglichkeit, das zu erreichen: Die *Wiederaufnahme* in die Praesynapse und der Abbau dort werden *gehemmt*; dann verbleiben mehr reaktionsbereite Transmitter im synaptischen Spalt. Genau das bewirken die *MAO-Hemmer*, die so zu ihrem Namen kommen:

Sowohl Serotonin als auch die Katecholamine werden als Monoamine bezeichnet, und *Monoaminooxidase* (MAO) ist ein Enzym, das den Auf- und Abbau von Monoaminen reguliert. MAO-Hemmer hindern die Monoaminooxidase daran, Katecholamine und Serotonin abzubauen. Damit wirken sie einem Mangel an diesen Neurotransmittern entgegen. Dieser Mangel aber – so die Annahme –

verursacht die endogene Depression. Die Behebung dieses Mangels erklärt demnach die antidepressive Wirkung der MAO-Hemmer.

Die Wirkung von Imipramin und den anderen *trizyklischen und tetrazyklischen Antidepressiva* erklärte man sich zunächst – parallel zur Wirkung der MAO-Hemmer – allein mit ihrer Wirkung auf den *Serotoninspiegel.* Bei manchen Depressiven fand man nämlich einen erniedrigten Serotoninspiegel (gemessen in der Gehirn-Rückenmarks-Flüssigkeit), und Imipramin bewirkte eine Normalisierung dieses Serotoninspiegels. Anfangs herrschte Unklarheit darüber, wie die trizyklischen Antidepressiva den Serotoninmangel beheben; durch immer genauere Bestimmung hat sich herauskristallisiert, daß sie die Wiederaufnahme von Serotonin in die Praesynapse hemmen und damit das frei verfügbare (reaktionsbereite) Serotonin im synaptischen Spalt vermehren. Eine neue Generation von Antidepressiva, die *Selektiven Serotonin-Wiederaufnahme-Hemmer*, wirken denn auch auf genau diese Weise.

Für Imipramin und die anderen trizyklischen und tetrazyklischen Antidepressiva der ersten und zweiten Generation nimmt man inzwischen jedoch einen viel komplizierteren Wirkmechanismus an. Wahrscheinlich greifen sie ein in eine Vielzahl von Stoffwechselprozessen, Hormon- und Transmittersystemen, die sich gegenseitig beeinflussen. Die Annahme, daß diese Medikamente allein auf die Synapsen einwirken, erklärt nämlich weder, warum sie meist erst nach Wochen ihre Wirkung entfalten, noch, wie es zu den genannten Nebenwirkungen kommt. Wirkungen auf andere Transmitter bzw. die Blockierung ihrer Rezeptoren sind wahrscheinlich mitverantwortlich für Wirkungen und Nebenwirkungen dieser Antidepressiva.

Eine der neueren Annahmen sei hier noch erwähnt: Bei Depressiven – nicht bei allen, auch nicht bei allen endogen Depressiven – wurde ein *erhöhter Kortisolspiegel* im Blut gefunden. Da die Ausschüttung von Kortisol aus der Nebennierenrinde vom *Hypothalamus-Hypophysen-System* (Abbildung 3) gesteuert wird, läßt ein hoher Kortisolspiegel auf Unregelmäßigkeiten in der hormonellen »Steuerzentrale« schließen.

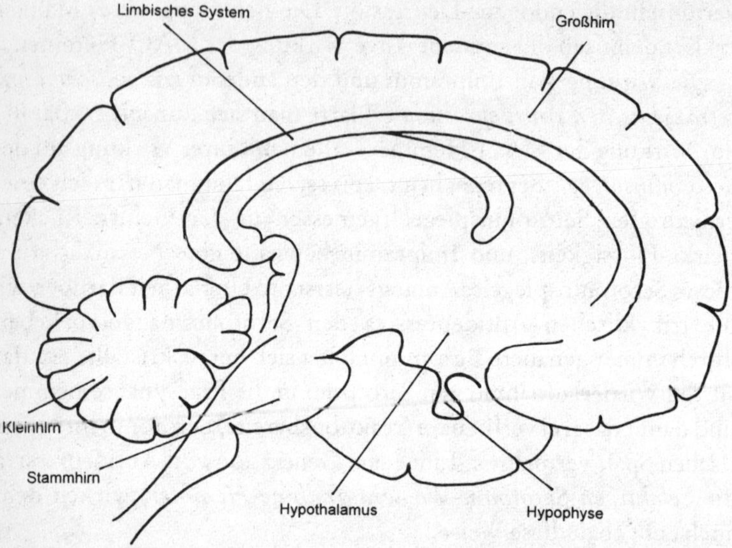

Abb. 3: Senkrechter Mittelschnitt durch das menschliche Gehirn

Das Hypothalamus-Hypophysen-System reagiert auf alles, was Streß macht, z. B. Hunger, körperliche Krankheit oder Verletzungen, erhöhte Anspannung bei Gefahr, Überarbeitung oder Reizüberflutung, psychische Verunsicherungen, etwa durch den Verlust geliebter Menschen, des Arbeitsplatzes oder Gefährdung des Selbstbildes. Der *Hypothalamus* ist eine Hirnregion, die viele vitale Prozesse und Bedürfnisse reguliert – Hunger, Durst, Wärmehaushalt, Sexualität. Über direkte Bahnen ist der Hypothalamus mit dem *Stammhirn* verbunden. Dort wird vor allem das Aktivitätsniveau geregelt – Schlafen und Wachen, Ruhe und Unruhe. Zugleich ist der Hypothalamus eingebunden ins *Limbische System*, denjenigen Teil des Gehirns, der – vereinfacht gesprochen – für Emotionen zuständig ist. Wird das hypothalamische System irritiert, ist eine Störung vitaler Bedürfnisse, des Schlaf-Wach-Rhythmus und des emotionalen Gleichgewichts zu erwarten. Genau das aber sind die Symptome einer Depression.

Irritationen des hypothalamischen Systems könnten verschiedene Ursachen haben:

- vorwiegend *äußere Faktoren* der Lebenssituation (reaktive Depression);
- *körperliche Krankheiten*, etwa eine erhebliche Unterfunktion der Schilddrüse (organisch bedingte Depression) oder *Nebenwirkungen von Medikamenten*, z.B. Depression bei Langzeitbehandlung mit hohen Dosen von Kortison;
- überwiegend *selbstproduzierte Bedingungen*, wie negative Erwartungen, Selbstüberforderung, Schuldzuweisungen an die eigene Adresse oder ein Gefühl von Hilflosigkeit (neurotische Depression);
- eine mehr oder weniger spontane Funktionsstörung im Gehirnstoffwechsel (endogene Depression).

Was auf der Ebene des Erlebens als Streß und Depression wahrgenommen wird, spiegelt sich auf der anatomisch-physiologischen Ebene in folgender Kettenreaktion: Streß aktiviert den Hypothalamus und regt ihn zur Bildung eines Botenstoffs an, der zur Hypophyse gelangt. Dort wird daraufhin ein weiteres Hormon gebildet. Dieses löst in der Nebennierenrinde die Ausschüttung von Kortisol aus, das die Anpassung an die Streßauslöser reguliert. Inzwischen wird angenommen, daß trizyklische Antidepressiva – und vielleicht auch andere – auf dieses ganze System einwirken. Das würde nicht nur ihre antidepressive Wirkung, sondern auch ihre Nebenwirkungen verständlich machen.

Sind die Auslöser der Depression in der Lebensgeschichte des Patienten nachvollziehbar, könnte eine Störung in Gehirnstoffwechsel und Hormonsystem die Folge des Erlebens und Verhaltens der Person sein (wie die Raucherlunge eine Auswirkung des Rauchens ist oder Magengeschwüre meist eine Folge von zuviel Streß und falscher Ernährung). Umgekehrt: Ist eine lebensgeschichtliche Ursache nicht zu finden – wie bei den endogenen Depressionen –, könnte die Irritation in Gehirnstoffwechsel und Hormonsystem Ursache für das gestörte Erleben und Verhalten sein (wie erlebter Schmerz meist die Folge einer Verletzung oder Krankheit ist oder wie ein Absinken des Glucosegehaltes im Blut ein Hungergefühl hervorrufen und zum Essen motivieren kann).

Das macht verständlich, warum bei endogenen Depressionen Medikamente am ehesten angebracht und wirksam sind: Nur wenn eine Störung im Gehirnstoffwechsel Ursache der Depression ist, stellt der medikamentöse Eingriff in diesen Gehirnstoffwechsel eine ursächliche Therapie dar. Weil aber Erleben und Verhalten einerseits und Vorgänge in Gehirn und Hormonsystem andererseits zwei Seiten derselben Medaille sind, wirkt Verhaltenstherapie nicht nur bei lebensgeschichtlich bedingten, sondern auch bei endogenen Depressionen ursächlich: Aktivierung und positive Erlebnisse können die Normalisierung eines gestörten Gehirnstoffwechsels anscheinend ebenso anstoßen wie Antidepressiva.

»Ich weiß nicht, was soll es bedeuten ...« – die klimakterische Depression

Eine zweiundfünfzigjährige Frau leidet seit den Wechseljahren unter depressiven Zuständen. Zuerst verordnete ihr die Frauenärztin ein Hormonpräparat. Weil sie daraufhin in einem Vierteljahr zehn Kilogramm zunahm, setzte sie die Hormone ab. »Die haben auch nicht geholfen ... Vielleicht, daß der Schlaf ein bißchen besser war.«

Vom Hausarzt bekam sie über zwei Jahre hinweg verschiedene Antidepressiva. Obwohl sie die Medikamente regelmäßig, in ausreichender Dosierung und jeweils lange genug genommen hatte, besserte sich die Depression nicht: »Nur weiter zugenommen hab' ich.«

Der Ehemann ist Renter, sehr besorgt um seine Frau und begleitet sie immer zur Behandlung. Im Haushalt nimmt er ihr fast alles ab: Das Einkaufen ist inzwischen seine Sache. Oft bringt er Fertiggerichte mit, die er selbst zubereitet. Die Patientin kocht kaum noch etwas. Seit kurzem hat er eine Putzfrau engagiert, die einmal in der

Woche saubermacht. Auch das Waschen hat er übernommen. »Nur wenn die Wäsche im Freien aufgehängt wird«, gesteht er, »das muß meine Frau machen. Was denken sonst die Nachbarn.«

Familiäre Probleme gibt es nicht: Die beiden sind seit dreißig Jahren verheiratet und verstehen sich »immer noch sehr gut«; die erwachsene Tochter ist außer Haus, kaufmännische Angestellte und glücklich verheiratet. Früher hat die Patientin halbtags als Verkäuferin gearbeitet, diese Tätigkeit aber vor fünf Jahren aufgegeben. »Sie muß das nicht mehr machen. Wir kommen schon mit dem Geld hin.« So sieht der Ehemann die Situation.

Im Verlauf eines längeren gemeinsamen Gesprächs gelangt die Patientin zwar immer wieder zu dem Punkt, an dem sie ihrem Mann – mehr oder weniger stillschweigend – recht gibt. Spontan aber klagt sie: »Zu nichts bin ich mehr nutz. Meine Familie war mein ein und alles. Trotzdem hat die Tochter so früh geheiratet und ist ausgezogen. Wäre ich eine bessere Mutter gewesen, könnte sie noch bei uns sein ... Schon, mein Mann ist der beste. Aber einmal wird er genug von mir haben. Da bin ich ganz sicher. Was der alles tut! Und ich heule ihm bloß den Kopf voll ... Oft sitze ich nur daheim und weine ... Früher sind wir zusammen zur ›Liedertafel‹ gegangen; jetzt geht er allein hin.«

»Sie haben gern gesungen?«

»Ja, früher. Heute hätte ich gar keine Stimme mehr ... Manchmal geht mir den ganzen Tag nur eine einzige Strophe durch den Kopf: ›Ich weiß nicht, was soll es bedeuten ... (unter Schluchzen beendet sie den Vers), daß ich so traurig bin.‹«

Die Ermunterungen ihres Mannes, mit zum Singen zu kommen, hatte sie seit langem zurückgewiesen; auch sonst war sie nicht mehr zum Ausgehen zu bewegen.

»So dick, wie ich bin, gucken mich doch alle dumm an. Das habe ich schon oft gemerkt. Mein Anblick ist ja auch eine Zumutung.«

Daß sie nicht mehr einkaufen ging, dafür wußte sie noch einen anderen Grund anzugeben: »Ich kauf' immer das Falsche, und zu teuer wird es auch. Jetzt, wo mein Mann Rentner ist, können wir uns doch nichts mehr leisten. Und das Ersparte reicht auch nirgends hin – bei der Inflation. Irgendwann geht das ganze Geld sowieso wieder kaputt.«

Mit solchen »Wahnideen und Grübeleien« – wie ihr Mann das nannte – verbrachte sie meist den Vormittag, wenn sie sich im Bett herumwälzte oder untätig im Sessel saß. Am Nachmittag fühlte sie sich etwas besser. Abends war sie bald erschöpft und ging früh ins Bett. Trotz eines Beruhigungsmittels, das ihr der Hausarzt gegeben hatte, schlief sie meist lange nicht ein oder wachte in der Nacht schweißgebadet und mit Herzklopfen auf.

Zu den Antidepressiva – »Das sind nicht meine Muntermacher, sondern meine Dickmacher« – hatte die Patientin ein zwiespältiges Verhältnis. Da sie sich ohnehin als unwirksam erwiesen hatten, war sie bereit, sie abzusetzen. Die Patientin bekam einen – damals noch unstandardisierten – Johanniskrautextrakt. Sie lernte Autogenes Training und reduzierte allmählich die Beruhigungsmittel. Statt dessen machte sie mehrmals täglich ihre Entspannungsübungen und wandte sie auch nachts an, wenn sie wach lag. Darüber schlief sie mit ziemlicher Regelmäßigkeit ein. Wenn das einmal nicht recht klappen wollte, sagte sie sich: »Auch keine Katastrophe. Ich muß ja nicht schlafen. Entspanne ich eben und erhole mich dabei.« Dadurch geriet sie nicht in Panik und schlief bald wieder. Wenn ihr die »Wahnideen« durch den Kopf gingen, wandte sie eine Kurzform der Entspannungsübung an, um sich abzulenken.

Gleichzeitig übte sie, jeden Tag etwas zu tun, was ihr »früher Spaß gemacht hat«. Sie begann wieder zu stricken, zuerst ein einfaches, kleines Muster; später fing sie an, einen kleinen Teppich zu knüpfen. Ihr Mann kaufte mehr Frisches ein, und sie richtete einen schönen Salat. Das motivierte sie, öfter wieder selbst einzukaufen – vor allem Salate, die sie früher gern gegessen hatte. Diese Ernährungsumstellung – und das Absetzen der Antidepressiva – führte dazu, daß sie von selbst einige Pfund abnahm, was sie als echten Erfolg empfand.

Der Ehemann wurde in dieses Training einbezogen: Er lernte z. B., nicht mehr zu fragen »Wie geht es Dir heute?« Damit hatte er nämlich regelmäßig eine Jammertirade ausgelöst und seine Frau anschließend bemitleidet. Vor allem vermied er, mit ihr über ihre »Wahnideen« zu diskutieren. Früher war das nämlich so gelaufen: Entweder blieb sie bei ihren Vorstellungen, oder das Gespräch endete damit, daß sie ihm zwar zustimmte, sich dann aber in Selbstvorwürfen erging, wie undankbar und ungerecht sie sei, daß sie sich durch diese »Wahnideen« versündige, und deswegen von neuem in Tränen ausbrach. Woraufhin er sie wiederum tröstete.

Mit anderen Worten: Die Patientin war von ihrem Mann mit einer Extraportion Zuwendung belohnt worden, wenn sie genau das tat, was ihre Depression aufrechterhielt: wenn sie inaktiv war und sich mit »Grübeleien« beschäftigte.

Dem Ehemann fiel allmählich selbst auf, daß er seine Frau zur Passivität ermunterte: »Nimmt sie ein paar Wäschestücke in die Hand, um sie zu sortieren, nehme ich ihr das ab und werfe die Waschmaschine an; fängt sie einmal an, einen Einkaufszettel zu schreiben, mach' ich damit weiter und gehe einkaufen.«

»Dies kannst du nicht, jenes mußt du nicht, das mach' ich schon!« Damit hatte er ihre Überzeugung verstärkt, wertlos und im Käfig ihrer Depression gefangen zu sein. Ihre Passivität und ihr Funktionsverlust wiederum hatten die Depression verstärkt und chronifiziert.

Statt dessen wandte er sich ihr jetzt besonders zu, wenn sie antidepressives Verhalten zeigte: Sobald sie zu erkennen gab, sie könnte etwas tun, ermunterte er sie und lobte sie für alles, was sie in Angriff nahm.

Nach vier Monaten schaffte es die Patientin, allein zur Behandlung zu kommen. Sie setzte die abendlichen Beruhigungsmittel ganz ab und schlief besser als zuvor. Sie versorgte wieder überwiegend den Haushalt, wenn auch unter Mithilfe ihres Mannes. Dies allerdings nicht ihrer eigenen Unfähigkeit wegen: »Als Rentner hat er ja nicht mehr viel zu tun. Und so haben wir mehr Freizeit zusammen.«

Sie gingen wieder miteinander aus, und sie fand ihre Stimme zum Singen wieder.

Je aktiver sie wurde, um so weniger drängten sich ihr »Wahnideen« auf. »Was ich manchmal für einen Unsinn gedacht habe! Ich kann es selbst nicht mehr verstehen.«

Nach einem halben Jahr hatte sie sich gut stabilisiert, und die Behandlung wurde beendet.

Klimakterische Beschwerden können in den Wechseljahren auftreten, wenn der *Hormonhaushalt* der Frau sich altersbedingt umstellt. Erst recht, wenn es zu einem vorzeitigen und plötzlichen Ausfall der weiblichen Hormone kommt – nach Entfernung der Eierstöcke, etwa bei einer Totaloperation –, zeigen sich oft die typischen Beschwerden der Wechseljahre: Schlafstörungen, Hitzewallungen, Abgeschlagenheit, Empfindlichkeit und Gereiztheit; viele Frauen haben dann »nah ans Wasser gebaut« und fühlen sich oft niedergeschlagen. Gegen die psychischen und körperlichen Begleiterscheinungen des Klimakteriums kann ein Hormonersatz helfen. Darüber sollten Sie sich – falls Sie davon betroffen sind – mit Ihrer Frauenärztin oder Ihrem Frauenarzt beraten.

Sind Antriebslosigkeit und Niedergeschlagenheit ausgeprägter, handelt es sich also nicht nur um allgemeine klimakterische Beschwerden, sondern um eine Depression, sollten Sie beim Nervenarzt Hilfe suchen. Antidepressiva – chemische oder Johanniskrautextrakt – können helfen. Und natürlich können Sie sich am eigenen Schopf aus dem Sumpf ziehen: Indem Sie trübe Gedanken stoppen und in kleinen Schritten üben, angenehme Dinge zu tun. Vielleicht schaffen Sie das allein, vielleicht brauchen Sie dazu die Hilfe eines Verhaltenstherapeuten.

»Wie ein aufgescheuchtes Huhn« – die agitierte Depression

Trotz Antriebslosigkeit und Niedergeschlagenheit wirken Depressive – gerade im Klimakterium – manchmal etwas überdreht. Nicht euphorisch und hyperaktiv wie Maniker, eher kopflos aufgeregt. Unter einer solchen »agitierten Depression« litt diese achtundvierzigjährige Frau:

»Seit zwei Jahren bin ich im Klimakterium. Seitdem ist mit mir nichts mehr anzufangen. Die Frauenärztin hat mir Hormone verordnet, und der Hausarzt hat mir etwas zum Schlafen gegeben, ein pflanzliches Mittel. Trotzdem schlafe ich ganz schlecht. Nachts wache ich schweißgebadet auf und habe Herzrasen. Morgens bin ich wie gerädert. Ich kann mich auf nichts mehr konzentrieren; alles vergesse ich. Das ist oft peinlich im Geschäft.«

Die Patientin war »Mädchen für alles« im Handwerksbetrieb ihres Mannes. Sie hatte die Termine mit den Kunden gemacht, die Buchhaltung, die Rechnungen geschrieben.

»Wenn irgend etwas schiefgelaufen war, mußte ich es wieder einrenken. Das hat mir gar nichts ausgemacht. Und jetzt, bei der kleinsten Kleinigkeit reagiere ich wie ein aufgescheuchtes Huhn. Alles bringt mich durcheinander. Dann hab' ich nur noch eine Leere im Kopf, bekomme Herzrasen und fange an zu heulen. Oft muß ich auch einfach losheulen, ohne daß es irgendeinen Grund dafür gibt. Es ist furchtbar. Früher hatte ich Migräne, die ist weg seit den Wechseljahren. Aber mit der Migräne konnte ich leben, jetzt ist es viel schlimmer. Das Schlimmste ist dieses Herzrasen und die Angst dabei, es ist aus.«

Die Patientin bekam Amitryptilin, ein antidepressives Medikament, das nicht nur die Stimmung aufhellt, sondern auch eine beruhigende, angstlösende Wirkung hat. Außerdem lernte sie Autogenes Training. Das war wegen ihrer Unruhezustände nicht ganz einfach. Es brauchte dazu zwölf Einzelsitzungen in sechs Wochen, und sie übte für sich mehrmals am Tag. Zuerst immer nur ganz kurz, denn gerade das Konzentrieren fiel ihr ja schwer. Die beruhigende Wirkung der Entspannungsübung spürte sie am Anfang nur, wenn sie sie unter Anleitung in der Praxis machte, in der dritten Woche begann die Übung, auch zu Hause zu wirken.

»Es ist wie ein Wunder! Ein Gefühl von Ruhe, das ich seit Jahren nicht mehr gekannt habe – nicht einmal im Schlaf!«

Als die Übung immer besser lief, benutzte sie sie als Einschlafhilfe und als Mittel gegen das Herzrasen. Wenn sie merkte, daß der Kopf wieder einmal leer wurde und sich die Unruhe am Herzen festsetzen wollte, steigerte sie sich nicht in die Angst hinein; sie zog sich zurück und machte ihre Übungen: Die Unruhe legte sich, es kam gar nicht erst zum Herzrasen.[7]

Während der ersten Wochen der Behandlung war die Patientin krankgeschrieben. In dieser Zeit der Entlastung übte sie im Haushalt, sich nicht in Hektik zu bringen und alles nacheinander in Ruhe zu erledigen. Zwischendurch gönnte sie sich Entspannungspausen. Außerdem ging sie wegen ihrer Wirbelsäule einmal in der Woche zum Schwimmen, zur Gymnastik, zu Fango und Massage. Dazu war sie nämlich seit Jahren nicht mehr gekommen.

Nach acht Wochen fing sie wieder im Geschäft an – zuerst nur nachmittags, denn da ging es ihr besser. Wurde ihr etwas zuviel, zog sie sich – soweit das möglich war – für ein paar Minuten zurück und machte ihre Entspannungsübungen. Wenn sie spürte, wie Unruhe, Unsicherheit und Angst in ihr hochkriechen wollten, ließ sie sich auf ihrem Bürostuhl kurz in die gewohnte Haltung zusammensacken – wie beim Autogenen Training – und wandte die Kurzentspannung an. »Dieses wohlige Gefühl, das dann durch den Körper strömt, wirkt besser als eine Beruhigungspille. Und schneller.« Danach griff sie zum Telephon, schrieb ihre Rechnungen, prüfte die Zahlenkolonnen ihrer Buchhaltung oder ging auf den Hof, um den Gesellen etwas aufzutragen.

Das Antidepressivum setzte sie nach fünf Monaten ab. »Ich schaff's jetzt wieder ohne Krücke!«

»Ich fühle mich völlig leer.«

Eine sechsundvierzigjährige Frau wird von ihrem Mann zur Untersuchung gebracht. Sie hat Rentenantrag gestellt und kommt deswegen – nach Aufforderung durch die Rentenversicherung – zur Begutachtung. Ihre Bewegungen wirken verlangsamt und schwerfällig, das Gesicht ohne Mimik, erstarrt wie eine Maske. Auch die Sprache ist langsam und tonlos.

»Jeder Tag ist ein Kampf«, klagt sie. »Schon das Aufstehen ist furchtbar. Der Schlaf ist ganz schlecht, obwohl ich jetzt in der Klinik Schlafmittel bekomme. Wenn sie mich in Ruhe ließen, würde ich den ganzen Tag im Bett liegen bleiben oder erst am Abend aufstehen. Ich weiß, daß das nicht gut ist. Aber wozu aufstehen? Ich tue ja doch nichts.«

»Was hat Ihnen denn früher Freude gemacht?«

»Früher, ach, da war alles anders. Jetzt kann ich stundenlang in einem Sessel sitzen und vor mich hinstarren. Gar nichts macht mir mehr Freude. Zu gar nichts kann ich mich mehr aufraffen. Ich fühle mich völlig leer ... Mein Mann hat soviel Verständnis für mich. Das wird sich auch noch ändern. Ich weise ihn ja immer nur ab. Eine Last bin ich für ihn. Es ist nur gut, daß sie mich in der Klinik behalten ... Ein Jahr lang geht das jetzt. Und vorher war es ja auch schon einmal so ... Meine Arbeit verliere ich ohnehin. Und dann bin ich raus. Im Beruf werde ich nie mehr Fuß fassen. Ich bin doch überhaupt nicht mehr leistungsfähig. Aus dieser Depression komme ich nie mehr heraus. Oft stehe ich am Fenster im sechsten Stock und denke ... Bis jetzt habe ich noch dagegen ankämpfen können. Aber die Kraft nimmt immer mehr ab. Dabei war ich immer gesund und munter.«

Die Patientin ist als jüngstes von fünf Geschwistern aufgewachsen, ohne Vater; der ist nicht aus der Gefangenschaft zurückgekehrt. Die schlechte Zeit nach dem Krieg hat sie nicht bewußt erlebt. »Daß wir gehungert haben, weiß ich nur aus Erzählungen. Auch nach der

Währungsreform war noch alles knapp; aber das hat mich als Kind nicht belastet. Man war es ja nicht anders gewöhnt, und die Mutter war sehr lieb zu uns.«

Realschule, Lehre als Verwaltungsangestellte.

»Die Arbeit war nicht schlecht. Aber immer der Aktenberg. Ich hatte lieber mit Leuten zu tun. Da hatte ich auch nie Schwierigkeiten. Ich wollte endlich etwas tun, was mich mehr ausfüllt.«

Deswegen Ausbildung zur Sozialpädagogin und seit achtzehn Jahren in der offenen Jugendarbeit tätig.

»Das habe ich immer gern gemacht. Da konnte ich mich engagieren.«

Etwa ebensolang ist die Patientin verheiratet.

»Einen besseren Mann hätte ich nicht finden können. Kinder wollten wir keine. In der Jugend habe ich erlebt, wie eine Cousine an Leukämie gestorben ist. Aber deswegen hat mir nichts gefehlt. Ich war zufrieden mit meinem Mann und meinem Beruf. Vital und lebenslustig war ich immer; nie hätte ich an so etwas wie eine Depression gedacht.

Vor vier Jahren hatte ich einen komplizierten Beinbruch; es mußte nachoperiert werden, und ich war lange Zeit lahmgelegt. Das ist ja an sich kein Grund, depressiv zu werden. Aber vor drei Jahren fing es an, genauso wie jetzt.«

Die Patientin wurde damals in einer psychiatrischen Privatklinik drei Monate lang mit Infusionen behandelt, mit dem klassischen Antidepressivum Imipramin. Danach fühlte sie sich wie früher. Zwei Jahre später, nach einer Fastenkur, wurde sie wieder depressiv. Eine erneute Behandlung in derselben Klinik zog sich acht Monate lang hin – ohne Erfolg. Sie wurde verlegt in eine psychiatrische Universitätsklinik. Dort weitere Therapieversuche mit trizyklischen Antidepressiva, mit MAO-Hemmern und Schlafentzug (dazu mehr im nächsten Abschnitt) – ebenfalls ohne Erfolg. Zur Zeit der Untersuchung befand sie sich weiterhin in stationärer Behandlung.

»Alle Therapie hat nichts genützt. Nur das Übergewicht hat zugenommen. Ich werde diese Depression nicht mehr los. Mein Mann hat mich inzwischen in einer Klinik angemeldet, in der Verhaltenstherapie gemacht wird. Aber da müßte die Rentenversicherung wohl die Kosten übernehmen.«

Daß ein solcher Therapieversuch dringend erforderlich sei und Erfolg verspreche, schrieben wir in unserem Gutachten an die Rentenversicherung. Leider mahlen die Mühlen solcher Institutionen aber langsam.

Vier Monate später stellt die Patientin sich wieder vor. Sie scheint ein anderer Mensch zu sein. Sie wirkt selbstsicher, spricht laut und schnell. Mimik und Bewegungen sind lebhaft. Die Depression ist überwunden.

Die empfohlene Therapie hat zwar nicht stattgefunden, die Patientin ist hingehalten worden. Der Ehemann hatte sich deswegen um die Aufnahme in eine andere Universitätsklinik bemüht. Dort wurde die Patientin weiter mit Antidepressiva behandelt, und eine Ärztin versuchte in psychoanalytisch orientierten Gesprächen, Ursachen und Auslöser der Depression herauszufinden.

»Wir sind schon auf einiges gestoßen, was in der Kindheit vielleicht nicht ideal war; aber einen Grund für die Depression haben wir nicht gefunden. Manche Leute hatten es viel schwerer und werden nie depressiv. Das meinte die Ärztin auch. Und besser ist es auch nicht geworden durch diese ›aufdeckende Therapie‹. Ich stand weiterhin oft am Fenster – die Station war im zehnten Stock.

Ich glaube, etwas anderes hat mir gutgetan: Diese Klinik war in Frankfurt, wo ich früher gelebt habe. Eine gute Freundin wohnt noch dort. Die hat mich oft besucht, zu Spaziergängen abgeholt, wir sind auch mal ins Kino gegangen und so. Zuerst wollten sie mir gar keinen Ausgang genehmigen, aber da die Freundin selbst Krankenschwester in der Psychiatrie war, hat sie es durchgesetzt. Zu Weihnachten bekam ich Heimaturlaub. Die ersten Tage bin ich noch kaum aufgestanden. Aber dann, ganz plötzlich, fing es an: Da haben mich die alten Photoalben wieder interessiert, ich habe wieder Musik gehört und angefangen, Briefe zu schreiben. Es ging rapide aufwärts. Und nächste Woche fange ich wieder an zu arbeiten. Das war gar nicht so einfach. Ich mußte richtig darum kämpfen, meine Rente wieder loszuwerden! Wenn ich nicht wüßte, daß ich eine Depression hatte … Ich kann mir diesen Zustand schon kaum mehr vorstellen.«

Endogene Depressionen können sich chronifizieren, im allgemeinen laufen sie aber phasenweise ab. Und jede Phase hat ein Ende. Daß die Medikamente nach fünfzehn Monaten doch eine Wirkung hatten, kann nicht ausgeschlossen werden. Andererseits: Wenn ein Mensch monatelang »am Tropf hängt«, kann die antidepressive Wirkung der Medikamente durch diese Inaktivierung zunichte gemacht, ja, die Depression geradezu aufrechterhalten werden. Vermutlich haben die Aktivierung durch die Freundin und die Rückkehr aus dem sterilen Klinikmilieu in die anregendere häusliche Umgebung mehr zur Durchbrechung des depressiven Teufelskreises beigetragen als die Medikamente.

Schlafentzug

Wieder einmal war es Zufall, der diese »biologische Alternative« zur medikamentösen Therapie der Depression zu Tage gefördert hat. Ein Phänomen, das häufig bei endogen Depressiven zu beobachten ist: Schlafen sie eine Nacht lang nicht, kann sich die Stimmung aufhellen; schlafen sie wieder, sind sie wieder niedergeschlagen.

Schlafstörungen stellen ein Hauptsymptom der Depression dar. Und endogen Depressive – das unterscheidet sie oft am deutlichsten von reaktiv oder neurotisch Depressiven – haben meist ein ausgeprägtes *Morgentief*; abends fühlen sie sich besser. Diese »Tagesschwankungen« von Stimmung und Antrieb und die erstaunliche Beobachtung, daß Schlafentzug antidepressiv wirken kann, haben zu einer ganzen Reihe von Untersuchungen und Annahmen geführt

- über den Wach-Schlaf-Rhythmus,
- über die Schlaftiefe,
- über das Verhältnis verschiedener Schlafphasen zueinander
- bei Gesunden und bei Depressiven.

Die wichtigsten Phasen sind Tiefschlaf und REM-Schlaf. Beim gesunden jungen Erwachsenen wechseln sich während einer Nacht fünf bis sechs Tiefschlafphasen mit etwa der gleichen Anzahl REM-Phasen ab (Abbildung 4): Die Schlaftiefe nimmt im Laufe der Nacht ab, der REM-Schlaf nimmt zu.

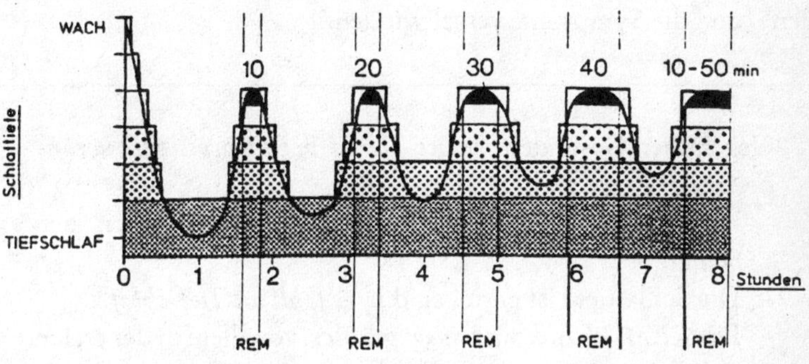

Abb. 4: Typischer Verlauf von Tiefschlaf- und REM-Phasen während eines Nachtschlafs

Im *Tiefschlaf* dämpft das vegetative Nervensystem seine Drehzahl, erst recht in den höheren Zentren des Gehirns tut sich wenig: Der Mensch ist »weit weg« von Wachheit und Bewußtsein, kommt zur Ruhe und erholt sich. Nach Schlafentzug ist es zuerst der ausgefallene Tiefschlaf, der »nachgeholt« wird: In der ersten Nacht sind die Tiefschlafphasen ausgeprägter und länger.

Die *REM-Schlafphasen* sind benannt nach schnellen Augenbewegungen (*r*apid *e*ye *m*ovements), die – im Schlaflabor – unter geschlossenen Lidern registriert werden können. Die Schläfer scheinen etwas zu beobachten. Und tatsächlich, die REM-Phasen sind diejenigen, in denen lebhaft geträumt wird – auch wenn die meisten Menschen davon am nächsten Morgen nur sehr wenig erinnern. Traumphasen sind wichtig: Man muß einen Menschen gar nicht am Schlafen hindern, es genügt, daß man ihn nicht träumen läßt – im klassischen Experiment von Dement waren es vier traumlose Nächte bei ansonsten ausreichender Schlafzeit –, dann lassen Konzentration, Lernfähigkeit und Selbstkontrolle nach, es kommt zu Koordinationsstörungen, schließlich zu Halluzinationen und Wahnideen. Kann die Versuchsperson wieder ungestört schlafen, holt sie die ausgefallenen »Traumschlafphasen« nach: In der ersten Nacht, eventuell auch in den nächsten, träumen die Versuchspersonen »wie die Wilden«, und die Symptome verschwinden.[8]

Gegenüber Gesunden ist der *Schlaf bei Depressiven verändert:*
- Häufigere und längere *Wachphasen* unterbrechen den Schlaf.
- Die Schlaftiefe ist geringer, d.h. *es fehlt an Tiefschlaf.*
- Die *REM-Phasen* sind *ausgeprägter*, vor allem in der ersten Zeit kurz nach dem Einschlafen.
- Die *Cortisolausschüttung*, die ja nicht mit Erholung, sondern mit Streß oder dessen Bewältigung einhergeht, ist bei Depressiven während des Schlafs erhöht und setzt früher in der Nacht ein.

Daß Schlafunterbrechungen, fehlender Tiefschlaf und erhöhte Cortisolausschüttung den Schlaf für Depressive weniger erholsam machen, ist verständlich. Die Neigung, mehr zu träumen – kann auch das den Schlaf unerquicklicher machen, wenn Träume doch notwendig sind? Es kann. Denn die Stimmung und das, was Menschen durch den Kopf geht – Gesunden, wie Depressiven, im Wach- wie im Schlafzustand – beeinflussen sich gegenseitig. Wenn Depressive träumen, dürften ihre Träume ebenso trist sein wie ihre Grübeleien am Tag. Und jeder weiß, wie zerschlagen man nach schlechten Träumen erwachen kann.

Daß die Erholung im Schlaf bei Depressiven zu kurz kommt, daß sich Grübeleien vom Tag im Traum fortsetzen können, macht verständlich: Schlaf kann auf die Stimmung drücken. Bleibt ein Patient stattdessen wach und beschäftigt sich körperlich und/oder geistig mit angenehmen Dingen, kann das die Stimmung eher heben als ein schlechter Schlaf. Außerdem wirkt Schlafentzug als Unterbrecher des Teufelskreises und gibt Impulse für eine Rückkehr zu gesundem, erholsamen Schlaf. Nach durchwachten Nächten besteht ja die Tendenz zu verstärktem Tiefschlaf; und an dem mangelt es in der Depression.

So wendet man – meist in der Klinik – *Schlafentzug* an: Jeweils eine durchwachte Nacht wird abgelöst von zwei Nächten, in denen die Patienten schlafen. Zeigt sich nach vier Durchgängen keine Besserung, sollte der Versuch abgebrochen werden, sonst kann man ihn fortsetzen bis zur Stabilisierung. Dabei muß aber nachts genauso wie tagsüber auf folgendes geachtet werden:

- Grübeln drückt auf die Stimmung, *Beschäftigung mit Angenehmem* hebt sie;
- *Teilschlafentzug* – nur einige Stunden, nur die erste oder zweite Nachthälfte ohne Schlaf – bleibt *wirkungslos*;
- das *Mittagsschläfchen* ist zu *vermeiden*; es hebt die Wirkung des nächtlichen Schlafentzugs auf.

Auch die innere Uhr scheint in der endogenen Depression anders zu gehen als gewöhnlich. Bei Gesunden nimmt die Dauer und Intensität des REM-Schlafs mit der Schlafzeit zu, die Körpertemperatur sinkt und die Cortisolausschüttung steigt.

Wenn Beeinflussungen des Wach-Schlaf-Rhythmus durch äußere natürliche oder soziale »Mitnehmer« (Hell-Dunkel, Wecker, Arbeitszeit u.ä.) ausgeschaltet sind – in sogenannten Bunkerversuchen – zeigt sich: Gesunde neigen im Durchschnitt nicht zum erwarteten Vierundzwanzigstunden-Rhythmus, sondern eher zu einem *Fünfundzwanzigstunden-Rhythmus.* Vielleicht kennen Sie das: Wenn man sich von der Außenwelt zurückzieht, weil man z.B. für ein Examen lernt, passiert es leicht, daß man immer ein wenig länger aufbleibt und allmählich »die Nacht zum Tag macht«; die äußeren Zeitgeber treten zurück, der innere Rhythmus setzt sich durch. Bei Gesunden mit üblichem Tagesablauf allerdings paßt sich die innere Uhr ohne Probleme den äußeren Zeitsignalen an.

Während der endogenen Depression dagegen scheint der innere Rhythmus eher verkürzt zu sein, und zwar bis auf einundzwanzig Stunden. Und die innere Uhr scheint sich *nicht* an die äußeren »Mitnehmer« anzupassen. Das bedeutet: Wenn Depressive zu den üblichen Zeiten schlafen, schlafen sie entsprechend ihrer inneren Uhr zur falschen Zeit – mit allen Folgen: Mangelnder Tiefschlaf, vorgezogene Cortisolausschüttung. Dieses »Schlafen zur falschen Zeit« und die Starre der inneren Uhr werden vielleicht ebenfalls durch den Schlafentzug »durcheinandergeschüttelt«. Unter dieser Auflockerung könnte dann erst recht die größere Müdigkeit nach Schlafentzug normalisierend wirken.

Leider wirkt Schlafentzug – abgesehen von einem schlafanstoßenden Effekt – nicht zuverlässig bei jeder endogenen Depression. Die Erforschung des Wach-Schlaf-Rhythmus, der inneren Uhr und all' der damit verbundenen körperlichen und psychischen Regulationen steckt noch in den Kinderschuhen.[9]

Immerhin stellt Schlafentzug bei endogener Depression eine Alternative zu medikamentöser Behandlung dar, bzw. sie kann ergänzend zu ihr und zu Verhaltenstherapie angewandt werden. Aber – sollten Sie es einmal probieren – denken Sie daran: Die durchwachte Nacht mit angenehmen Beschäftigungen verbringen!

Winterdepression und Lichttherapie

Winterdepression: Vermehrtes Schlafbedürfnis, erhöhtes Eßbedürfnis – bei endogen Depressiven ist der Appetit ja sonst eher gering – vor allem ein Heißhunger auf Kohlenhydrate (z.B. Süßigkeiten), durchgängig gedrückte Stimmung und Antriebsverlust. Diese Tendenz tritt in breiter Streuung auf: als leichte »Neigung zum Winterschlaf« bis zur ausgewachsenen Depression. Die ist in unseren Breiten allerdings selten, im Norden der USA und in Kanada scheint man sie häufiger zu beobachten.

Bei der Winterdepression kann Lichttherapie helfen: Patienten, die sich das Überwintern auf Mauritius oder den Seychellen nicht leisten können, setzen sich morgens zwei Stunden vor einen Schirm mit hellem weißem Licht (etwa 2500 Lux). Sie dürfen lesen, stricken oder sonst etwas tun, was ihnen angenehm ist. Nur: In Minutenabständen müssen sie ins Licht schauen. Mittags oder abends angewandt, bringt diese Therapie wenig.

Die *innere Uhr* hat bei Winterdepressiven eher den »normalen« Fünfundzwanzigstunden-Rhythmus, scheint jedoch starrer an ihm festzuhalten als bei Gesunden. Die Helligkeit könnte also die äußeren »Mitnehmer verstärken, so daß sich die innere Uhr und mit ihr die hormonellen und sonstigen Regulationen – wie bei Gesunden – an den Vierundzwanzigstunden-Rhythmus anpassen.

Übrigens, *Johanniskraut* wirkt auch bei Winterdepressionen.[10] Vielleicht ist es kein Zufall, daß Johanniskraut die Lichtempfindlichkeit erhöht. Was sonst als (unerwünschte) Nebenwirkung gilt, könnte bei der Winterdepression die Wirksamkeit mitbedingen.

»Elektrokrampftherapie«

Vor Entdeckung der Antidepressiva wurden endogene Depressionen nicht selten mit Elektroschock behandelt. In den siebziger Jahren dieses Jahrhunderts war diese »Therapie« weitgehend geächtet.

Inzwischen gibt es wieder Psychiater,[11] die eine »Elektrokrampftherapie« – manchmal auch beschönigend »Elektrotherapie« genannt – für angezeigt halten, wenn depressive Patienten nicht mehr essen und trinken und/oder extrem suizidgefährdet sind. Man spricht dann von einer »vitalen Indikation«.

Elektrokrampf wird heute – wenn überhaupt – unter Beruhigungs- und Muskelentspannungsmitteln angewandt. Wenn dadurch auch Knochenbrüche vermieden werden, löst der elektrische Strom doch einen Erregungssturm im Gehirn aus, der einem epileptischen Anfall ähnlich ist. Wir sind der Meinung, daß man das, was man bei Epileptikern auf jeden Fall verhindern möchte, nicht bei Depressiven als »Therapie« anwenden sollte. Bei »vitaler Indikation« stellen künstliche Ernährung und intensive Betreuung Alternativen dar.

»Nach meiner Depression kann man den Kalender machen.«

Ein zweiunddreißigjähriger Mann kommt nach zwei Suizidversuchen und zwei stationären Behandlungen in die Praxis.

Zur Vorgeschichte:

Das Verhältnis zu den Eltern war gut, die Mutter sei sogar »sehr lieb« gewesen. »An nichts hat es gefehlt, weder an Zuwendung noch an Materiellem. Dabei sind wir auch wieder nicht verwöhnt worden, weder meine jüngere Schwester noch ich.«

Er war ein guter Schüler. Nach dem Realschulabschluß kaufmännische Lehre und Betriebswirtschaftsstudium; seither immer in derselben Firma beschäftigt.

»Zurückhaltender als andere war ich schon immer. Jedem Streit bin ich aus dem Weg gegangen. Vielleicht bin ich sensibler als andere, vielleicht war der kaufmännische Beruf für mich nicht ganz das richtige. Aber im Grunde kamen mir solche Überlegungen immer nur während der Depression. Sonst gab es nie Schwierigkeiten.«

Als er vierundzwanzig Jahre alt war, ging eine Verlobung auseinander.

»Damals fing es an. Ich konnte kaum mehr schlafen, war niedergeschlagen und konnte mich auf nichts mehr konzentrieren. Irgendwie kam es mir vor, als wäre alles zu Ende. Ich glaube, ich war damals ziemlich ›neben der Kappe‹. Der Hausarzt hat mir etwas aufgeschrieben zur Beruhigung oder so; nach etwa zwei Monaten ging es wieder bergauf.

Im folgenden Frühjahr, ohne jeden Anlaß, kam die Depression wieder, sogar noch schlimmer. Ich war wie gelähmt; völlig wertlos habe ich mich gefühlt. Damals habe ich mir die Pulsadern aufgeschnitten, bin aber gefunden und in die Klinik gebracht worden. Sie haben mich mit Antidepressiva eingedeckt, und nach ungefähr zwei Monaten wurde es besser.

Seit acht Jahren geht das jetzt so: Jedes Frühjahr, für etwa zwei Monate, habe ich meine Depression. Danach kann man den Kalender machen. Allein das Aufstehen ist dann schon eine Qual. Nichts geht mir von der Hand. Bei jeder Aufgabe denke ich nur, daß ich nicht damit fertig werde und Fehler mache. Nach ungefähr zwei Wochen schaffe ich es meist gar nicht mehr, ins Geschäft zu gehen. Meist bin ich dann für sechs Wochen krankgeschrieben und schlucke Antidepressiva.

In diesem Frühjahr war es ganz schlimm. Man hatte mir eine Beförderung angeboten. Und ich traute mir doch sowieso nichts mehr zu. Vor allem vor den Computern habe ich einen richtigen Horror bekommen – sie könnten sich verselbständigen. Schließlich habe ich wieder durchgedreht und Schlafmittel geschluckt.«

Daraufhin sechswöchige Behandlung in einer psychiatrisch-psychotherapeutischen Klinik.

»Das hat mir gutgetan. Die Ruhe, die Entspannungsübungen, die Gespräche. Außerdem haben sie mich auf *Lithium* eingestellt. Im Grunde habe ich mich immer dagegen gewehrt, daß meine Depression eine Krankheit ist. Ich habe sie immer auf irgend etwas zurückgeführt: daß meine Verlobte mich verlassen hat, auf Anforderungen im Geschäft. Dabei ist es umgekehrt: Das alles hat mich nur umgeworfen, wenn ich ohnehin depressiv war.«

Die Einstellung auf Lithium wurde beibehalten und die Lithiumprophylaxe (Genaueres finden Sie dazu auf S. 153) ambulant weitergeführt.

Inzwischen ist der Patient einundvierzig Jahre alt und nimmt seit neun Jahren Lithium. In dieser Zeit hatte er keine ausgeprägten depressiven Phasen mehr. Es kam nicht zu Suizidversuchen, und stationäre Behandlungen wurden nicht erforderlich. Im Frühjahr ist die Stimmung meist etwas gedrückt. Dann sieht er zu, daß er in dieser Zeit Urlaub nimmt, um sich von beruflichen Anforderungen zu entlasten. Für die Ferien macht er sich ein Programm, das ihn vor dem Versacken in die Depression schützt: kleine häusliche Aktivitäten, Basteln, Wandern, Schwimmen, Theaterbesuche, Tages- und Wochenendausflüge. Längere Urlaubsreisen sind ihm zu riskant.

Auch vor einer ernsthaften Partnerbeziehung schreckt er noch zurück: »Ich bin froh, wenn ich mit mir selbst zurechtkomme; ich möchte nicht sonst jemand belasten.« Die Beförderung allerdings hat er nach längerem Zögern angenommen. »Die Computer schrekken mich nicht mehr so.«

Depression und Manie im Wechsel: Zyklothymie

Depressive Phasen können mehr oder weniger regelmäßig wiederkehren. Dazwischen liegen dann Zeiten, in denen die Stimmung meist ausgeglichen ist – wie im zuvor geschilderten Fall. Es kann aber auch zum Umschlag in eine Hochstimmung kommen, zu einer manischen Phase.

Man spricht dann von *Zyklothymie* (thymos: Gemüt, Stimmung), also einem zyklischen Umschlagen der Stimmung von Niedergeschlagenheit in Euphorie und umgekehrt. Während der manischen Phase besteht beim Patienten kein Leidensdruck und meist auch keine Krankheitseinsicht. Der Mensch blickt durch eine »rosa Brille«: »Was kostet die Welt? Alles geht!«

Die Ernüchterung setzt ein, wenn der Realitätssinn nicht mehr betäubt ist und die Konsequenzen dessen wahrgenommen werden, worauf man sich in der Manie eingelassen hat: Manche verschleudern ihr Vermögen, viele machen Schulden oder nehmen Kredite auf; häufig enden Berufskarrieren im Nichts; Beziehungen und Familien zerbrechen.

Bei diesem Krankheitsbild ist eine Lithiumprophylaxe das Mittel der Wahl. Denn Lithium kann die Stimmungsauslenkungen sowohl nach der depressiven wie nach der euphorischen Seite hin dämpfen – wie bei diesem Paticnten:

Ein sechsunddreißigjähriger Mann wird von der Ehefrau zur Behandlung begleitet.

»Von mir aus wäre ich gar nicht gekommen«, sagt er, sehr leise, sehr langsam und tonlos. »Aber nach allem, was ich ihr angetan habe ... Sie wollte, daß ich komme. Aber eine Behandlung hat sowieso keinen Wert.«

Er wirkt wie versteinert, sitzt mit hängenden Schultern auf seinem Stuhl, spricht ohne Mimik und Gestik. Die Lider hängen über die Pupillen herab. Wenn er sich überhaupt bewegt, dann nur sehr langsam.

Die Vorgeschichte erzählt die Ehefrau:

Der Patient war Polizist. Sie waren seit zwölf Jahren verheiratet und hatten zwei Kinder im Alter von zehn und acht Jahren. Alles war in Ordnung, bis »mein Mann diese Zustände bekam. Vor fünf Jahren fing das an. Wenn es wieder einmal soweit war, hat er kaum noch geschlafen. Die ganze Nacht hat er das Licht angelassen, gelesen, irgendwelche komischen Geräte gebastelt. Das wäre ja noch nicht so schlimm. Aber dann ist er oft für zwei oder drei Tage und Nächte verschwunden. Er ist nicht mehr zum Dienst erschienen, nach Hamburg, München, Berlin oder sonstwohin gereist, in Kneipen und Bars herumgelungert, hat alle eingeladen und sein Geld verschleudert. Ein paarmal hat die Polizei ihn gebracht – er ist ja selbst Polizist gewesen –, weil er die Zeche nicht mehr bezahlen konnte. Wenn er von selbst zurückkam, dann meistens mit Unmengen von Geschenken für mich und die Kinder – lauter unnützes Zeug. Dafür hat er sogar Kredite aufgenommen, an denen wir jetzt noch abbezahlen.

Wenn er dann wieder zu sich kam – das war wie der Katzenjammer nach einem Rausch –, dann war er ganz geknickt. Jedesmal versprach er, daß es nicht wieder vorkommen soll. Aber es kommt doch wieder über ihn. Dann kann man auch gar nicht mehr mit ihm reden. Oft versteht man nicht einmal, was er dann sagen will. Und ein paar Wochen nach seinen Eskapaden wird er depressiv – wie jetzt. Dann sitzt er den ganzen Tag herum und stiert auf den Boden – wenn er überhaupt aus dem Bett aufsteht.«

Der Patient war sowohl wegen der depressiven wie auch wegen der manischen Verstimmung schon mehrmals in stationärer psychiatrischer Behandlung. Zweimal wurde eine Lithiumprophylaxe begonnen; aber die hat er immer wieder abgebrochen. Seit zwei Jahren war er pensioniert.

Auch jetzt war er weder bereit, Medikamente zu nehmen, noch sich auf ein verhaltenstherapeutisches Programm zur Aktivierung einzulassen. »Ich bin nur meiner Frau zuliebe mitgekommen. Helfen kann mir doch keiner.«

Fünf Wochen später, nachts um halb zwei, ruft die Ehefrau an: »Bitte kommen Sie! Mein Mann wirft die Möbel aus dem Fenster. Ich habe auch schon die Polizei gerufen.«

Als wir zur Wohnung kommen, steht ein Streifenwagen vor dem Haus. Im Hof liegen Teile, die nach Sesseln, Tischen und Truhen aussehen. Nachdem wir die Wohnung im dritten Stock erreicht haben, begrüßt der Patient uns überaus wohlgelaunt: »Ah, die Frau Doktor, der Herr Doktor! Sie haben wohl auch gehört ... Alles läuft wie gewichst ... Das Patentamt ist auch eingeschaltet ... Eine ganz große Sache, große ...«

Er führt uns ins Wohnzimmer, aus dem offenbar die Möbel im

Hof stammen. Auf dem Boden liegen Unmengen von Drähten, Kabel, Lego-Bausteinen und anderen Spielsachen – eine echte Chaos-Installation.

»Eine große Sache, ich hab' sie auch Kohl und dem Innenminister geboten ... Die Amerikaner sind ja fortschrittlicher ... Japan ... Im Osten geht die Sonne auf ... Die Welt verändert sich.« Er wandte sich den beiden Polizisten zu. »Ihr werdet sehen, wie ihr überflüssig werdet ...« Er nahm einige Lego-Bausteine in die Hand: »Kunter die bunt! Wenn es zu bunt wird, ruf' die Polizei, deinen Freund und Helfer ...«

Mit viel Diplomatie konnte eine Zwangseinweisung vermieden werden. Der Patient erklärte sich bereit, in der Klinik »an seinen Erfindungen weiterzuarbeiten«. Unter Neuroleptika (Medikamente, die dämpfend auf das Gehirn wirken) verschwanden die manischen Symptome schnell. Im Krankenhaus wurde er – wieder einmal – auf Lithium eingestellt. Diese Behandlung wurde ambulant fortgesetzt.

Inzwischen sind fünf Jahre vergangen. Der Patient ist bei der Lithiumeinnahme geblieben. Die Ehfrau hatte mit Scheidung gedroht. Sie wollte nur bei ihm bleiben, wenn er seine Medikamente regelmäßig nähme. Und da der Lithiumspiegel ohnehin immer wieder geprüft werden muß, war sein Versprechen kontrollierbar.

In diesen fünf Jahren unter Lithium kam es weder zu manischen noch zu depressiven Auslenkungen. Die Stimmungsschwankungen blieben in einem Rahmen, den der Patient beherrschen konnte. Seit drei Jahren arbeitet er wieder – als Hausmeister bei einer Polizeidienststelle.

Die Lithiumprophylaxe

In den fünfziger Jahren fand man, daß Lithiumsalze eine erstaunliche Wirkung haben: Sie können sowohl manische als auch depressive Phasen dämpfen, verkürzen oder ganz verhindern. Seitdem ist

Lithium das Mittel der Wahl *bei Zyklothymie* (Manie und Depression im Wechsel). Dasselbe gilt für die reine *Manie* – eine Erkrankung, bei der nur euphorische Verstimmungen mit Überaktivität und Verlust des Realitätssinnes auftreten, depressive Phasen aber nicht. Das »Gegenstück« zur Manie ist die *unipolare endogene Depression.* Sie verläuft in wiederkehrenden depressiven Phasen, ohne daß in den Zwischenzeiten je euphorische Auslenkungen zu beobachten sind. Auch bei dieser Art der Depression kann Lithium prophylaktisch eingesetzt werden: Bei langfristiger Einnahme kommt es oft kaum mehr zur Depression.

Trotz tausender Untersuchungen[12] ist der Wirkmechanismus des Lithiums noch nicht befriedigend geklärt. Wahrscheinlich greifen die Lithiumsalze – ähnlich wie Kochsalz (Natriumchlorid), Kalium- und Calciumsalze – in den Zellstoffwechsel ein, auch in den der Nervenzellen, und beeinflussen dadurch die Verfügbarkeit von Neurotransmittern an den Synapsen (siehe »Warum Antidepressiva wirken«, Seite 125). Während die endogene Depression möglicherweise mit einem Mangel an frei verfügbaren Katecholaminen (Adrenalin, Noradrenalin, Dopamin) und mit einem Serotoninmangel zusammenhängt, könnten manische Phasen mit einem Überschuß an Katecholaminen einhergehen. Die Wirkung des Lithiums besteht dann darin, die Verhältnisse an den Synapsen zu normalisieren; sowohl ein Überschuß als auch ein Mangel an Katecholaminen wird verhindert, ebenso der Serotoninmangel.

Wichtig für die Praxis: *Lithium hat eine lange Anlaufzeit.* Deswegen braucht es zur Therapie der akuten Manie zusätzlich zum Lithium in den ersten Tagen oder Wochen oft *Neuroleptika*, die dämpfend auf das Gehirn wirken. Erst recht wird man die akute Depression – hat man sich für eine medikamentöse Therapie entschieden – mit Antidepressiva behandeln, Lithium dagegen langfristig zur Vorbeugung einsetzen.

Ein Nachteil der Antidepressiva, insbesondere solcher, die vor allem den Antrieb steigern (Gruppe I, Tabelle 1, Seite 116): Sie können den Umschlag in die Manie fördern. In diesem Fall müssen die Antidepressiva sofort abgesetzt und Neuroleptika gegeben werden.

Lithium dagegen begünstigt weder ein Umschlagen von der Depression in die Manie noch umgekehrt; es wirkt lediglich normalisierend auf Stimmung und Antrieb. Zweiter Vorteil: Einer erneuten manischen oder depressiven Phase wird vorgebeugt, sie wird nicht erst im nachhinein behandelt.

Lithium kann man nicht einfach schlucken. Die Einstellung auf das Medikament erfordert *intensive ärztliche Kontrolle*. Immer wieder muß während der ersten Wochen der Lithiumspiegel im Blut geprüft werden. Ist er zu niedrig, kann das Lithium seine Wirksamkeit nicht entfalten, und natürlich sollte er auch nicht zu hoch sein. Überschüssiges Lithium scheint nämlich nicht so einfach ausgeschieden zu werden wie etwa überschüssiges Calcium. Ist die individuell erforderliche Dosis gefunden, genügt längerfristig eine Kontrolle alle zwei bis drei Monate. Dabei muß auch die Schilddrüsenfunktion überwacht werden – durch Messung des Halsumfangs –, weil Lithium eine Kropfbildung anregen kann.

Leider ist auch Lithium nicht frei von möglichen Nebenwirkungen. In der Anfangsphase stellt sich oft ein Zittern ein. Das sollte aber kein Grund sein, gleich aufzugeben: Mit der Gewöhnung an das Medikament vergeht das Zittern meist von selbst. Problematischer ist die Lithiumprophylaxe bei Patienten mit vorgeschädigtem Gehirn – z.B. nach Unfällen oder Alkoholmißbrauch – und bei Patienten mit einer Herz- oder Nierenerkrankung. Hier zeigt sich die Ähnlichkeit mit anderen Salzen, insbesondere mit Kochsalz. Deswegen kann man auch sagen: Wer streng kochsalzarm essen und trinken muß, für den ist Lithium wahrscheinlich nicht das Mittel der Wahl.

Für Patienten, die zu einer dieser Risikogruppen in bezug auf Lithium gehören, gibt es inzwischen eine Alternative: In den letzten Jahren hat sich herausgestellt, daß Carbamazepin – seit langem als antiepileptisches Medikament bekannt – etwa dieselbe Wirkung wie Lithium hat.

Wer unter einer Manie oder Zyklothymie leidet oder unter einer endogenen Depression mit häufigen Phasen, sollte einen Versuch machen mit der Lithiumprophylaxe (oder mit Carbamazepin).

Abgesehen von dem, was »unvernünftige« Handlungen in manischen Phasen anrichten: Ständig wiederkehrende oder längerfristige depressive Phasen bedeuten Qualen und Leiden für die Betroffenen und oft auch für die Angehörigen. Häufige Arbeitsunfähigkeit kann die Ausübung eines anspruchsvollen Berufes unmöglich machen. Die berufliche Rückstufung – oder Berentung – wiederum verstärkt das Gefühl der eigenen Wertlosigkeit und chronifiziert die Depression. Daß dieser Zusammenhang nicht nur für die Ebene von Ministern, Chefärzten und Managern gilt, zeigt z.B. die Krankengeschichte der Hausfrau Maria M., die im übernächsten Abschnitt berichtet wird.

Vielleicht das überzeugendste Argument für die Lithiumprophylaxe: Gerade Patienten mit wiederkehrenden Phasen einer tiefen endogenen Depression sind oft suizidgefährdet. Die Lithiumprophylaxe ist dann zugleich *Suizidprophylaxe*.

Wir erinnern uns an einen tragischen Fall: Ein Lehrer, verheiratet, zwei Kinder, litt unter einer endogenen Depression mit häufig wiederkehrenden Phasen. Das führte zu seiner Beurlaubung vom Schuldienst. In der Klinik wurde er auf Lithium eingestellt. Daraufhin stabilisierte er sich; die depressiven Schwankungen fielen so sanft aus, daß er wieder »ganz normal leben« und in seinem Beruf als Lehrer arbeiten konnte. Sechs Jahre lang ging es gut. Dann entzog er sich der Behandlung und setzte – wie wir später erfuhren – das Lithium ab. Acht Monate danach warf er sich vor die S-Bahn.

Schmerzen, Schmerzen, Schmerzen … – die larvierte Depression

Manchmal äußert sich die Depression weniger in Niedergeschlagenheit, Grübeln und Schuldgefühlen, manchmal wird der Antriebsverlust von den Betroffenen selbst kaum wahrgenommen. Daß alles nicht mehr recht geht, daß sie schlecht schlafen, zu nichts mehr Schwung und Lust haben, merken sie schon – aber es liegt an den Schmerzen: Die stehen im Mittelpunkt der Klagen. Man spricht dann von einer »larvierten« Depression, weil sie sich hinter der Larve, der Maske, körperlicher Beschwerden verbirgt.

So bei dieser einundfünfzigjährigen Lehrerin:
Die Beziehung zu den Eltern war »normal«, Lehrerin war ihr Wunschberuf, und sie hat ihn immer gern ausgeübt. Mit dem Ehemann versteht sie sich gut; die erwachsene Tochter lebt noch bei den Eltern, studiert und beteiligt sich an der Hausarbeit.

Alles war in bester Ordnung – bis zu einer Meniskusoperation vor sechs Jahren. Die war nicht einmal nötig. Wie sich herausstellte, war es nur eine Schleimbeutelentzündung. Als Komplikation kam eine Kniegelenkinfektion dazu. Seitdem haben die Schmerzen in den Knien nicht mehr aufgehört.

»Ich kann nicht mehr lange stehen, nur noch kurze Strecken laufen, Fahrrad fahre ich gar nicht mehr, und wir mußten ein Automatikauto kaufen.«

Etwa seit der gleichen Zeit Wechseljahrsbeschwerden: Schlafstörungen und Hitzewallungen.

»Was noch schlimmer ist: Seit einigen Jahren bekomme ich meine Kopfschmerzen nicht mehr los; der Rücken tut mir weh von oben bis unten; die Schultern sind hart wie ein Brett, oft kann ich den Kopf nicht mehr bewegen. Ständig bin ich erkältet; in der Schule halte ich nicht mehr durch, obwohl ich nur noch einen halben Lehrauftrag habe. Nach ein paar Wochen Unterricht bin ich so heiser, daß ich keinen Ton mehr herausbringe. Dann wird mir alles zur Qual; ich muß mich krankmelden. Und am ersten Tag nach den Ferien bin ich schon wieder erschöpft. Nachts liege ich im Bett und kann nicht schlafen; vor allem, wenn die Tochter noch nicht zu Hause ist. Dann gehen mir fürchterliche Dinge durch den Kopf, und ich habe Angst, ihr könnte etwas passiert sein. Aber auch sonst wache ich oft auf mit Herzrasen und Beklemmungen … Und dann meine ›Sucht‹: Bis vor ein paar Jahren konnte ich mein Gewicht ganz gut halten; aber seitdem kann ich den Süßigkeiten nicht widerstehen. Seitdem nehme ich zu … Das Schlimmste sind diese Schmerzen. Massagen, Bäder und Fango, nichts hilft. Dabei vermeide ich schon schweres Heben und ungeschickte Bewegungen.«

Tatsächlich hatte sich die Patientin eine Schonhaltung zugelegt – und verstärkte damit einseitige Belastungen. Was ihr selbst nicht auffiel: Sie sprach leise und monoton – gerade für eine Lehrerin ungewöhnlich –; die Bewegungen waren verlangsamt, die Mimik wirkte versteinert.

Seit Jahren beschäftigte sie sich nur noch mit Unterricht, Haushalt und ihren Beschwerden: »Alles, was früher Spaß gemacht hat, geht ja nicht mehr.«

Das Problem mit der larvierten Depression: Die körperlichen Beschwerden werden zwar trotz aller Untersuchungen nicht recht geklärt und trotz aller Behandlungen nicht gebessert; dennoch bleiben Patienten und Ärzte oft auf sie fixiert. Ist erst einmal die Einsicht vorhanden – wie bei dieser Patientin –, daß »wohl etwas Psychisches mit im Spiel ist«, ist meist eine Besserung der Depression und damit auch der Schmerzen zu erreichen.

Dabei half dieser Patientin

- ein Antidepressivum, das stimmungsaufhellend, beruhigend und angstlösend wirkt (Doxepin; Gruppe I, Tabelle 1, Seite 116),
- Autogenes Training (vor allem gegen die Verspannungen)
- und ein Programm (wie es in Kapitel 7 ausführlich dargestellt ist), nach dem sie schrittweise aktiver wurde: Sie schmückte die Wohnung mit Blumen, las wieder Romane – früher hatte sie die ver-

schlungen – und setzte sich jeden Tag einmal ans Klavier. Mit Dingen, die ihr angenehm waren, lenkte sie sich ab von ihren Beschwerden. Sie ging schwimmen, fing mit kleinen Spaziergängen an und fuhr wieder Fahrrad.

»Komisch«, sagte sie nach drei Monaten: »Was ich alles nicht mehr getan habe wegen meiner Schmerzen! Und jetzt, je mehr ich all das tue – na ja, nicht im Übermaß –, um so besser geht es mir!«

Wie kommt es, daß eine Depression sich vor allem in Schmerzen ausdrücken kann?

Erinnern Sie sich an den Zusammenhang: Denken, Gedächtnis, Vorstellung und sogar die Wahrnehmung sind nicht unabhängig von der Stimmung. Das gilt auch für die *Schmerzwahrnehmung*: Hier zwackt es ein wenig, dort drückt es; bald klopft das Herz etwas heftiger, bald hat man Magendrücken oder Durchfall. Ist die Stimmung gut und beschäftigt man sich mit interessanten und angenehmen Dingen, achtet man kaum auf solche Beschwerden; man steckt das weg. Ist die Stimmung trübe, werden die Schmerzen verstärkt wahrgenommen, denn sie passen ins Bild.

Ein Beispiel dafür, wie Ablenkung Schmerzen unterdrückt, wie Aufmerksamkeit und Angst Schmerzen und ihre Wirkung verstärken, flimmerte vor einigen Jahren über den Bildschirm. Damals wurde ein Fußballspiel übertragen. Ein Abwehrspieler grätschte einem Stürmer in die Beine und riß ihm mit seinen Stollen eine ordentliche – wie sich später herausstellte, aber harmlose – Fleischwunde in die Wade. Der Schiedsrichter sah das offenbar nicht, erkannte auf Vorteil und ließ das Spiel weiterlaufen. Der getroffene Spieler, der den Ball führte, dribbelte aufs gegenerische Tor zu, als sei nichts geschehen. Das Spiel wogte hin und her, der Verletzte lief, stand, faßte sich an die Wade, ohne hinzuschauen. Kameraden wiesen ihn auf die Wunde hin, aber seine Aufmerksamkeit war beim Spielgeschehen. Nach etwa zwei Minuten rollte der Ball ins Aus, und der Schiedsrichter pfiff. Der verletzte Spieler blickte an sich hinab, sah das Blut – und fiel auf der Stelle in Ohnmacht.

Vielleicht kennen Sie das vom Zahnarzt: Je mehr man sich aufs Bohren konzentriert, um so schlimmer der Schmerz. Lenkt man sich ab, tut es weniger weh. Ja, manche Leute krallen sich die Fingernägel in Handflächen und Daumenballen: Vom Schmerz, den das Bohren verursacht und den sie nicht kontrollieren können, lenken sie sich ab durch einen anderen Schmerz, den sie unter Kontrolle haben. Der bindet die Aufmerksamkeit und ist viel erträglicher. Denn je mehr man sich dem Schmerz ausgeliefert fühlt, um so unerträglicher wird er.

Gerade in der Depression aber fühlt der Mensch sich überfordert, hilflos, ausgeliefert, ängstlich. Noch dazu kann er sich diesen Zustand nicht erklären. Woher kommt das alles? Man erlebt ja keine Ursache für die – endogene – Depression. Aha, die körperlichen Beschwerden! Wenn man Schmerzen hat, wenn man krank ist, natürlich, dann fühlt man sich unwohl!

Also geht man zum Arzt. Der findet nichts, was die starken Schmerzen erklärt. Also schickt er die Patienten zum Orthopäden, zum Internisten, zum Neurologen, hierhin und dorthin. Aufwendige apparative Untersuchungen werden veranlaßt, stationäre Beobachtungen in Universitätskliniken. Diese und jene Verdachtsdiagnose wird diskutiert. Wenn die Ärzte so ratlos sind, wenn sie solchen Aufwand treiben, muß man ja etwas ganz Schlimmes haben! Die Verunsicherung macht zusätzlich angst, verstärkt das Gefühl der Hilflosigkeit, die Depression und schärft damit die Schmerzwahrnehmung.

Parallel dazu wirkt ein *biochemischer Mechanismus*: Fühlt ein Mensch sich unwohl, werden im Gehirn vermehrt Stoffe freigesetzt, die die Schmerzwahrnehmung fördern; gedrosselt wird dagegen die Ausschüttung körpereigener Opiate. »Endorphine« nennt man die, und sie ähneln in ihrer Wirkung dem Morphium, von dem ja bekannt ist, daß es ein ausgezeichnetes Schmerzmittel ist.

Der Zusammenhang zwischen psychischer Einstellung und Schmerz – beim Zahnarzt ist er nachvollziehbar, bei der larvierten Depression oft nicht. Die eigene Niedergeschlagenheit wird kaum bewußt empfunden; daß Schmerzen »aus der Seele kommen«, hält man gemeinhin für ein Märchen, und außerdem hat man ja tatsächlich dieses und jenes Wehwehchen, wie z.B. Wirbelsäulen- und Gelenkbeschwerden. Sie werden verstärkt durch Schon- oder Fehlhaltung, durch Verspannungen, durch (depressionsbedingten) Mangel an Bewegung und Inaktivierung der Muskeln. Für nervöse Herzbeschwerden, Magendrücken, Durchfälle, unklare Hautausschläge oder erhöhte Infektanfälligkeit gilt: Das vegetative Nervensystem – dazu gehört auch das Hypothalamus-Hypophysen-Nebennierenrinden-System (siehe Seite 130) – ist die Schnittstelle zwischen Psyche und Körper. Trübe Stimmung, Überforderungsgefühl, erhöhte Ängstlichkeit irritieren das vegetative Nervensystem. Und das schlägt sich nieder in körperlichen *Fehlregulationen*: Das Herz fängt an, wild zu pochen, der Kreislauf schwankt, der Magen dreht sich um, der Darm spielt verrückt, das Immunsystem wird geschwächt, und es kommt leichter zu Infekten.

Haben Patienten mit einer larvierten Depression nicht das Glück, daß der Hausarzt oder ein einfühlsamer Internist bemerkt, daß die Ursache der Beeinträchtigung in der Psyche liegt, landen solche Patienten oft nicht beim Psychiater, sondern auf dem Operationstisch: Der Röntgenbefund ist nicht ganz normal; zwar erklärt er nicht die Stärke der Beschwerden, aber schließlich klagt der Patient seit Monaten oder Jahren, und die Ärzte sind ratlos. Also, vielleicht hilft eine Operation!

So erging es dieser neunundvierzigjährigen Frau:
»Mit einer Gebärmutteroperation fing es an. Damals kam eine Lungenembolie dazu, und danach ging alles nicht mehr richtig.«

Wegen starker Kopfschmerzen wurde eine – harmlose – Computertomographie des Schädels gemacht. Ohne Befund. Von einem Urlaub kam sie mit schwerem Durchfall zurück. Eine leichte Bauchspeicheldrüsenentzündung und eine geringgradige Fettleber wurden diagnostiziert. Eine Kur brachte einen Teilerfolg: Die Bauchspeicheldrüse erholte sich, die Leberwerte normalisierten sich. Die Patientin hatte aber weiter starke Bauchschmerzen. Nach einem Jahr nahm man ihr deswegen den Blinddarm heraus; doch die Beschwerden blieben. Unter Verspannungen in Schultern, Nacken und Ellbogen litt sie schon jahrelang. Dann kam eine Sehnenscheidenentzündung in beiden Armen hinzu. Als die abgeheilt war, die Patientin aber weiterhin über Schmerzen in den Armen klagte, über Kribbeln in den Fingern und eine Schwäche in der rechten Hand, vermutete man ein Karpaltunnelsyndrom (eingeklemmter Nerv im Bereich des Handgelenks). Da sich die Beschwerden nicht besserten, operierte man. Komplikationen machten zwei Nachoperationen erforderlich. Trotzdem blieben die Schmerzen.

»›Wahrscheinlich war es nicht einmal ein Karpaltunnelsyndrom‹, sagte mein Orthopäde hinterher.«

Ihre Stelle hatte sie inzwischen verloren; zwei Arbeitsversuche scheiterten.

»Morgens sitze ich oft stundenlang da und weine vor Schmerzen.«

Daß ihre Beschwerden aufgrund der Depression so unerträglich seien, glaubte die Patientin nicht. Aber das Gegenteil leuchtete ihr ein: daß sie wegen der Schmerzen depressiv geworden sei. Und so war sie – nach drei Jahren Schmerzen und vier unnötigen Operationen – bereit »zu einer Kur für Körper und Seele, obwohl ich mir nicht viel davon verspreche.«

Diese psychosomatische Kur wurde zweimal verlängert und dauerte insgesamt zehn Wochen. Die Entlastung und der »Tapetenwechsel« taten der Patientin gut. Zuerst machte sie Krankengymnastik, dann begann sie mit Schwimmen. Durch Autogenes Training[14] lernte sie, ihre Verspannungen zu lösen. Sie nahm teil an Körpererfahrungs- und Bewegungsübungen. Basteln, Töpfern, Musik- und Tanztherapie – all dem hatte sie zuerst skeptisch gegenübergestanden – machten ihr immer mehr Spaß.

»Wenn mir wieder einmal zum Heulen ist«, berichtete sie nach der Kur, »konzentriere ich mich nicht auf meine Schmerzen. Natürlich tun mir die Knochen manchmal weh. Dann mache ich meine Entspannungsübungen oder lenke mich ab. Irgendwas, das mich auf andere Gedanken bringt. Ich hätte nie gedacht, daß das möglich ist. Man glaubt doch immer, wenn einem was weh tut, dann ist das halt so. Ich versteh's ja nicht. Aber so kann ich mit meinen Beschwerden leben.«

Es ist nie zu spät

Die folgende Schilderung beruht auf Crombachs klassischer Dokumentation »Verhaltenstherapie bei einer chronifizierten endogenen Depression«:[15]

Maria M. ist in einem kleinen Dorf aufgewachsen. Der Vater, ein Schmied, starb, als sie fünf Jahre alt war. Das war in der schlechten Zeit kurz nach dem Ersten Weltkrieg, und Maria hatte noch sieben Geschwister. Genaueres über ihr Leben in Kindheit und Jugend erfahren wir (leider) nicht. Acht Jahre lang hat sie die Volksschule besucht, danach eine zweijährige Haushaltungsschule. Anschließend »ging sie in Stellung«: als Köchin bei Leuten, die sich Hauspersonal leisten konnten. Mit dreiunddreißig Jahren heiratete sie einen um sechs Jahre jüngeren kaufmännischen Angestellten. Zwei Jahre später Geburt des einzigen Sohnes. Seit ihrer Heirat ist sie Hausfrau und lebt in der Stadt. Sie wird als einfache Frau geschildert mit wenig differenzierten Einstellungen und geringen Fähigkeiten, sich auszudrücken.

Ein Jahr nach Beginn des Klimakteriums – im Alter von neunundvierzig Jahren – wurde sie zum ersten Mal depressiv. Von da an ambulante Behandlung mit Antidepressiva. Mit einundfünfzig Jahren erste Aufnahme in die Landesnervenklinik. Damit beginnt ihre »Karriere in der Drehtürpsychiatrie«: achtunddreißigmal wurde sie in den folgenden dreizehn Jahren stationär aufgenommen; 892 Tage dieser dreizehn Jahre verbrachte sie in der Klinik (siehe Abbildung 5).

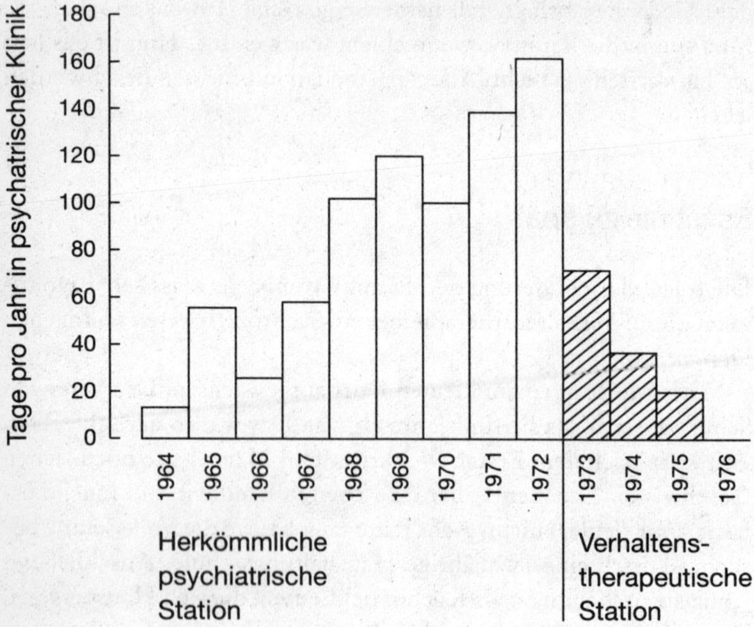

Abb. 5: Stationäre psychiatrische Behandlung von Frau Maria M. (nach Crombach 1977, S. 653)

Die Klagen bei der Aufnahme waren immer die gleichen: Kopfdruck, Enge auf der Brust, Schwindel, Appetitlosigkeit. Sie konnte sich über nichts mehr freuen, hatte zu nichts mehr Lust, alles stand wie ein Berg vor ihr. Der Schlaf war sehr schlecht, sie litt unter innerer Unruhe und war doch immer müde. »Alles macht mir angst ... Ich sehe nicht mehr hinaus ... Morgens ist es immer am schlimmsten.« Wenn man sie ließ, stand sie gar nicht mehr auf. Meist war sie apathisch und antriebslos, manchmal auch unruhig und aufgeregt. Den depressiven Phasen folgte oft für einige Tage oder Wochen eine leicht gehobene Stimmung. Obwohl sie allmählich fast ununterbrochen Antidepressiva nahm, wurden die Zeiten ausgeglichener Stimmung während der ersten neun Jahre immer kürzer; immer öfter und immer länger lag sie in der Klinik (siehe Abbildung 5).

Während dieser neun Jahre – insgesamt neunundzwanzigmal – kam Maria M. auf eine der üblichen psychiatrischen Stationen. Acht verschiedene Antidepressiva wurden angewandt: MAO-Hemmer, die vor allem den Antrieb steigern, und trizyklische Antidepressiva, die stimmungsaufhellend und antriebssteigernd zugleich wirken (siehe Tabelle 1, Seite 116). Zuerst nahm sie die Medikamente meist als Tabletten, manchmal wurden sie intramuskulär gespritzt, zunehmend ging man auf Infusionen über. In Phasen, in denen sie vor allem unruhig und aufgeregt war, wurden zusätzlich Neuroleptika und Tranquilizer gegeben, also dämpfende Medikamente. Einmal war sie für zwei Monate auf Lithium eingestellt; das wurde aber – bei der nächsten Aufnahme auf eine andere Station – aus unbekannten Gründen wieder abgesetzt.

Seit dem dreizehnten Aufenthalt – also während der letzten vier Jahre der herkömmlichen Behandlung – erhielt sie in der Klinik meist das klassische Antidepressivum Imipramin in Form von Infusionen (sechs Ampullen täglich). Das bedeutete: Zumindest den Vormittag über hing sie am Tropf. Diese Therapie gefiel der Patientin am besten, denn gerade vormittags war ihr ja daran gelegen, nicht aufstehen zu müssen. Bald schwor sie auf ihre Infusionen und verlangte immer fordernder »ihre Flaschen«.

Für die Diagnose »endogene Depression« bei Maria M. spricht:
- Die Depression trat zuerst im Klimakterium auf.
- Sie verläuft in Phasen, und es gibt Nachschwankungen gehobener Stimmung.
- Vitalstörungen und Apathie herrschen vor, manchmal auch Agitiertheit; neurotische Symptome wie Versagensängste oder Selbstzweifel fehlen weitgehend.
- Ein ausgeprägtes Morgentief.
- Zumindest kurzfristig wirken Antidepressiva.

Daß die Depression sich zunehmend chronifizierte – im letzten Jahr der herkömmlichen Behandlung war Maria M. fünfmal in der Klinik, zusammengerechnet fast ein halbes Jahr lang (161 Tage) –, legt allerdings den Verdacht nahe: In der Lebenssituation der Patientin dürften Mechanismen am Werk sein, die die Depression jeweils auslösen und verstärken.

Solche Auslöser depressiver Phasen wandelten sich im Verlauf der Krankengeschichte: Zuerst war es ein Todesfall in der Familie, dann »Reibereien mit Hausbewohnern«, schließlich meist banale Dinge wie »Wetterumstürze«, eine »Grippe« oder »Magenverstimmung«. Immer häufiger waren es kleinere körperliche Erkrankungen oder auch nur ein Unwohlsein – Dinge, die einen gewissen Rückzug erlauben und Schonung nahelegen. Am Wochenende stand sie schließlich gar nicht mehr auf – wenn Ehemann und Sohn zu Hause waren.

Je häufiger und je länger Maria M. in der Klinik »lag«, um so entbehrlicher wurde sie zu Hause: Mann und Sohn übernahmen den Haushalt. »Ich koche inzwischen genausogut wie meine Frau«, erklärte der Ehemann stolz, »dabei ist sie gelernte Köchin.« Daß die Patientin das als Kränkung auffaßte, nahmen die beiden Männer zwar wahr, verstanden es aber nicht: »Sie macht es uns oft zum Vorwurf, daß der Haushalt auch ohne sie gut läuft.« Sie begannen, die Patientin »wie ein rohes Ei« zu behandeln und damit zu entmündigen: »Wenn es dir gutgeht, arbeitest du zuviel und bist zu gründlich! Du mußt dich schonen!« Schließlich kauften Ehemann und Sohn auch dann ein, wenn Maria M. zu Hause war und sich wohl fühlte: »Sie kennt sich bei den Preisen halt nicht mehr so aus.«

Diese Schonhaltung gegenüber der Patientin steigerte sich, wenn »die Männer« eine Verschlechterung erwarteten. Bereits vierzehn Tage vor Äußerung der Beschwerden sahen sie die Depression kommen! Die angeblichen Symptome: Reizbarkeit, Röte im Gesicht, unruhige Handbewegungen, stoßweiser Atem. Nahmen sie diese Anzeichen wahr, verloren sie zwar kein Wort darüber, aber ihr Verhalten änderte sich: Die Patientin wurde nicht mehr kritisiert, nichts wurde mehr von ihr gefordert, stillschweigend übernahmen sie den

Rest der Hausarbeit. Wollte Maria M. schließlich gar nicht mehr aufstehen, nahmen sie sich meist ein paar Tage Urlaub; in der Klinik besuchten sie sie dann täglich.

Mit anderen Worten: Wurde Maria M. depressiv, bekam sie Zuwendung. Um diese Zuwendung mußte sie sich nicht einmal bemühen. Im Gegenteil: Passivität, Rückzug und Depression waren die Voraussetzung dafür. Ging es ihr dagegen besser, war sie viel allein. In der Klinik wiederum wurde sie nicht nur von ihren Männern besucht; sie fand dort guten Kontakt, vor allem zu anderen Depressiven: »Eine jammert der anderen was vor.«

Natürlich überlegte sie nicht: Ich möchte, daß meine Familie sich mehr um mich kümmert, ich möchte Gesellschaft, also werde ich depressiv. Daß solche Mechanismen wirken, dazu braucht es keine bewußten Überlegungen. Im Gegenteil! Je unbewußter sie allen Beteiligten bleiben, um so durchschlagender wirken sie.

In ihrer häuslichen Umgebung kam die Patientin sich zunehmend nutzlos und ausgeschlossen vor: Von ihrem Mann und ihrem Sohn redete sie gern als von »den Männern«; die seien »modern«, sie dagegen »altmodisch«. Und: »Daheim brauchen sie mich ja ohnehin nicht.«

Bei Entlassung aus der neunundzwanzigsten stationären Behandlung wurde beschlossen, die Patientin das nächste Mal auf die Station für Verhaltenstherapie aufzunehmen. Die war gerade in einem umgebauten Bauernhaus im Bereich der Landesnervenklinik eingerichtet worden. Neurotische Patienten, chronisch Schizophrene und Depressive bildeten eine therapeutische Gemeinschaft. Was dort fehlte, war die übliche Krankenhausatmosphäre.

Zu den neun folgenden Aufnahmen auf diese Station kam es – wie bis dahin auch – jeweils auf Wunsch der Patientin. Entlassen wurde sie jeweils – ebenfalls wie bisher – auf eigenen Wunsch bzw. mit ihrer vollen Zustimmung, jeweils in ausgeglichener oder leicht gehobener Stimmung. Das ganze Team – Ärzte, Psychologen und Krankenschwestern – arbeitete nach verhaltenstherapeutischen Prinzipien.

Für Gespräche wurde dabei etwa die gleiche Zeit aufgewendet wie zuvor auf den herkömmlichen Stationen.

Als erstes Hindernis für eine Aktivierung der Patientin erwies sich ihr Glaube an die Infusionen: Die rechtfertigten ja, daß sie – zumindest den Vormittag über – im Bett liegenblieb. Außerdem verstärkte die Infusionsbehandlung ihre Einstellung: Ich kann nichts tun, nur passiv »auf die Flaschen hoffen«. Schließlich provozierte dieser Glaube die nächste Klinikaufnahme, denn zu Hause kann man zwar Medikamente schlucken und üben, aktiv zu sein, nicht aber »am Tropf hängen«.

Tatsächlich stellte sich bei der ersten Aufnahme zur Verhaltenstherapie heraus: Die Patientin war so auf »ihre Flaschen« fixiert, daß ihr die Infusionen schließlich gewährt wurden: jeweils sechs Ampullen, dreizehn Tage lang. Allerdings wurde ein »Vertrag« mit ihr geschlossen: Sie bekommt »ihre Flaschen«, aber am Nachmittag steht sie auf, zieht sich an und nimmt an den Aktivitäten des Hauses teil.

Bei der zweiten Aufnahme waren die Therapeuten gewitzter. Da die Patientin wieder auf ihren Ampullen bestand, bekam sie – Imipramin in Tablettenform nahm sie ohnehin weiter – Placeboinfusionen (Infusionslösung ohne Medikament). Über diesen Trick wurde die Patientin vor der Entlassung aufgeklärt. Da ihr Zustand sich ohne (wirksame) Infusionen gebessert hatte, waren die »Flaschen« offenbar unnötig. Für folgende Aufnahmen wurde deswegen im voraus eine weitere Infusionsbehandlung ausgeschlossen. Natürlich forderte die Patientin das nächste Mal »ihre Ampullen«. Mit viel Diplomatie gelang es, sie davon abzubringen: Sie wurde gelobt, wie gut und erfolgreich sie beim zweiten Mal mitgearbeitet habe – ohne Infusionswirkung. Von der vierten Aufnahme an äußerte sie nicht einmal mehr den Wunsch nach den »Flaschen«.

Daß sie überhaupt weiterhin Medikamente bekam – die sich ja über viele Jahre als unzureichend erwiesen hatten –, war vor allem ein Zugeständnis an die Patientin: um sie zu beruhigen und zur Mitarbeit zu gewinnen. Sie fühlte sich ja abhängig von der Arznei.

Bei der eigentlichen Therapie ging es um Einstellungs- und Verhaltensänderungen: Anstatt sich nutzlos zu fühlen, anstatt das Heil von der »Flasche« zu erwarten, anstatt sich die eigene Hilflosigkeit und Wertlosigkeit durch Passivität zu bestätigen, mußte sie in kleinen Schritten lernen, das zu tun, was ihr angenehm war und sinnvoll erschien.

Depressiv, wie Maria M. bei der Aufnahme jeweils war, mußte sie »an die Hand genommen«, behutsam und schrittweise zu mehr Aktivität geführt werden. Die bloße Frage »Was hat Ihnen denn früher Spaß gemacht?« und die Aufforderung »Dann tun Sie das doch!« hätten lediglich ihr Gefühl verstärkt, mit allem überfordert zu sein.

Zuerst wurde der Patientin eine Liste gegeben, in der 210 Dinge genannt wurden, die viele Menschen gern tun. (Eine ähnliche Liste finden Sie Seite 191.) Auf einer Fünferskala von »mache ich sehr gern« bis »mache ich ungern« bewertete sie diese 210 Aktivitäten. Den Fragebogen auszufüllen war für sie »eine Riesenaufgabe«, und es brauchte mehrere Nachmittage, bis sie damit durch war. Dabei erinnerte sie sich an manches, was ihr früher angenehm war, ihr in der Depression aber nicht mehr in den Sinn kam.

In winzigen Schritten begann nun das *Aktivitätstraining*. Zuerst machte die Schwester den Plan für die Patientin: duschen, sich anziehen, sich frisieren, das eigene Bett machen, den Tisch decken, eine kleine Menge Geschirr spülen, Fernsehen, einen Illustriertenartikel lesen, eine kleine Häkelarbeit machen usw. Ausgänge, zuerst mit einer Schwester zusammen, wurden ins Tagesprogramm eingebaut – angefangen mit dem, was Maria M. am angenehmsten war: Eis essen gehen, Blumen kaufen, ins Kino gehen, kurze Besuche bei Bekannten oder Verwandten. Als sie schon aktiver wurde, forderte man sie auf, einen Salat für die Hausgemeinschaft zu richten, einen Kuchen zu backen …

Für alles, was sie tat, wurde sie von den Mitgliedern des therapeutischen Teams begeistert gelobt; und war sie – zu Beginn – auch nur aufgestanden und hatte geduscht, anstatt einfach im Bett liegen zu bleiben. Fing sie wieder einmal an zu jammern, ignorierten das die Teammitglieder und versuchten, das Gespräch auf Positives zu lenken. Beharrte die Patientin auf ihren depressiven Äußerungen, verabschiedeten sich die Therapeuten freundlich. Blieb sie wieder einmal apathisch im Bett liegen oder kam sie vor zielloser Aufgeregtheit zu nichts, wurde sie angeregt, etwas zu tun, »was Ihnen neulich doch Spaß gemacht hat und so gut gelungen ist; und danach haben Sie sich auch besser gefühlt.« Zuwendung in Form von Gesprächen gab es nicht, wenn sie im Bett blieb, sondern wenn sie etwas getan hatte. (Klinikpersonal auf herkömmlichen psychiatrischen Stationen ist leider nur zu oft geneigt, gewohnheitsmäßig zu fragen »Wie geht's uns denn heute?«, den damit ausgelösten Jammertiraden mit halbem Ohr zuzuhören und – nach einer Weile – die PatientInnen durch Tröstungen und Beruhigungen für ihre Klagen zu belohnen.)

In der therapeutischen Gemeinschaft wurde darauf geachtet, daß alle – Patienten wie Teammitglieder – in der täglichen Hausgruppe ein Fremdlob und ein Eigenlob vorbringen, etwa: »Weil ich heute einen Kuchen gebacken habe, geht es mir schon eine Spur besser. Ich bin stolz darauf, daß ich es geschafft habe.« Oder: »Weil ich vorhabe, auszugehen und ein Eis zu essen, fühle ich mich schon fröhlicher.«

Ebenso wichtig: Ehemann und Sohn wurden in die Therapie einbezogen. Sie lernten das depressive Verhalten der Patientin nicht mehr zu verstärken, wie sie es bis dahin getan hatten. Im Gegenteil: Zeigte sie Ansätze zu Initiative und Selbständigkeit, ermunterten sie sie und reagierten mit Zuwendung und Anerkennung auf ihre Aktivitäten. Das wurde den »beiden Männern« nicht nur eben mal so gesagt; das wurde regelrecht geübt. Im Rollenspiel (mit Videoaufnahme) lernten alle drei z. B., sich gegenseitig »Komplimente zu machen«. »Die Männer« waren im übrigen leicht zu motivieren, ihr überbehütendes Verhalten aufzugeben: Sie kümmerten sich weniger um den Haushalt, gaben – war die Patientin wieder einmal in der Klinik – die Wäsche aus und gingen in die Kantine essen. »Aber es schmeckt halt nicht so gut, wie wenn du kochst!« Mit solchen Äußerungen gaben sie Maria M. zu verstehen, daß sie ihre Arbeit schätzten.

Unter dieser Behandlung gingen Zahl und Dauer der Klinikaufenthalte drastisch zurück (siehe Abbildung 5). Kam die Patientin doch einmal wieder in die Klinik, war ihre Stimmung meist schon nach zwei oder drei Tagen wesentlich gebessert. In den Zwischenzeiten war Maria M. ausgeglichen und aktiv. Das berichtete nicht nur sie selbst; ihre Angehörigen bestätigten es.

Ehe Crombach seinen Bericht abfaßte, besuchte er Maria M. zu Hause. Sie strahlte, erzählte, daß sie mehrmals pro Woche Besuche mache, in die Stadt gehe, einkaufe und den Haushalt allein bewältige; ihre Nachbarn hätten sich schon gewundert: »Du bist ja ganz verändert«, sagten sie. Während der letzten fünfzehn Monate – in denen sie nicht mehr in der Klinik war – sei die Stimmung zweimal etwas gedrückt gewesen. Dann habe sie die Dosis der Antidepressiva erhöht und sich bewußt dazu aufgerafft, Dinge zu tun, die ihr angenehm seien: Maria M. hat sich – aus Gewohnheit noch ein klein wenig gestützt auf die Krücke der Medikamente – am eigenen Schopf aus dem Sumpf gezogen.

Bis zur Veröffentlichung 1977 waren fast zwei Jahre ohne stationäre Behandlung vergangen.

Anmerkungen

1 Rilke (1907).
2 Zusammenfassend: Hautzinger et al. (1992), S. 17–20.
3 Eine Sammlung von Untersuchungen zu Wirkung und Nebenwirkungen von Hypericum: Nervenheilkunde 12 (1993), S. 268–366; auch als Sonderheft 6a/93.
4 Hautzinger et al. (1992), S. 20.
5 Hautzinger et al. (1992), S. 20.
6 Zusammenfassend zum Stand der Forschung: Richelson (1989); Murphy et al. (1987); Meltzer et al: (1987), S. 513–526; Stokes et al. (1987); Hoofdakker & Berkestijn (1993), S. 145–165.
7 Zur Anwendung von Autogenem Training bei nervösen Herzbeschwerden: Kaufmann-Mall & Mall (1993), S. 146–151.
8 Dement (1960).
9 Hoofdakker & Berkestijn (1993), S. 181–186.
10 Martinez et al. (1993).

11 Z.B. Ottoson (1987), Hoofdakker & Berkestijn (1993), S. 186–189.
12 Schou (1987); Bunney et al. (1987).
13 Post (1987); Finzen (1991).
14 Zur Wirkung von Autogenem Training bei Schmerz, körperlichen Beschwerden und psychosomatischen Erkrankungen: Kaufmann-Mall & Mall (1993), S. 141-143, 146-151, 159-174.
15 Crombach (1977).

6 Reaktiv, neurotisch, endogen?

Wie jedes Schema hat diese Einteilung der Depressionen ihre Grenzen. Sie schafft eine gewisse Ordnung, und auf viele Fälle paßt sie ausgezeichnet. Doch die Lebenswirklichkeit kann komplizierter sein als diagnostische Schablonen.
In diesem Kapitel skizzieren wir einige Fälle, bei denen lebensgeschichtliche und endogene Bedingungen zusammenwirken. Auch bei diesen Mischformen ist Kognitive Verhaltenstherapie anwendbar, wie wir sie im nächsten Kapitel ausführlich darstellen. Um Sie nicht mit Wiederholungen zu langweilen, verzichten wir in diesem Kapitel auf die Schilderung der Therapieverläufe.
Eine Depression kann auch Folge einer anderen Krankheit oder Störung sein. Die häufigsten Ursachen »sekundärer« Depressionen sind

- Hirnschädigungen,
- Störungen des Hormonhaushalts,
- Nebenwirkungen von Medikamenten,
- Kohlenhydratarme Diät.

Genetische Ausstattung und Lebensgeschichte

Wer verstünde nicht, daß eine Depression die Reaktion sein kann auf den Tod eines geliebten Menschen, den Verlust der beruflichen Identität oder den Ausbruch einer Krebserkrankung? Andererseits reagieren nicht alle Menschen in solchen Situationen depressiv. Ebenso: Kinder, die herumgestoßen werden, die Zuwendung am ehesten in Form nicht vorhersehbarer Schläge bekommen, denen immer wieder eingebleut wird: »Du bist schuldig, du taugst nichts, du bist ein Versager« – wen wundert's, daß es ihnen an emotionaler Ausgeglichenheit und Selbstsicherheit mangelt? Und doch entwickeln nicht alle Menschen mit einer solchen Vorgeschichte eine – neurotische – Depression. Schließlich die Probleme mit der endogenen Depression: Das Fehlen lebensgeschichtlicher Bedingungen und Auslöser kann als Abgrenzungsmerkmal nicht sonderlich befriedigen: Vielleicht hat man sie ja nur nicht gefunden! Das Erscheinungsbild – Morgentief, Vorherrschen von Vitalstörungen, oft besondere Schwere der Depression und phasenhafter Verlauf – gibt allerdings ernstzunehmende Hinweise. Daß die Ursache im Gehirnstoffwechsel liege, ist dagegen eine Annahme; und ob Medikamente helfen – was ja für die Diagnose »endogen« spräche –, stellt sich im konkreten Fall erst im nachhinein heraus.

Ein Psychiater, der eine endogene Depression diagnostiziert, befindet sich in einem ähnlichen Dilemma wie der Priester des Poseidontempels am Kap Sounion, den ein griechischer Philosoph in folgenden Dialog verwickelt:

Philosoph: »Warum ist das Meer heute so stürmisch?«

Priester: »Weil Poseidon den Athenern zürnt.«

Philosoph: »Woher weißt du, daß Poseidon heute den Athenern zürnt?«

Priester: »Siehst du denn nicht, wie er das Meer aufwühlt?«

Wichtiger als ein Streit um diagnostische Etiketten sind Hinweise für die Praxis: Gewisse Erscheinungsbilder legen – aufgrund von Erfahrung – bestimmte Therapien nahe. Bei einer Depression mit schweren Vitalstörungen und phasenweisem Verlauf etwa sind kurzfristig Antidepressiva und Verhaltenstherapie angebracht, langfristig ist eine Lithiumprophylaxe zu erwägen. Ob man – nach der alten Nomenklatur – dabei von einer »endogenen Depression« spricht oder – nach der neueren amerikanischen – von einer »rezidivierenden major depression«[1], hat wenig Bedeutung. Handelt es sich um eine länger anhaltende, aber leichtere Depression, bei der Versagensängste und ein geringes Selbstwertgefühl im Vordergrund stehen, ist Verhaltens- oder Gesprächstherapie angezeigt. Ob man das eine neurotische Depression nennt oder eine Dysthymie,[2] ist drittrangig.

Falsch wäre die Vorstellung: Es gibt reaktive, neurotische und endogene Depressionen – entsprechendes gilt für andere Einteilungen –, und die schließen sich gegenseitig hundertprozentig aus. Realistischer ist die Annahme eines Kontinuums: Menschen unterscheiden sich nach ihrer genetischen Ausstattung und nach ihrer Lebensgeschichte, und beide Bedingungen wirken zusammen. Es gibt Menschen, die selbst bei einer widrigen Vorgeschichte und nach dem Tod eines lieben Menschen nicht depressiv werden, andererseits können Menschen trotz günstiger Lebensbedingungen in tiefe Depression verfallen. Das Gros der Menschen wird zwischen diesen Extremen anzusiedeln sein:

> Je ungünstiger die genetische Ausstattung,
> je traumatisierender die Lebensgeschichte,
> je dramatischer die gegenwärtigen Schicksalsschläge,
> um so eher kommt es zu einer Depression.

Was diese Überlegungen so spekulativ macht: Über ungünstige Lebensgeschichten und konkrete Depressionsauslöser läßt sich im großen und ganzen Verständigung erzielen; über die genetische Disposition zur Depression wissen wir – noch – nicht viel mehr als der Poseidonpriester über den Zorn seines Gottes.[3]

Endoreaktive Depression im Klimakterium

Eine einundfünfzigjährige Frau berichtet:

Die äußeren Bedingungen in der Kindheit waren gut. Die Eltern waren zwar streng, und die Mutter hat den Bruder vorgezogen. »Aber wir haben viel miteinander unternommen und haben viel von den Eltern gelernt.«

Realschule, kaufmännische Ausbildung, Sekretärin im Krankenhaus.

»Das war zwar nicht mein Wunschberuf, aber ich habe diese Arbeit dann doch gern gemacht.«

Heirat mit siebenundzwanzig Jahren.

»Mein Mann ist sehr nett. Da gibt es überhaupt keine Probleme.«

Der Sohn studiert, auch mit ihm hat sie nie Schwierigkeiten gehabt.

Den Knick in der Lebensgeschichte verursachte die Krebserkrankung der Tochter: Als sie sieben Jahre alt war, stellte man eine bösartige Geschwulst im Bauch fest. Damit begann eine Leidensgeschichte für das Kind, über die die Patientin heute noch nicht in Einzelheiten sprechen kann. Schließlich kam eine Leukämie hinzu. Die Tochter starb kurz vor ihrem zwölften Geburtstag.

»So etwas verändert einen Menschen. Aber es ist nicht so, daß ich die letzten dreizehn Jahre nur immer daran gedacht habe. Ich hatte ja noch meine Familie und habe auch wieder angefangen, halbtags zu arbeiten.«

Seit vier Jahren macht ihr das Klimakterium zu schaffen: »Dauernd bin ich schlapp. Nach einem halben Tag Arbeit bin ich fix und fertig. Ständig bin ich gereizt und nervös, habe Hitzewallungen und schlafe ganz schlecht. Zu allem muß ich mich zwingen. Jede Aufregung schlägt mir auf den Magen, und der Nacken ist dauernd so verspannt, daß er hart ist wie ein Brett.

Aber wirklich schlimm ist es erst seit einem Jahr. Da starb der Bruder. Obwohl ich zu ihm nie eine ganz enge Beziehung hatte – sein Tod hat alles wieder aufgewühlt ... Wenn ich ein Mädchen sehe, das ungefähr zwölf Jahre alt ist, erinnert mich das an meine Tochter. Wenn ich eine junge Frau sehe, muß ich denken, das könnte sie jetzt sein. Wenn ich meinen Sohn angucke, fällt mir immer die Tochter ein. Ich muß nur noch grübeln. Schlafen kann ich fast gar nicht mehr. Alles ist so sinnlos. Alles steht wie ein Berg vor mir.«

Nicht nach dem Tod der Tochter reagierte diese Frau depressiv – so verständlich das gewesen wäre. Ausgelöst hat die Depression erst ein Zusammenwirken mehrerer Faktoren:

- der frühere Schicksalsschlag,
- die Belastungen, die das Klimakterium mit sich bringt,
- der zusätzliche Auslöser (Tod des Bruders).

Neurotische Depression im Klimakterium

Der Vater ist immer krank gewesen, die Mutter mit den fünf Kindern überfordert. »In meinem Dorf in Slowenien gab es noch die Großfamilie: Der Großvater war ein Patriarch und Tyrann, die Großmutter eine Furie.« Vom Großvater und von der Mutter wurde sie oft geschlagen.

Mit zehn Jahren schien sie einmal etwas erreicht zu haben: Weil sie auf eine höhere Schule gehen wollte, erlaubte man, daß sie zur Tante in die Stadt zog. Aber der Onkel war noch schlimmer als der Großvater. Als er sie vergewaltigen wollte, lief sie bei Nacht und Nebel wieder nach Hause. Damit war der Traum von einer höheren Schule und einem Studium ausgeträumt. Den Haushalt mußte sie versorgen und in der Landwirtschaft mitarbeiten. »Es war wie im Gefängnis.«

Den Sprung von zu Hause weg schaffte sie, als eine Cousine in Ljubliana tuberkulosekrank wurde: Sie durfte deren vier Kinder versorgen. Heimlich besuchte sie Abendkurse, und als die Cousine nach drei Jahren aus dem Sanatorium zurückkehrte, gelang es ihr, heimlich die Ausreise nach Deutschland zu arrangieren.

Sie arbeitete in der Fabrik, lernte ihren ersten Mann kennen und heiratete. »Die Ehe war die Hölle. Und nach sechs Jahren war ich Witwe.« Der Mann, ein Alkoholiker, war unter Alkoholeinfluß tödlich verunglückt. »Ich stand allein da mit den drei Kindern.«

Sie zog um, fand Arbeit, wurde Werkstattschreiberin, wechselte ins Büro. Fünfundzwanzig Jahre war sie in derselben Firma. »Da war ich zu Hause.«

Sie lernte ihren zweiten Mann kennen. »Daß ich ihn kennengelernt habe, ist das Beste, was mir im Leben passiert ist. Wir hatten zwanzig gute Jahre zusammen.«

Mit achtundvierzig – vor sieben Jahren – fing es an mit Herzbeschwerden.

»Ich konnte nicht mehr schlafen. Morgens war ich schon immer müde. Ich sah nicht mehr, wenn die Sonne schien oder die Blumen blühten. Alles war leer, alles sinnlos. Oft saß ich stundenlang da und mußte weinen. Immer gingen mir die Dinge aus der Kindheit durch den Kopf. Aus allem ist nichts geworden, und meinen eigenen Kindern war ich gar keine gute Mutter.«

Als sie wegen Rationalisierungsmaßnahmen ihre Stelle verlor – sie hatte die letzten sieben Jahre halbtags gearbeitet –, wurde es noch schlimmer. Sie trug nur noch schwarze Kleidung und stand vormittags nicht mehr auf. »Oft denke ich, das beste wäre, ich wäre nicht mehr da.«

Auch hier wirken verschiedene Faktoren zusammen:

- eine Lebensgeschichte voller Frustrationen, Bedrohungen und Verlusten,
- das Klimakterium,
- der Arbeitsplatzverlust.

Ausgebrannt – die Erschöpfungsdepression

Ein zweiundfünfzigjähriger Mann klagt: »Ich kann nicht mehr schlafen. Zu nichts habe ich mehr Lust. Seit dreißig Jahren bin ich Krankenpfleger auf der Chirurgie. Früher habe ich das mit Begeisterung gemacht. Aber in den letzten Jahren sehe ich nur noch all das Leiden. Und ständig habe ich Angst, etwas falsch zu machen. Die Verantwortung für die Frischoperierten und die Schwerverletzten kann ich manchmal nicht mehr ertragen. Und das Heben geht aufs Kreuz und auf die Knie. Ich schaffe es auch körperlich nicht mehr.«

Der Patient war in der Nähe von Schwerin aufgewachsen.

»Das war in der schlechten Zeit nach dem Krieg. Der Vater war Traktorist in der Kolchose, die Mutter Verkäuferin im HO-Laden. Zu Hause hatten wir noch einen Garten und ein paar Hühner. Die mußte ich versorgen. Es war nicht so, daß die Eltern sich nicht um uns Kinder gekümmert haben. Im Gegenteil, wir hatten eigentlich ein kameradschaftliches Verhältnis. Aber ich war von frühauf für alles verantwortlich, vor allem für die jüngeren Geschwister.«

Lehre zum Bauschlosser in der DDR. Mit siebzehn Jahren Flucht in den Westen.

»Die Eltern konnten sich nicht entschließen nachzukommen. Sie waren zu bodenständig. Am Anfang war es schlimm, so allein hier. Aber das habe ich damals weggesteckt.«

Ausbildung zum Krankenpfleger.

»Das war der ideale Beruf für mich. Ich wollte helfen. Über Jahrzehnte habe ich nebenher die Nachtbereitschaft gemacht. Auf vierzig Überstunden in der Woche bin ich manchmal gekommen. Trotzdem hatte ich noch Zeit, mich im Personalrat zu engagieren. Mit allen Nöten und Problemen sind die Leute zu mir gekommen. Und das war mir gerade recht.«

Seit dreiundzwanzig Jahren ist der Patient verheiratet. Mit den beiden Söhnen hat es nie größere Probleme gegeben. Zur Ehefrau allerdings ist die Beziehung problematisch.

»Sie hat einen Sehfehler und ist als Kind viel gehänselt worden. Irgendwie hat ihr das immer zu schaffen gemacht. Natürlich habe ich Rücksicht auf ihre Empfindlichkeit genommen. Was ihr zu belastend war, habe ich ihr abgenommen. Aber es ist immer schlimmer geworden. Seit Jahren ist sie krank. Und kein Arzt findet, woher es kommt ... Jetzt bin ich ihr gegenüber auch schon manchmal gereizt. Das nehme ich mir dann wieder übel. So etwas hat es früher bei mir nicht gegeben. Genauso mit meinen Depressionen. Ich war immer munter. Ich kenne mich selbst nicht mehr ... Ich war auch immer gesund. Aber jetzt habe ich einen Bluthochdruck; sobald etwas Besonderes auf mich zukommt, dreht sich mir der Magen rum, und inzwischen ist ein Diabetes festgestellt worden. Wenn ich so fix und fertig bin, esse ich manchmal ganz unkontrolliert drauflos. Das ist natürlich Gift für Diabetes und Magen. Das macht mir auch alles angst.«

Der Patient hatte sich sein Leben lang übernommen. Langjährige Überlastungen führen bei den meisten Menschen zu Erschöpfungszuständen, meist verbunden mit körperlichen Streßreaktionen: Magen- oder Herzbeschwerden, Kreislaufprobleme, häufige Erkältungen oder auch schwerere Infekte. Bei manchen Menschen führt Überforderung zur Depression:

– *Ohne einen konkreten Auslöser*: Die Depression dieses Patienten war keine Reaktion auf akute Ereignisse.
– *Ohne neurotische Entwicklung* seit Kindheit oder Jugend: Der Patient hat es nicht leicht gehabt im Leben, aber er hatte alles gemeistert und war durchaus zufrieden mit sich.
– *Ohne die typischen Symptome einer endogenen Depression:* Es gab keine früheren depressiven Phasen, kein Morgentief – »Vormittags geht es noch einigermaßen, vom Mittag an ist alles zuviel« –, der Appetit war eher gesteigert, und verschiedene Antidepressiva, die der Hausarzt und ein Nervenarzt verordnet hatten, blieben wirkungslos.

Häufiger als bei Männern kommt es zur *Erschöpfungsdepression bei Frauen.* Der typische Lebenslauf sieht dann etwa so aus: Dem Mädchen wird früh Verantwortung für jüngere Geschwister aufgebürdet, und es muß viel im Haushalt mitarbeiten. Nach der Volksschule Fabrikarbeit. Heirat und Geburt mehrerer Kinder. Der Pascha engagiert sich im Beruf und am Stammtisch. Kindererziehung und Haushalt sind Sache der Frau. Daneben geht sie putzen und macht Heimarbeit. Sind die Kinder aus dem Gröbsten heraus, geht sie wieder in die Fabrik. Das bringt Geld, aber keine Befriedigung und wenig Anerkennung. Für Hobbys und Interessen bleibt keine Zeit. Sind die Kinder aus dem Haus, fehlt, was bisher dem Leben Sinn gegeben und einen emotionalen Ausgleich geboten hat. Irgendwann setzen die klimakterischen Beschwerden ein, und mit dem Älterwerden fällt auch körperlich alles schwerer. Die Patientin fühlt sich »ausgebrannt«.

So wichtig eine Therapie für die Betroffenen ist, wichtiger wäre es, vorzubeugen. In diesem Fall: Überwindung der Rollenklischees, die eine solche Ausbeutung von Frauen erst ermöglichen. Mag der geschilderte Lebenslauf der gebildeten oberen Mittelschicht exotisch erscheinen, weiter unten auf der sozialen Leiter ist er gang und gäbe.

Depression bei Hirnschädigung

Hirnverletzungen, Schlaganfälle, Gehirntumoren, Tumoroperationen und andere Schädigungen oder Eingriffe ins Gehirn können Funktionsausfälle und -störungen verursachen. Das bekannteste Beispiel ist wohl die – oft halbseitige – Lähmung nach einem Schlaganfall. Ein anderes Beispiel sind Sprachstörungen: Stimmbänder und Muskeln sind intakt, aber die Betroffenen finden die Begriffe nicht, können keine richtigen Sätze mehr bilden, hören zwar Wörter, verstehen ihre Bedeutung aber nicht, bilden unsinnige Wörter, können nicht mehr schreiben oder haben die Sprache ganz verloren. Art und Ausmaß der Beeinträchtigungen können sehr verschieden sein, je nachdem, welche Zentren im Gehirn geschädigt sind. Ausdauer und Konzentrationsfähigkeit sind im allgemeinen stark herabgesetzt. Nicht selten ist die Kontrolle über Gefühle beeinträchtigt. Man spricht dann von Affektlabilität: Aus heiterem Himmel können solche Patienten losheulen, in Lachen ausbrechen oder gereizt und mürrisch reagieren. Neben dieser Affektlabilität gibt es auch die dauernde Niedergeschlagenheit bei hirnorganischen Störungen. Ihre Symptome ähneln denen der endogenen Depression.

Häufig kommt jedoch eine reaktive Komponente hinzu. Das ist nur allzu verständlich: Wer mehr oder weniger gelähmt ist, mit Sprechen, Denken oder Gedächtnis Schwierigkeiten hat, bei kleinen Anforderungen erschöpft ist – wer so beeinträchtigt ist, muß eigentlich depressiv werden.

Die Therapie: *üben, üben, üben – aber in ganz kleinen Schritten.* So hangeln die Patienten sich von Erfolg zu Erfolg. Überforderung dagegen führt zu Mißerfolg und Rückschlag. Je jünger die Betroffenen sind, um so eher erholt sich das Gehirn: Durch Übung lernen erhaltene Hirnregionen die Funktionen der zerstörten zu übernehmen. Die Lernfähigkeit des Gehirns ist erstaunlich: Patienten können z.B. nach mehrwöchigem Koma Sprache und Gedächtnis verloren haben; sie müssen dann ihre Muttersprache wie eine Fremdsprache neu lernen. Aber nach zwei, drei oder vier Jahren merkt man ihnen (fast) nichts mehr an. Eine spezielle antidepressive Therapie braucht es nicht. Medikamente sollten dem ohnehin geschädigten Gehirn nicht auch noch zugemutet werden, und das Übungsprogramm besteht im allmählichen Wiedererlangen der verlorenen Fähigkeiten – zuerst in Spezialkliniken und Rehabilitationszentren, dann unter ambulanter Betreuung zu Hause.

Störungen des Hormonhaushalts und Nebenwirkungen von Medikamenten

Daß die Hormonumstellung im *Klimakterium* eine endogene Depression auslösen und eine reaktive oder neurotische Depression verstärken kann, wurde ausführlich dargestellt. Hormonersatz durch Tabletteneinnahme kann die Beschwerden der Wechseljahre lindern, reicht zur Behandlung der klimakterischen Depression aber meist nicht aus.

Einfacher liegt der Fall bei einer *Schilddrüsenunterfunktion*. Sie macht sich in Verlangsamung, allgemeiner Schwäche, fehlendem Antrieb, rascher Ermüdbarkeit, Gewichtszunahme und einer ganzen Reihe körperlicher Symptome bemerkbar. Stellt sich bei der speziellen Schilddrüsendiagnostik tatsächlich eine Unterfunktion heraus, hilft Hormonersatz. Sowohl die körperlichen als auch die psychischen Symptome bilden sich dann im allgemeinen zurück.

Unmittelbar nach einer Geburt kommt es zu starken Veränderungen im gesamten Hormonhaushalt der Frau. Eine *Wochenbettdepression* kann die Folge dieser plötzlichen Hormonumstellung sein. Das ist wichtig zu wissen, weil die betroffenen Frauen sich sonst

Vorwürfe machen: »Ich sollte mich über das Kind freuen – und kann es nicht. Ich bin eine schlechte Mutter, ich lehne mein Kind ab ...« Kennt die Frau den Zusammenhang, kann sie gelassener damit umgehen. Im übrigen bildet sich die Wochenbettdepression in aller Regel nach wenigen Tagen zurück.

Auch *Medikamente* können in den Hormonhaushalt eingreifen und eine Depression auslösen. Das bekannteste Beispiel bietet eine hochdosierte Langzeitbehandlung mit *Kortison*, die außerdem oft schwere körperliche Nebenwirkungen hat. Deswegen müssen Nutzen und Risiken in jedem Fall sorgfältig gegeneinander abgewogen werden. Beim Absetzen des Kortisons bilden sich die depressiven Symptome zurück. (Zu Depression und Kortisolspiegel siehe Seite 129.) Allerdings kann sich die Situation komplizieren: etwa, wenn eine schwere rheumatische Erkrankung – die mit Kortison behandelt wurde – als so beeinträchtigend erlebt wird, daß der Patient oder die Patientin darauf mit einer Depression reagiert. Dann genügt nicht das Absetzen der Kortisonbehandlung; die Patienten müssen lernen, mit ihren Beschwerden umzugehen – ähnlich wie im Falle der larvierten Depression. (Zur larvierten Depression siehe Seite 157.) Leider sind solche Behandlungsansätze noch Stiefkinder der Medizin. Selbst in manchen Schmerzkliniken fristet Psychotherapie noch ein Mauerblümchendasein.

Ein klassisches Beispiel für die depressive Wirkung von Medikamenten bietet das blutdrucksenkende Medikament *Reserpin*, das deswegen kaum noch verordnet wird. Bei anderen blutdrucksenkenden Mitteln oder bei einigen Herzmitteln (Digitalispräparate, Lidocain) kommt es seltener zu Depressionen.

> Sollten Sie über längere Zeit Medikamente nehmen – das gilt auch für »die Pille« – und spüren, wie Stimmung und Antrieb sinken, lesen Sie einmal die Packungsbeilage und fragen Sie Ihren Arzt ...

Diätdepression

Unsere Großmutter hatte ein probates Rezept, wenn wir Kinder wegen Bauchweh, aus Angst vor einem Gewitter oder, aus einem schlechten Traum erwacht, nicht einschlafen konnten: ein Glas warmes Zuckerwasser!

Vielleicht wirkte einfach die Zuwendung der lieben Großmutter; vielleicht ihre Zuversicht, die sich auf uns übertrug. Vielleicht hatte sie aber auch gar nicht so unrecht mit ihrem stimmungsaufhellenden Hausmittel.

Mit Kohlenhydraten – im Zucker liegen sie in reiner Form vor – trübe Stimmung zu verscheuchen, diese Selbsttherapie scheinen ja auch diejenigen anzuwenden, die regelmäßig im November einen Heißhunger auf Süßigkeiten bekommen (mit einer Steigerung um Weihnachten herum). Diese »süße Therapie der Winterdepression« (zur Winterdepression siehe Seite 147) bleibt leider nicht ohne Nebenwirkungen: Im Februar schleppt man fünf Kilogramm mehr mit sich herum. Aber ganz von der Hand zu weisen ist diese Therapie auch wieder nicht: Unsere Lebensmittel, vor allem die Kohlenhydrate, enthalten Stoffe, die im Körper zu Serotonin umgebaut werden. Der vermutete Zusammenhang zwischen Serotoninmangel und Depression (zu Depression und Serotoninmangel siehe Seite 128) bestätigt sich bei der Diätdepression: Menschen, die zur Depression neigen – vielleicht, weil ihr Serotoninstoffwechsel anfällig für Störungen ist – fasten sich leicht in eine Depression hinein. Das gilt vor allem für eine Diät, die das Abnehmen an sich relativ leicht macht: viel Eiweiß essen – das »hält länger an« – und wenig Kohlenhydrate – die werden »schneller verbrannt«. Dann fehlen aber die Muntermacher; es kann zu einem Serotoninmangel und zur Depression kommen.

Wenn Sie abnehmen wollen, ohne sich dieser Gefahr auszusetzen, meiden Sie zwar die drei Kalorienbomben: Fett – in jeder Form, offen oder versteckt –, Alkohol und Zucker, sehen Sie aber zu, daß Sie mehr als fünfzig Prozent Ihres Kalorienbedarfs mit ballaststoffreichen, mineral- und vitaminhaltigen Kohlenhydraten decken: Gemüse, Salate, Obst, Vollkornprodukte.

Allerdings, wenn Sie abnehmen und Ihr Gewicht auf einem erwünschten Niveau halten wollen, müssen Sie wahrscheinlich nicht nur auf eine bestimmte Ernährung achten, sondern auch auf Ihr Eßverhalten.[4]

Anmerkungen

1 DSM-III-R (1989), S. 284–286.
2 DSM-III-R (1989), S. 286–289.
3 Hypothesen und Untersuchungen zu Fragen der Genetik und der Vererbbarkeit (endogener) Depressionen: Hoofdakker (1993), S. 70; Zerbin-Rüdin (1987), S. 137–164; Gershon et al. (1987), S. 481–491.
4 Wie Sie Ihr Eßverhalten mit Genuß und Entspannung ändern können, dazu einige Hinweise bei: Kaufmann-Mall & Mall (1993), S. 209–213.

7 So ziehen Sie sich am eigenen Schopf aus dem Sumpf

Wenn Sie gerade an einer *tiefen Depression* leiden, sollten Sie die Hilfe eines *Verhaltenstherapeuten* oder *Nervenarztes* in Anspruch nehmen.

Hilfe zur *Selbsthilfe* bietet Ihnen das folgende antidepressive Programm

- bei einer *leichten oder mittelschweren* Depression,
- wenn Sie vermeiden möchten, in Niedergeschlagenheit und Inaktivität abzugleiten,
- wenn Sie einem *Rückfall vorbeugen* wollen.

Dieses Programm hat sich tausendfach bewährt. Das spiegelt sich nicht nur in den Fallgeschichten, die wir geschildert haben, sondern auch in wissenschaftlich kontrollierten Untersuchungen.[1]

Übungsprogramm zu Vorbeugung und Überwindung der Depression

Beginnen Sie mit dem Abschnitt »Wenn nichts mehr Spaß macht«: Hier finden Sie Anregungen, wie Sie sich durch *angenehme Dinge aktivieren* und wie Sie diese angenehmen Dinge auch wirklich genießen lernen. Üben Sie das eine Woche lang, zwei Wochen, drei Wochen – so lange, bis diese Übungen selbstverständlicher Bestandteil Ihres alltäglichen Lebens geworden sind.

Nach ein oder zwei Wochen beginnen Sie mit dem Abschnitt »Wenn alles wie ein Berg vor Ihnen steht«: Nach der *Strategie der kleinen Schritte* lernen Sie allmählich, Aufgaben zu bewältigen, die Sie sich bisher nicht – oder nicht mehr – zugetraut haben. Das ist der zweite Teil Ihres Aktivierungstrainings.

Sind »Schlafstörungen und innere Unruhe« Ihr Problem, schauen

Sie irgendwann einmal – nicht gleich in der ersten Woche – diesen Abschnitt an. Vielleicht bekommen Sie Lust auf ein *Entspannungstraining.*

Zermartern Sie sich das Hirn mit Grübeleien, dann beginnen Sie – am besten wahrscheinlich in der zweiten oder dritten Woche – mit dem »Gedankenstoppen«.

Ist Ihnen das Aktivierungstraining schon selbstverständlich geworden, können Sie – wenn Sie wollen – »Realistisches Denken üben«. In der Woche darauf beginnen Sie dann mit dem »Selbstbehauptungstraining«. Die Reihenfolge dieser beiden Übungen können Sie auch vertauschen.

> Nehmen Sie sich nicht zuviel auf einmal vor! Denken Sie immer an die Strategie der kleinen Schritte! Darin liegt das Erfolgsrezept. Das gilt ganz besonders für ein antidepressives Training.
>
> Wichtig ist nicht, was Sie heute, morgen oder übermorgen erreichen. Wichtig ist nur, daß Sie beginnen – heute, morgen, übermorgen, jeden Tag aufs neue.

Wenn nichts mehr Spaß macht

Angenommen, Ihre Stimmung ist im Keller, zu nichts haben Sie Lust; Sie ziehen sich zurück, sind untätig, sagen sich: »Dies müßtest du tun, jenes solltest du in Angriff nehmen!« Aber der Schwung dazu fehlt. Dann erinnern Sie sich an den einfachen Zusammenhang:

Nichtstun, dabei grübeln und sich Vorwürfe machen drückt noch weiter auf die Stimmung. Tun Sie dagegen etwas Angenehmes, hebt das die Stimmung.

Besonders anschaulich macht das Abbildung 6: Ein Patient, Herr E., übte während seiner Therapie, angenehme Dinge zu tun. Über

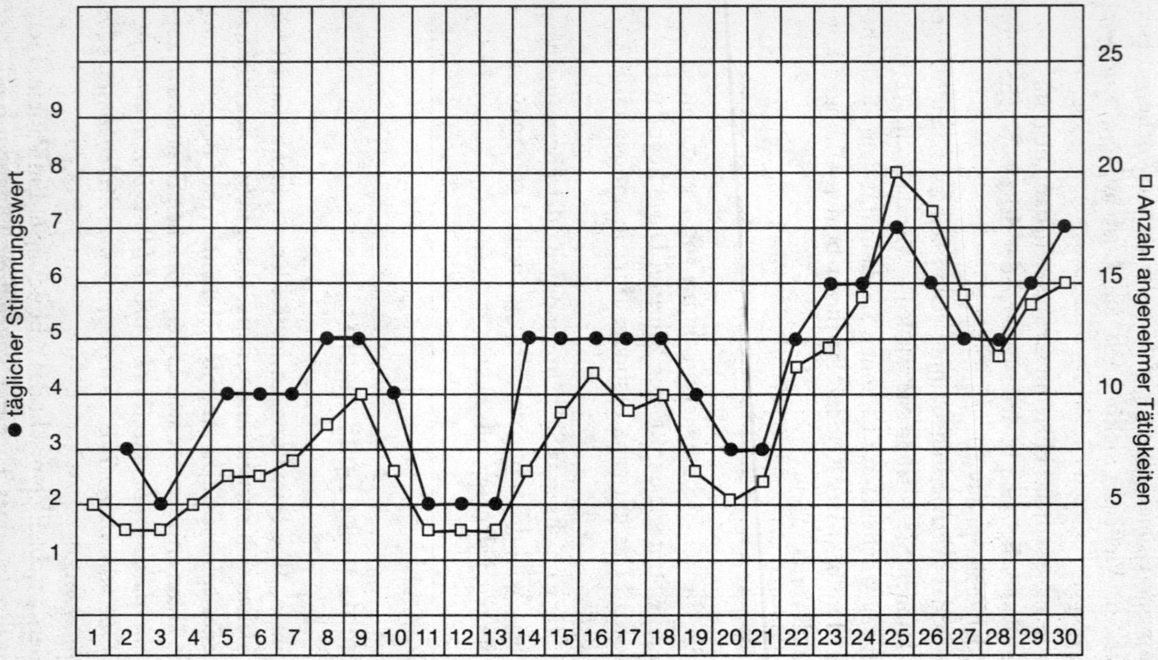

Abbildung 6: Tägliche Stimmung und tägliche Menge angenehmer Aktivitäten über 30 Tage von Herrn E. (nach Hautzinger et al. 1992, S. 71)

die führte er täglich Buch. Außerdem beurteilte er jeden Tag den Pegel seines Stimmungsbarometers. Das Ergebnis ist frappierend: Je mehr angenehme Dinge er tat, um so besser fühlte er sich.

Vielleicht wenden Sie jetzt ein: »Das mag bei Herrn E. funktionieren und vielleicht auch bei Frau XY. Aber wie soll das bei mir klappen? Da mir nichts Spaß macht, gibt es für mich doch gar nichts, was mir angenehm wäre.«

Diesen Einwand hören wir tagtäglich – von Depressiven. Auf die Frage, »Was macht Ihnen denn Spaß?«, kommt meist prompt die Antwort: »Gar nichts!« Erst auf die Frage, »Was hat denn früher Spaß gemacht?«, fällt vielen – nach einigem Nachdenken – das eine oder andere ein. Denn:

- Während der Depression ist der Mensch weniger aktiv; er tut überhaupt weniger, erst recht weniger Angenehmes.
- Weil die trübe Stimmung Wahrnehmung, Vorstellung und Erinnern beeinflußt, registrieren Depressive oft gerade das nicht, was ihnen an sich angenehm ist, oder sie »vergessen« es gleich wieder.

Deswegen versuchen Verhaltenstherapeuten, der Phantasie ihrer Patienten ein wenig auf die Sprünge zu helfen – mit einer Liste, in der Aktivitäten gesammelt sind, die vielen Menschen Spaß machen. Natürlich, nicht alles trifft für jeden und jede zu. Außerdem: Skifahren ist im Sommer kaum möglich, und mit den Enkeln spielen oder mit dem/der Geliebten schmusen kann man nur, so man hat.

Liste angenehmer Ereignisse[2]

Bitte gehen Sie die folgende Liste zweimal mit dem Bleistift durch!

Beim *ersten Durchgang* überlegen Sie bitte bei jedem Satz: »Habe ich das in den letzten dreißig Tagen erlebt?«

Ist Ihre Antwort: »Nein, habe ich in den letzten dreißig Tagen nicht erlebt,« dann tragen Sie bitte unter »Häufigkeit« eine »Null« ein.

Ist das entsprechende Ereignis oder die entsprechende Aktivität in den letzten dreißig Tagen einige Male vorgekommen, genauer gesagt, ein- bis sechsmal, dann tragen Sie unter »Häufigkeit« eine »Eins« ein.

Kam es oft vor – mehr als sechsmal in den letzten dreißig Tagen –, dann tragen Sie unter »Häufigkeit« eine »Zwei« ein.

Wenn Sie die Frage nach der Häufigkeit für alle Ereignisse der Liste beantwortet haben, nehmen Sie sich bitte den *zweiten Durchgang* vor: Überlegen Sie bitte zu jedem Ereignis, wie angenehm es Ihnen persönlich ist – wenn Sie es in den letzten dreißig Tagen erlebt haben – oder wie angenehm es Ihnen wäre – wenn Sie es in den letzten dreißig Tagen erlebt hätten.

Tragen Sie unter »Wert« eine »Null« ein, wenn dieses Ereignis Ihnen unangenehm ist oder wäre oder wenn Sie es als neutral empfinden (weder angenehm noch unangenehm).

Ist (oder wäre) es Ihnen einigermaßen angenehm, tragen Sie unter »Wert« eine »Eins« ein.

Ist (oder wäre) es Ihnen sehr angenehm, tragen Sie unter »Wert« eine »Zwei« ein.

Die Liste kommt Ihnen ein bißchen lang vor? Sie müssen ja nicht alles auf einmal machen. Nehmen Sie sich einfach mal die erste Seite vor. Wahrscheinlich macht es Ihnen mit der Zeit sogar ein bißchen Spaß.

Liste angenehmer Ereignisse

	Häufigkeit während der letzten 30 Tage 0 = keinmal 1 = ein- bis sechsmal 2 = mehr als sechsmal			Wert 0 = unangenehm oder neutral 1 = einigermaßen angenehm 2 = sehr angenehm		
	0	1	2	0	1	2
1. Ins Grüne fahren						
2. Teure oder exklusive Kleidung tragen						
3. Für einen guten Zweck spenden						
4. Sich über Sport unterhalten						
5. Eine neue Bekanntschaft machen (gleiches Geschlecht)						
6. Gut vorbereitet eine Prüfung bestehen						
7. Zu einem Popkonzert gehen						
8. Federball spielen						
9. Ausflüge oder Urlaubsfahrten planen						
10. Für sich selbst Dinge einkaufen						
11. Am Strand sein						
12. Sich künstlerisch betätigen (Malen, Zeichnen usw.)						
13. Kletterfahrten oder Bergtouren machen						
14. Die Bibel oder andere religiöse Schriften lesen						
15. Golf oder Minigolf spielen						
16. In der Wohnung auf- oder umräumen						
17. Nackt herumlaufen						
18. Zu einer Sportveranstaltung gehen						
19. Zu Rennveranstaltungen gehen (Pferde-, Auto-, Bootsrennen usw.)						
20. Tips und Ratschläge zur Selbsthilfe lesen						
21. Romane, Erzählungen, Theaterstücke oder Gedichte lesen						
22. In ein Lokal gehen						
23. Zu Vorträgen gehen						
24. Auto fahren						
25. Ein Lied oder ein Musikstück texten oder komponieren						
26. Sich betrinken						
27. Eine Sache klipp und klar sagen						
28. Segeln, Motorboot oder Kanu fahren						

Liste angenehmer Ereignisse (Fortsetzung)

	Häufigkeit während der letzten 30 Tage 0 = keinmal 1 = ein- bis sechsmal 2 = mehr als sechsmal			Wert 0 = unangenehm oder neutral 1 = einigermaßen angenehm 2 = sehr angenehm		
	0	1	2	0	1	2
29. Seinen Eltern eine Freude bereiten						
30. Antiquitäten restaurieren, Möbel aufarbeiten						
31. Fernsehen						
32. Selbstgespräche führen						
33. Zelten						
34. Sich politisch betätigen						
35. An technischen Dingen arbeiten (Autos, Fahrräder, Motorräder, Hausgeräte usw.)						
36. Positive Zukunftspläne schmieden						
37. Karten spielen						
38. Eine schwierige Aufgabe meistern						
39. Lachen						
40. Puzzel, Kreuzworträtsel usw. lösen						
41. An Hochzeiten, Taufen, Konfirmationen usw. teilnehmen						
42. Jemanden kritisieren						
43. Mit Freunden oder Bekannten zusammen essen						
44. Schmuck tragen						
45. Tennis spielen						
46. Eine Dusche nehmen						
47. Lange Strecken fahren						
48. Holz- oder Schreinerarbeiten ausführen						
49. Erzählungen, Gedichte o.ä. schreiben						
50. Sich mit Tieren beschäftigen						
51. Mit einem Flugzeug fliegen						
52. Erkundungsgänge machen (von gewohnten Straßen abweichen, unbekannte Gegenden erforschen usw.)						
53. Eine offene und ehrliche Unterhaltung führen						
54. In einem Chor singen						
55. Über sich selbst oder seine Probleme nachdenken						
56. Sich beruflich engagieren						

Liste angenehmer Ereignisse (Fortsetzung)

	Häufigkeit während der letzten 30 Tage 0 = keinmal 1 = ein- bis sechsmal 2 = mehr als sechsmal			Wert 0 = unangenehm oder neutral 1 = einigermaßen angenehm 2 = sehr angenehm		
	0	1	2	0	1	2
57. Zu einer Party gehen						
58. Eine Fremdsprache sprechen						
59. Zu kirchlichen Veranstaltungen gehen (Wohltätigkeitsveranstaltungen, Vorträge, Bazare usw.)						
60. Zu Versammlungen von gemeinnützigen oder sozialen Vereinen gehen						
61. An einer Tagung teilnehmen						
62. Einen Luxus- oder Sportwagen fahren						
63. Ein Musikinstrument spielen						
64. Skilaufen						
65. Geholfen bekommen						
66. Leger gekleidet sein						
67. Sein Haar kämmen oder bürsten						
68. Schauspielerisch tätig sein						
69. Ein Nickerchen machen						
70. Mit Freunden zusammensein						
71. Lebensmittel einmachen, einfrieren, Vorräte anlegen						
72. Schnell fahren						
73. Ein persönliches Problem lösen						
74. Ein Bad nehmen						
75. Vor sich hinsingen						
76. Billiard spielen						
77. Mit den Enkelkindern zusammensein						
78. Schach oder Dame spielen						
79. Etwas gestalten mit Ton, Holz, Leder, Perlen usw.						
80. Zum Zirkus oder Zoo gehen						
81. Sich kratzen						
82. Make-up auflegen, die Frisur richten usw.						
83. Etwas entwerfen oder zeichnen						
84. Leute besuchen, die krank, inhaftiert oder sonstwie in Schwierigkeiten sind						
85. Fröhlich sein, gute Stimmung verbreiten						

Liste angenehmer Ereignisse (Fortsetzung)

	Häufigkeit während der letzten 30 Tage 0 = keinmal 1 = ein- bis sechsmal 2 = mehr als sechsmal			Wert 0 = unangenehm oder neutral 1 = einigermaßen angenehm 2 = sehr angenehm		
	0	1	2	0	1	2
86. Bowling spielen gehen						
87. Tiere beobachten						
88. Eine originelle Idee haben						
89. Garten-, Landschafts- oder Hofarbeiten verrichten						
90. Blödeln, Witze erzählen						
91. Fachliteratur oder Sachbuch lesen						
92. Neue Kleidung tragen						
93. Tanzen						
94. In der Sonne sitzen						
95. Motorrad fahren						
96. Nur so herumsitzen und nachdenken						
97. In geselliger Runde etwas trinken						
98. Miterleben, wie der eigenen Familie oder den Freunden etwas Positives widerfährt						
99. Einen Vergnügungspark besuchen						
100. Sich über Philosophie oder Religion unterhalten						
101. Um Geld spielen						
102. Etwas planen oder organisieren						
103. Friedhof besuchen						
104. Alleine etwas Gutes trinken						
105. Den Geräuschen in der freien Natur zuhören						
106. Verabredungen treffen, um mit jemandem zu flirten						
107. Eine lebhafte Unterhaltung führen						
108. Wettrennen machen						
109. Radio hören						
110. Besuch von Freunden bekommen						
111. An einem sportliche Wettbewerb teilnehmen						
112. Leute einander vorstellen, von denen man annimmt, sie könnten einander gut verstehen						
113. Geschenke machen						
114. Zu Gerichtsverhandlungen gehen						
115. Massiert werden						

Liste angenehmer Ereignisse (Fortsetzung)

	Häufigkeit während der letzten 30 Tage 0 = keinmal 1 = ein- bis sechsmal 2 = mehr als sechsmal			Wert 0 = unangenehm oder neutral 1 = einigermaßen angenehm 2 = sehr angenehm		
	0	1	2	0	1	2
116. Briefe erhalten						
117. Den Himmel, Wolken oder einen Sturm beobachten						
118. Sich im Freien aufhalten (in einem Park, Garten, zum Picknick, Grillen usw. gehen)						
119. Basketball oder Volleyball spielen						
120. Etwas für die Familie kaufen						
121. Fotografieren, Filmen usw.						
122. Eine Rede oder einen Vortrag halten						
123. Landkarten studieren						
124. Dinge aus der Natur sammeln (wilde Früchte oder Beeren, Steine, Treibholz usw.)						
125. Seine finanziellen Angelegenheiten regeln						
126. Saubere Kleidung tragen						
127. Eine Anschaffung oder Investition tätigen (Auto, Geräte, Haus- oder Vorratsgegenstände)						
128. Jemandem helfen						
129. Sich um neue Arbeit bewerben						
130. Witze hören						
131. Eine Wette gewinnen						
132. Über seine Kinder oder Enkel sprechen						
133. Jemanden neuen vom anderen Geschlecht kennenlernen						
134. Über die eigene Gesundheit sprechen						
135. Gut essen						
136. Etwas für seine Gesundheit tun (z.B. eine neue Brille bekommen, die Ernährung umstellen usw.)						
137. In der Stadt herumbummeln						
138. Ringen oder boxen						
139. Schießsport betreiben						
140. In einer Musikgruppe mitspielen						
141. Wandern						
142. Ein Museum oder eine Ausstellung besuchen						

Liste angenehmer Ereignisse (Fortsetzung)

	Häufigkeit während der letzten 30 Tage 0 = keinmal 1 = ein- bis sechsmal 2 = mehr als sechsmal			Wert 0 = unangenehm oder neutral 1 = einigermaßen angenehm 2 = sehr angenehm		
	0	1	2	0	1	2
143. Tagebuch schreiben						
144. Eine Aufgabe gut ausführen						
145. Freizeit haben						
146. Angeln gehen						
147. Etwas verleihen						
148. Als sexuell attraktiv bemerkt werden						
149. Arbeitgebern, Lehrern usw. eine Freude bereiten						
150. Jemanden beraten						
151. In ein Fitneßcenter, eine Sauna usw. gehen						
152. Etwas Neues lernen						
153. Jemandem Komplimente machen oder jemanden loben						
154. Über Leute nachdenken, die man mag						
155. An jemandem Rache nehmen						
156. Mit seinen Eltern zusammensein						
157. Reiten						
158. Telefongespräche führen						
159. Tagträumen						
160. Blätter, Sand, Kieselsteine usw. herumkicken						
161. Boccia spielen						
162. Zu Klassen-, Alterstreffen und dergleichen gehen						
163. Berühmte Leute sehen						
164. Ins Kino gehen						
165. Küssen						
166. Allein sein						
167. Essen kochen						
168. Einen »Neunmalklugen« hereinlegen						
169. »Gelegenheitsarbeiten« im Haus verrichten						
170. Weinen						
171. Gesagt bekommen, daß man gebraucht wird						
172. An einem Treffen oder einer Feier der Familie teilnehmen						

Liste angenehmer Ereignisse (Fortsetzung)

	Häufigkeit während der letzten 30 Tage 0 = keinmal 1 = ein- bis sechsmal 2 = mehr als sechsmal			Wert 0 = unangenehm oder neutral 1 = einigermaßen angenehm 2 = sehr angenehm		
	0	1	2	0	1	2
173. Eine Party oder ein gemütliches Beisammensein veranstalten						
174. Die Haare waschen						
175. Jemandem Anweisungen erteilen						
176. Eine Blume oder Pflanze sehen oder riechen						
177. Zum Ausgehen eingeladen werden						
178. Kölnischwasser, Parfüm benutzen						
179. Mit jemandem derselben Meinung sein						
180. In Erinnerungen schwelgen, von früheren Zeiten sprechen						
181. Morgens früh aufstehen						
182. Ruhe finden						
183. Experimente oder andere wissenschaftliche Versuche durchführen						
184. Freunde besuchen						
185. Sich beraten lassen, eine Rat erteilt bekommen						
186. Beten						
187. Jemanden massieren						
188. Per Anhalter reisen						
189. Meditation oder Yoga betreiben						
190. Einem Kampf zusehen						
191. Mit Arbeits- oder Klassenkameraden sprechen						
192. Entspannt sein						
193. Um Rat oder Hilfe gebeten werden						
194. Über anderer Leute Probleme nachdenken						
195. Gesellschaftsspiele spielen						
196. Nachts tief und fest schlafen						
197. Schwere Arbeiten im Freien verrichten (Bäume fällen oder Holz hacken, Gartenarbeiten)						
198. Zeitung lesen						
199. Leute schockieren, fluchen, obszöne Gesten machen usw.						

Liste angenehmer Ereignisse (Fortsetzung)

	Häufigkeit während der letzten 30 Tage 0 = keinmal 1 = ein- bis echsmal 2 = mehr als sechsmal			Wert 0 = unangenehm oder neutral 1 = einigermaßen angenehm 2 = sehr angenehm		
	0	1	2	0	1	2
200. An einer Selbsterfahrungsgruppe teilnehmen						
201. Tischtennis spielen						
202. Sich die Zähne putzen						
203. Schwimmen						
204. An einem Kampf beteiligt sein						
205. Laufen, Jogging, Gymnastik, Fitneß- oder Freiluftübungen betreiben						
206. Barfuß laufen						
207. Ein Wurfspiel oder Fangen spielen						
208. Hausarbeiten oder Wäsche erledigen; saubermachen						
209. Musik hören						
210. Sexuelle Befriedigung haben						
211. Stricken, Häkeln, Sticken, Weben usw.						
212. Schmusen						
213. Leute erheitern						
214. Über Sexualität sprechen						
215. Zu einem Frisör oder Kosmetikerin gehen						
216. Gäste im Haus haben						
217. Mit jemandem zusammensein, den man mag						
218. Zeitschriften lesen						
219. Ausschlafen						
220. Ein neues Vorhaben beginnen						
221. Eigensinnig sein						
222. Diskutieren						
223. Sexuell Kontakt haben						
224. In eine Bibliothek gehen						
225. Fußball oder Handball spielen						
226. Ein neues oder spezielles Gericht zubereiten						
227. Vögel beobachten						
228. Einen Einkaufsbummel machen						
229. Leute beobachten						
230. Ein Feuer anzünden oder beobachten						

Liste angenehmer Ereignisse (Fortsetzung)

Häufigkeit während der letzten 30 Tage
0 = keinmal
1 = ein- bis sechsmal
2 = mehr als sechsmal

Wert
0 = unangenehm oder neutral
1 = einigermaßen angenehm
2 = sehr angenehm

	Häufigkeit			Wert		
	0	1	2	0	1	2
231. Eine Auseinandersetzung erfolgreich bestehen						
232. Etwas verkaufen oder mit etwas handeln						
233. Ein Vorhaben oder eine Aufgabe zu Ende bringen						
234. Etwas beichten oder für etwas Abbitte leisten						
235. Gegenstände reparieren						
236. Radfahren						
237. Leuten sagen, was sie zu tun haben						
238. Mit fröhlichen Menschen zusammensein						
239. Partyspiele spielen						
240. Briefe, Karten schreiben						
241. Über Politik oder öffentliche Angelegenheiten reden						
242. Um Hilfe oder Ratschläge bitten						
243. Über sein Hobby oder spezielles Interessengebiet reden						
244. Attraktive Frauen oder Männer beobachten						
245. Leuten zulächeln						
246. Im Sand, Gras oder an einem Fluß spielen						
247. Über andere Leute reden						
248. Mit seinem Ehepartner zusammensein						
249. Von anderen Leuten Interesse an seinen Äußerungen gezeigt bekommen						
250. Rauchen						
251. Sich um Zimmerpflanzen kümmern						
252. Mit Freunden Kaffee, Tee trinken						
253. Einen Spaziergang machen						
254. Verschiedene Dinge sammeln						
255. Nähen						
256. Sich an einen früheren Freund erinnern						
257. Mit Kindern gemeinsam etwas unternehmen						
258. Komplimente erhalten oder hören, daß man etwas gut gemacht hat						
259. Gesagt bekommen, daß man geliebt wird						

Liste angenehmer Ereignisse (Fortsetzung)

	Häufigkeit während der letzten 30 Tage 0 = keinmal 1 = ein- bis sechsmal 2 = mehr als sechsmal			Wert 0 = unangenehm oder neutral 1 = einigermaßen angenehm 2 = sehr angenehm		
	0	1	2	0	1	2
260. Einen Imbiß zu sich nehmen						
261. Abends lange aufbleiben						
262. Mit seinen Kindern zusammensein						
263. Zu Auktionen, Versteigerungen usw. gehen						
264. Über eine interessante Frage nachdenken						
265. Freiwillige Arbeit tun, an gemeinnützigen Projekten mitarbeiten						
266. Wasserski laufen, surfen, tauchen						
267. Jemanden verteidigen oder in Schutz nehmen; gegen Betrug oder Mißbrauch einschreiten						
268. Einen Anhalter mitnehmen						
269. Einen Wettbewerb gewinnen						
270. Über Beruf oder Schule sprechen						
271. Cartoons, Comic-Hefte lesen						
272. Etwas ausleihen						
273. An einer Gruppenreise teilnehmen						
274. Alte Freunde wiedertreffen						
275. Reisen						
276. Ein Konzert, eine Oper- oder Ballettaufführung besuchen						
277. Mit Haustieren spielen						
278. Ein Theaterstück besuchen						
279. Die Sterne oder den Mond betrachten						
280. Dias, Fotos, Bildbände anschauen						

Beim Ausfüllen der Liste ist Ihnen wahrscheinlich einiges aufgefallen: Manches haben Sie in letzter Zeit oft getan (Häufigkeit: 2), es hat Ihnen aber keinen Spaß gemacht (Wert: 0). Lassen Sie das auf sich beruhen; es ist jetzt nicht so wichtig

Wichtig ist, was Ihnen sehr angenehm ist und was Sie tatsächlich getan haben (Wert: 2, Häufigkeit: 1 oder 2). Vielleicht ist Ihnen aufgefallen: Bei manchem hatten Sie schon fast vergessen, daß Sie es erlebt haben. Achten Sie darauf! Freuen Sie sich daran!

Was auch wichtig ist: Manchmal werden Sie eingetragen haben »sehr angenehm« (Wert: 2); aber diese Ereignisse kamen in den letzten dreißig Tagen in Ihrem Leben nicht vor (Häufigkeit: 0). Wahrscheinlich sind jedoch Dinge dabei, die Sie durchaus tun könnten.

Nun ist diese Liste ein bißchen unhandlich. Deshalb machen Sie sich daraus:

Ihre persönliche Hitliste

Schreiben Sie auf einen großen Zettel diejenigen Aktivitäten, die Ihnen sehr angenehm sind (Wert: 2) – gleichgültig, ob Sie sie in den letzten dreißig Tagen erlebt haben oder nicht. Lassen Sie sich Zeit dazu! Vielleicht fällt Ihnen noch das eine oder andere ein, was Sie in der vorgefertigten Liste nicht gefunden haben. Und vielleicht können Sie einiges für sich noch konkret beschreiben.

Meine persöhnliche Hitliste

Was mir sehr angenehm ist:

1. ....
2. ....
3. ....

⋮

60. ....

Wenn Ihre persönliche Bestenliste vierzig Posten oder mehr aufweist, ist das sehr gut. Wenn es wenigstens dreißig sind, reicht es auch. Sollten Sie auf weniger gekommen sein, gehen Sie bitte die Liste angenehmer Ereignisse noch einmal durch und fügen Sie ein paar der Aktivitäten hinzu, die Ihnen »einigermaßen angenehm« sind (Wert: 1).

Und so arbeiten Sie mit Ihrer Hitliste:

Ihr persönlicher antidepressiver Stundenplan

> Machen Sie sich einen antidepressiven Stundenplan. Machen Sie das schriftlich! Sie könnten die Planung vielleicht auch im Kopf behalten, aber dabei vergißt man leicht einiges. Reservieren Sie sich jeden Abend ein Viertelstündchen! Am besten immer zur selben Zeit: im Anschluß ans Abendessen, an die Spätnachrichten – im Anschluß an irgend etwas, was Sie jeden Abend tun. Und dann planen Sie angenehme Aktivitäten für den nächsten Tag, konkret und präzise, mit Angabe der Uhrzeit. Notieren Sie alles in Ihren *Wochenplan.*

Eine dreiunddreißigjährige Büroangestellte, die an einer neurotischen Depression litt und zu Rückzug neigte, nahm sich z.B. an einem Samstagabend für den Sonntag vor:

	Sonntag
7– 8	Ausschlafen
8– 9	Ausschlafen
9–10	Duschen, Körperpflege
10–11	In Ruhe frühstücken
11–12	Reiten
13–14	Reiten
13–14	Im Reiterstüble essen

14–15	In der Sonne sitzen
15–16	
16–17	Kaffee trinken
17–18	Entspannen, Urlaub planen
18–19	Urlaub planen
19–20	Essen
20–22	Kino

Alles, was Sie tun »müßten und sollten« ist im Moment nicht so wichtig. Diese Woche besteht Ihre Therapie darin, darauf zu achten, daß Sie angenehme Dinge tun.

Am Abend – nach vollbrachtem Tag – gehen Sie Ihren Stundenplan durch, tragen nach, was sich vielleicht sonst noch – ungeplant – an Angenehmem ergeben hat. Außerdem: Zu den Ereignissen und Aktivitäten des vergangenen Tages vermerken Sie, wie Sie sich dabei gefühlt haben:
sehr gut: ++
gut: +
weder gut noch schlecht bzw. nicht so gut: 0.

Dann planen Sie den nächsten Tag.

Am Sonntag abend ließ diese Patientin den vergangenen Tag anhand ihres Plans Revue passieren, bewertete ihre Stimmung bei den erlebten Ereignissen und plante angenehme Aktivitäten für den kommenden Montag:

	Sonntag	Montag
7– 8	Auschlafen 0	Duschen, Frühstück, etwas Schönes anziehen
8– 9	Ausschlafen 0	
9–10	Duschen, Körperpflege +	Einer Kollegin zulächeln
10–11	In Ruhe frühstücken +	
11–12	Reiten ++	
12–13	Reiten ++	Guter Imbiß, Entspannen
13–14	Im Reiterstüble essen +	
14–15	Geschlafen 0	Einem Kollegen helfen
15–16	Geschlafen 0	
16–17	Kaffee trinken +	Schwester anrufen
17–18	Entspannen, Urlaub planen +	Etwas Besonderes zum Essen kaufen
18–19	Urlaub planen +	Entspannen, nach neuem Rezept kochen
19–20	Essen +	Nach neuem Rezept kochen
20–22	Kino +	Gut essen, Wein trinken, Fernsehen
22–24	Freunde getroffen, gemeinsam etwas getrunken ++	

Probieren Sie's mit Ihrem persönlichen antidepressiven Stundenplan! Sie werden sehen: Sie tun mehr angenehme Dinge als zuvor, und Sie genießen sie bewußter. Entsprechend wird sich Ihre Stimmung aufhellen, wahrscheinlich nicht schlagartig, aber doch im Laufe von zwei oder drei Wochen. *Ihren Stundenplan machen Sie sich am besten so lange, bis es Ihnen selbstverständlich geworden ist, sich den Tag mit Angenehmem zu würzen.*

Erleiden Sie irgendwann einen Rückschlag, die Stimmung ist wieder im Keller, Sie haben zu nichts mehr Lust, dann holen Sie Ihre Liste von neuem hervor und verordnen sich wieder diesen ersten Schritt Ihrer ganz persönlichen antidepressiven Therapie. Und sollten Sie es allein nicht schaffen, nehmen Sie die Hilfe eines Verhaltenstherapeuten in Anspruch.

Wie Sie lernen können, angenehme Aktivitäten bewußter zu genießen, dazu möchten wir Ihnen im folgenden Abschnitt einige Anregungen geben.

WOCHENPLAN

	7– 8	8– 9	9–10	10–11	11–12	12–13	13–14	14–15	15–16	16–17	17–18	18–19	19–20	20–22	22–24
Montag															
Dienstag															
Mittwoch															
Donnerstag															
Freitag															
Samstag															
Sonntag															

Genußtraining mit allen Sinnen[3]

Erinnern Sie sich an den Patienten, der in der Phase tiefer Depression praktisch keine Farben wahrgenommen hat? Erst als sich die Stimmung etwas aufhellte, sah er das bunte Herbstlaub, fielen ihm die rot gebeizten Möbel auf, kehrte die Farbe ins Fernsehprogramm zurück.

Vielleicht haben Sie eine ähnliche Erfahrung gemacht: Sie haben die Liste angenehmer Ereignisse ausgefüllt, Ihre persönliche Hitliste zusammengestellt, jeden Abend Ihren Plan gemacht und ein paar Tage lang Dinge getan, die Ihnen angenehm – sein müßten. Dinge, von denen Sie wissen, daß Sie sie eigentlich gern tun. Aber Sie haben das angenehme Gefühl dabei vermißt. Es war, als seien Ihre Sinne durch den Nebel einer trüben Stimmung eingelullt, auf Negatives fixiert, als würde Belebendes, Anregendes, Angenehmes ausgefiltert. Wenn es Ihnen so ergangen ist, seien Sie nicht allzu erstaunt: Die Stimmung färbt eben nicht nur Denken, Vorstellen und Erinnern, sondern sogar die Wahrnehmung, die Sinnesempfindungen. Doch es gilt auch: *Sie können bewußt üben, mit allen Sinnen genußvoll wahrzunehmen*; das wird die Stimmung heben.

Sie trinken eigentlich gern Kaffee? Aber in der letzten Zeit hat Ihnen der Kaffee keinen Genuß mehr bereitet? Ja, Sie haben das Kaffeetrinken eigentlich gar nicht mehr richtig wahrgenommen?

Vielleicht probieren Sie es einmal so: Sie holen Ihre Lieblingskanne aus dem Schrank, wärmen sie vor, setzen den Filter darauf und lassen den gemahlenen Kaffee hineinrieseln. Riechen Sie schon seinen Duft? Dann gießen Sie das heiße Wasser über die kleinen pulvrigen Kaffeekörnchen. Wie sie aufquellen, wie sich das Aroma entwickelt! Seien Sie ganz Nase! Genießen Sie! Vielleicht fällt Ihnen auch ein, wie früher, wenn Sie bei der Großmutter zu Besuch waren, die ganze Wohnung nach Kaffee duftete. Oder wenn Sie zu einer lieben Tante kamen, wie Schwaden von Kaffeeduft Sie schon im altertümlichen Treppenhaus begrüßten. Alles, was angenehm ist – Empfindung, Erinnerung –, lassen Sie zu. Dann nehmen Sie Ihre Lieblingstasse und gießen den dampfenden Kaffee ein. Wenn Sie

Milch mögen, rühren Sie langsam um, beobachten Sie die kleinen Wellen, wie der schwarzbraune Kaffee seinen milden Karamelton bekommt! Und dann schlürfen Sie den ersten Schluck. Schlürfen Sie! Durch die Mischung mit der Luft beim Schlürfen entfaltet sich das Aroma besser. Spüren Sie die Wärme in Mund und Kehle? Wie Geschmacksknospen und Gaumen angeregt werden? Konzentrieren Sie Ihre ganze Aufmerksamkeit auf diesen Schluck Kaffee!

Sie mögen Erdbeeren, und es gibt gerade frische? Kaufen Sie sich ein Schälchen besonders schöne! Diese Farben! Diese Rottöne, bald seidig sanft, bald wie poliert; und die grüne Manschette dazu. Die vielen kleinen Poren mit den goldgrünen Stipseln. Die Formen der Erdbeeren – alle einander ähnlich, keine der anderen gleich. Und wieder: der Duft. Ziehen Sie ihn mit der Nase ein. Gehen Sie kurz aus dem Zimmer. Merken Sie, wenn Sie wieder hereinkommen, wie der Raum inzwischen vom Duft der frischen, reifen Früchte erfüllt ist wie von einem unaufdringlichen feinen Parfüm? Und dann beißen Sie in eine der Beeren. Spüren Sie das Fruchtfleisch im Mund, den Saft? Schmecken Sie! Konzentrieren Sie Ihre ganze Aufmerksamkeit auf diesen Geschmack!

Zu einer anderen Jahreszeit können Sie entsprechende Erfahrungen mit einer reifen Orange machen.

Genießen Sie eine Dusche! Nicht: husch, husch – zum Säubern, weil es sich so gehört! Spüren Sie mit jeder Pore Ihrer Haut, wie das Wasser ein warmes prickelndes Gefühl macht, wie das Wasser Ihre Haut – ja, was eigentlich? – liebhat, wenn Sie wollen!

Lassen Sie sich den Sand am Strand durch die Finger rieseln, spüren Sie in Ihrer Hand einen Kiesel, rund geschliffen vom Bach oder vom Meer. Stapfen Sie durch frisch gefallenen Schnee oder durch das heruntergefallene Herbstlaub, das der Wind am Wegrain zusammengeweht hat. Horchen Sie, wie es raschelt! Spüren Sie die Blätter um Ihre Knöchel!

Richten Sie für ein paar Augenblicke Ihre ganze Aufmerksamkeit auf den Mond. Wie er, dottergelb, groß und gutmütig, über dem Horizont aufgeht!

Nehmen Sie sich die Zeit, besuchen Sie eine Gemäldeausstellung! Wählen Sie aus! Einige Bilder, die Ihnen gefallen: die Formen, die Farben. Seien Sie ganz Auge!

Hören Sie Ihre Lieblingsschallplatte oder gehen Sie in ein Konzert! Seien Sie ganz Ohr! Spüren Sie die Bässe im Bauch, den Rhythmus in den Beinen!

Oder wenn Sie Ihre Entspannungsübungen machen: Lenken Sie Ihre ganze Aufmerksamkeit auf dieses angenehme Gefühl, das sich im Körper ausbreitet: wie die Muskeln wohlig erschlaffen, wie eine dezente, angenehme Wärme die Haut durchrieselt, wie der ruhige Rhythmus des Atems Sie noch weiter in die Entspannung einlullt. Nichts ist jetzt gerade wichtig als dieses angenehme Gefühl. Seien Sie ganz bei sich! Genießen Sie Ihre Entspannung!

Denken Sie daran:

> Angenehme Dinge zu tun, genießen zu üben, das ist kein überflüssiger Luxus. Das ist Ihre Therapie! Nehmen Sie sich die Zeit dazu! Entdecken Sie die tausend Kleinigkeiten des Alltags, die die Sinne angenehm reizen!

Wenn alles wie ein Berg vor Ihnen steht

Die Strategie der Kleinen Schritte

Natürlich, das Leben besteht nicht nur aus Angenehmem. Eine saubere Wohnung zum Wohlfühlen, das ist etwas Erfreuliches; Putzen macht den meisten Menschen weniger Spaß. Mit gesunden Zähnen kraftvoll zubeißen, wer möchte das nicht können; regelmäßig zum Zahnarzt zu gehen – dazu muß man sich eher zwingen, um Schlimmeres zu vermeiden. Genügend Geld zu verdienen, wer wünscht sich das nicht; aber die Arbeit macht nun einmal nicht immer Freude.

Jeder Mensch, in Schule oder Ausbildung, im Geschäft oder daheim, steht immer wieder vor Aufgaben, die anstrengen, Konzentration und Ausdauer fordern, ermüden und anöden. Typisch für viele Depressive: Wie das Kaninchen auf die Schlange starrt, so fixieren sie sich gerade auf solche Anforderungen: »Ich sollte dieses tun, ich müßte jenes bewältigen ...« Aber der Antrieb dazu fehlt. Sie schieben die Arbeiten vor sich her und führen sich damit ständig ihre Unfähigkeit vor Augen. Entsprechend sinkt die Stimmung immer weiter, und das Gefühl »Alles steht wie ein Berg vor mir« wird erdrückend.

Was dagegen hilft:

> Den Berg abtragen! Nicht der Gipfel in schwindelerregender Höhe und unerreichbarer Ferne ist das Ziel, sondern der nächste Schritt! Und wenn Sie danach wollen: noch ein Schritt! Und wenn Sie dann immer noch wollen: noch ein Schritt ...

In vielen der vorangegangen Fallschilderungen konnten Sie sozusagen miterleben, wie depressive Patienten sich Schritt für Schritt aus ihrer Passivität und Niedergeschlagenheit befreit haben. Hier noch ein besonders anschauliches Beispiel für die *Strategie der kleinen Schritte*.

Beck und seine Mitarbeiter berichten:[4]

Der Therapeut besuchte eine vierzig Jahre alte Patientin am ersten Tag ihres Klinikaufenthaltes. Das Pflegepersonal hatte ihr vorgeschlagen, sich an den Aktivitäten auf der Station zu beteiligen; das tat sie aber nicht. Statt dessen lag sie im Bett, grübelte über ihre Probleme nach und fühlte sich schlecht. Nichts, glaubte sie, könne ihr mehr Freude machen, nichts bewältige sie mehr.

Beim Gespräch mit dem Therapeuten stellte sich heraus, daß sie früher gern gelesen hatte. Jetzt allerdings meinte sie: »In den letzten Monaten war ich nicht einmal mehr fähig, die Schlagzeilen der Zeitung zu lesen. Ich kann mich einfach nicht mehr konzentrieren.«

Überzeugt von ihrer Unfähigkeit, willigte sie schließlich dennoch ein, den Versuch zu wagen und einige Zeilen zu lesen. Der Therapeut legte ihr die kürzeste Kurzgeschichte eines Sammelbandes aus der Bibliothek vor und bat sie, in seiner Anwesenheit laut zu lesen.

Patientin: »Ich weiß, ich kann nicht lesen.«

Therapeut: »Versuchen Sie wenigstens, den ersten Abschnitt laut zu lesen.«

Patientin: »Vielleicht kann ich die Wörter aussprechen, aber ich kann mich nicht auf den Inhalt konzentrieren.«

Therapeut: »Probieren Sie es einfach einmal, ob Sie den ersten Satz lesen können!«

Sie las den ersten Satz vor und fuhr von sich aus fort, bis sie den ersten Absatz gelesen hatte. Der Therapeut bat sie weiterzulesen, jetzt aber leise, für sich.

Offenbar fand die Patientin Interesse an dieser Kurzgeschichte. Spontan las sie auf der nächsten Seite weiter. Der Therapeut sagte ihr, sie solle sich nicht stören lassen, ruhig weiterlesen, er komme später wieder.

Etwa eine Stunde danach rief ihn der diensthabende Psychiater an: »Eben habe ich Frau N.N. gesehen, von der Sie behauptet haben, sie sei depressiv ...«

Wieder auf Station, stellte auch der Therapeut fest, daß die Patientin keinen depressiven Eindruck mehr machte.

Das war zwar noch nicht die endgültige Heilung, aber doch ein Durchbruch. Die Patientin wurde ermutigt, zunehmend längere Geschichten zu lesen. Gegen Ende der Woche hatte sie damit keine Schwierigkeiten mehr, und nach zehn Tagen – in denen sie natürlich nicht nur das Geschichtenlesen übte – fühlte sie sich so gut, daß sie nach Hause gehen konnte.

Wenn alles wie ein Berg vor Ihnen steht, denken Sie an diese Frau: *Mit dem Lesen eines einzigen Satzes fing es an*!

Erfolg und Vergnügen – in kleinen Schritten
In der Wohnung ist viel liegengeblieben, Sie müßten aufräumen. Die ganze Wohnung! Schon steht der berühmte Berg vor Ihnen und erschlägt Sie. Sie tun gar nichts, haben ein schlechtes Gewissen, und die Unordnung wächst weiter an.

Statt dessen: Heute machen Sie den ersten Schritt: *Nur ein Schrank* wird ausgemistet oder *nur der Schreibtisch*, oder sie wischen Staub in einem *einzigen Zimmer*, oder Sie putzen Herd oder Spüle. Das Wichtigste daran: *daß Sie beginnen*. Und wenn dann dieser Schrank ausgemistet ist, machen Sie eine Pause und klopfen sich auf die Schulter: Bis gestern hast du alles vor dir hergeschoben, heute hast du getan, was du dir vorgenommen hast. Und dann genehmigen Sie sich zur *Belohnung* etwas von den angenehmen Dingen Ihrer Hitliste: Machen Sie sich – wenn Sie mögen – einen guten Kaffee oder einen schönen Tee und genießen Sie ihn in Ruhe, setzen Sie sich ein bißchen in den Garten und freuen sich an der Sonne, machen Sie einen kleinen Stadtbummel und kaufen eine Kleinigkeit, die Ihnen gefällt.

Sie sind StudentIn und haben ein Referat zu schreiben? Wo anfangen? Wie jemals durchsteigen? Wahrscheinlich werde ich scheitern! Ich müßte und sollte, aber ich kann nicht. Sobald ich mich an den Schreibtisch setze, bin ich wie gelähmt, tausend Dinge gehen mir durch den Kopf …

Statt dessen: Einen bestimmten Zeitschriftenartikel – das wissen Sie schon – müssen Sie mit Sicherheit für dieses Referat lesen. Gehen Sie in die Bibliothek, nehmen Sie ihn sich vor, lesen Sie ihn langsam durch – nur diesen einen Artikel. Anschließend setzen Sie sich in die Cafeteria, essen oder trinken eine Kleinigkeit. Dann kehren Sie zurück zu Ihrem Artikel, sehen ihn noch einmal durch, schreiben sich die Hauptgedanken heraus. Dann machen Sie einen Waldlauf oder was Ihnen sonst Spaß macht. Inzwischen arbeitet es weiter im Kopf – unverkrampft. Am nächsten Tag nehmen Sie sich den nächsten Artikel vor. Und anschließend gehen Sie ins Schwimmbad. Irgendwann müssen Sie mit dem Schreiben beginnen! Es muß nicht der Anfang des Referates sein, mit dem Sie beginnen! Irgendein Punkt, der Ihnen schon ziemlich klar ist! Es muß nicht auf Anhieb die druckreife Formulierung sein! Erst einmal was aufs Papier bringen. In den Papierkorb werfen, ändern kann man dann noch. Und immer, wenn Sie einen kleinen Schritt getan haben: die schöpferische Pause; etwas tun, das Spaß macht, und sei es nur eine kurze Entspannungsübung zwischendurch.[5]

> Die kleinen Schritte und die Selbstbelohnung nach jedem Schritt – so ziehen Sie sich am eigenen Schopf aus dem Sumpf der depressiven Lähmung. Je trüber Ihre Stimmung, je tiefer Sie in Untätigkeit versunken sind, um so kleiner die Schritte, um so wichtiger die Selbstbelohnung, um so hilfreicher das Korsett einer Tagesplanung. Nehmen Sie sich am Abend ein Viertelstündchen Zeit: Planen Sie den nächsten Tag! Immer eine kleine Aufgabe und dann eine kleine Belohnung – etwas Angenehmes aus Ihrer persönlichen Hitliste. Und am Abend des nächsten Tages schätzen Sie ein, wie Sie sich jeweils gefühlt haben.

Wahrscheinlich machen Sie dabei diese Beobachtungen:

- So völlig untätig, wie Sie sich vielleicht vorwerfen, sind Sie gar nicht.
- Die Stimmung ist nicht dauernd gleichmäßig trübe: Wenn Sie eine kleine Aufgabe bewältigen oder etwas Angenehmes tun, steigt auch die Stimmung.

Das fiel z.B. Herrn S. auf, der an einer schweren endogenen Depression litt. Er war überzeugt, gar nichts getan zu haben und den ganzen Tag vollkommen trister Stimmung gewesen zu sein. Als er zum ersten Mal abends den Tag rekapitulierte, stieß er auf »Ausnahmen«:

Aktivität		Stimmung
7 – 11 Uhr:	wach im Bett, grübeln	– –
11 Uhr:	Frühstück, kein Appetit	–
11 – 13 Uhr:	im Sessel, grübeln	– –
13 – 15 Uhr:	im Bett	–
15 – 17 Uhr:	auf Drängen der Frau mitgefahren zum Einkaufen	0
17 – 19 Uhr:	im Garten gesessen, Bier getrunken	0
19 – 20 Uhr:	Abendessen mit Familie, kein Appetit	–
20 – 23 Uhr:	Fernsehen	0
23 Uhr:	ins Bett gegangen, lange wach, grübeln	– –

Am 22. Tag seines Trainings »Erfolg und Vergnügen in kleinen Schritten« sahen Tagesablauf und Stimmung so aus:

Aktivität		Stimmung
7 – 8 Uhr:	Aufstehen, Duschen, Frau und Kinder verabschiedet	0
8 – 9 Uhr:	Frühstück, Lokalteil der Zeitung gelesen	0
9 – 10 Uhr:	wach im Bett, grübeln	–
10 Uhr:	Entspannungsübung	+
10 – 11 Uhr:	Futter für Hund, Spaziergang mit Hund	0
11 Uhr:	Belohnungszigarette	+/0
11 – 12 Uhr:	Bretter für Sitzbank gerichtet, Werkzeug gerichtet	+
12 – 13 Uhr:	Zweites Frühstück gerichtet, zusammen mit Kindern gegessen	+
13 – 14 Uhr:	im Sessel gesessen	–
14 Uhr:	Entspannungsübung	+
14 – 17 Uhr:	Sitzbank zusammengezimmert	+
17 – 18 Uhr:	mit Familie auf neuer Bank im Garten gesessen	++
18 – 19 Uhr:	Abendessen mit Familie	+
19 – 22 Uhr:	Fernsehen	0/+
22 – 23 Uhr:	mit der Frau Wein getrunken	++
23 Uhr:	Entspannungsübung, sofort geschlafen	++

Probehandeln

Bei komplizierteren und längerfristigen Aufgaben verläßt einen leicht der Mut. Unerwartete Widerstände und Schwierigkeiten treten auf; man wirft die Flinte ins Korn – je depressiver man gerade ist, um so eher. Gehen Sie zuvor in Gedanken die ganze Handlungskette durch, und planen Sie, wie mögliche Hindernisse zu überwinden sind! Dann können Sie auf diese »Erfahrung« zurückgreifen, sobald Sie die Aufgabe tatsächlich in Angriff nehmen.

Eine solche Aufgabe war das Zusammenzimmern der Sitzbank für Herrn S.:

Patient: »Die Bretter liegen schon so lange im Keller – ich weiß schon gar nicht mehr, wo.«

Therapeut: »Wie wird denn Ihr Gefühl sein, wenn Sie zum ersten Mal zusammen mit der Familie auf Ihrer selbstgezimmerten Sitzbank im Garten sitzen?«

Patient: »Das würde denen sicher gefallen.»

Therapeut: »Ihnen auch?«

Patient: »Schon, aber dazu wird es ja doch nicht kommen – ich weiß ja nicht einmal, wo die Bretter sind.«

Therapeut: »›Irgendwo im Keller‹, sagten Sie. Könnte sie jemand weggeräumt haben?«

Patient: »Das eigentlich nicht.«

Therapeut: »Also werden Sie sie im Keller finden, wenn Sie suchen.«

Patient. »Eigentlich schon. Das heißt ... Wart mal ... Ich glaube, da fällt mir wieder ein, wo sie sein müßten.«

Therapeut: »Gut, was machen Sie dann, wenn Sie die Bretter gefunden haben?«

Patient: »Ich trage Sie auf die Terrasse – wenn es nicht regnet.«

Therapeut: »Gut, Sie nehmen sich einen Tag vor, an dem es nicht regnet, und tragen die Bretter auf die Terrasse. Und dann?«

Patient: »Dann wird's kompliziert.«

Therapeut: »Nun, wo die Bretter sind, ist Ihnen ja auch wieder eingefallen.«

Patient: »Ja, aber dann brauche ich die Schrauben und all das Werkzeug.«

Therapeut: »Haben Sie die passenden Schrauben schon gekauft?«

Patient: »Nein ... Das heißt, die müßten eigentlich dabeigewesen sein. Wo die jetzt sind?«

Therapeut. »Wo bewahren Sie Schrauben denn im allgemeinen auf?«

Patient: »In einem Kasten im Werkraum.«

Wir wollen Sie mit dem etwas zähen Interview hier nicht weiter langweilen. Für den Patienten, durch seine Depression blockiert, wurde alles – was ihm sonst eine Kleinigkeit war – zu einem Riesenproblem.

Schließlich stellte er sich genau und im einzelnen vor, wie er außer den Brettern auch die Schrauben und das Werkzeug richtet; dann, mit welchen Balken und Brettern er anfängt.

Diesen Handlungsplan ging er zu Hause im Anschluß an seine Entspannungsübungen noch zweimal durch – und realisierte ihn dann schrittweise. Hätte er sich nur vorgenommen, »Sitzbank zusammenbauen«, hätte er wahrscheinlich bei der ersten Schwierigkeit – »Ich weiß nicht, wo die Bretter sind« – kapituliert, sich ins Bett verkrochen, die Decke über den Kopf gezogen und sich gesagt, daß er eben ein Versager sei.

Ein solches Durchspielen von Handlungen kann besonders nützlich sein, wenn Sie selbstunsicher sind und üben möchten, sich durchzusetzen. Dazu mehr im Abschnitt »Selbstsicherheitstraining«.

Schlafstörungen und innere Unruhe – Entspannen lernen

Die meisten Depressionen sind mit Schlafstörungen verbunden, und manche Depressive leiden – trotz ihres Antriebsmangels – unter einer inneren Unruhe. Wie jene Frau, die sich fühlte »wie ein aufgescheuchtes Huhn«.

Wenn Sie Ihrem Hausarzt klagen, daß Sie abends nicht einschlafen oder nachts immer wieder wach liegen, wird er Ihnen vielleicht ein schlafanstoßendes Mittel verordnen; und wenn Sie über innere Unruhe klagen, wird er Ihnen wahrscheinlich einen Tranquilizer aufschreiben. Kurzfristig mag das helfen, aber:

- Weil schlafanstoßende Mittel unterschiedlich auf die verschiedenen Schlafphasen wirken, können sie den Schlaf unausgeglichen und unerquicklich machen. Außerdem wirken sie vielleicht morgens noch: Man hat einen »Überhang« und ist vormittags zerschlagen und verdöst. Das kann auch bei Tranquilizern vorkommen.
- Wichtiger: *An Beruhigungsmittel gewöhnt man sich*; damit verlieren sie ihre Wirksamkeit. Entweder man nimmt die niedrige Anfangsdosis weiter, und die Mittel wirken nur noch über die Einbildung, belasten aber trotzdem die Leber; oder man steigert die Dosis, bis man nicht nur psychisch, sondern auch körperlich abhängig wird. Die Folgen merken Sie am deutlichsten, wenn Sie das Medikament plötzlich absetzen: Hat man längere Zeit eine hohe Dosis von *Tranquilizern* eingenommen, kann es zu ähnlich starken Entzugserscheinungen kommen wie bei Heroinabhängigen, denen der Stoff ausgegangen ist.
- Nicht abhängig machen Neuroleptika. Hochdosiert werden sie zur Dämpfung bei Schizophrenie und Manie eingesetzt. In niedriger Dosierung wirken sie beruhigend, ähnlich wie Tranquilizer. Allerdings sind auch Neuroleptika nicht frei von Nebenwirkungen. Vor allem: Selbst nach Absetzen eines Neuroleptikums können seine Nebenwirkungen noch längere Zeit anhalten.
- Die Einnahme von Schlaf- und Beruhigungsmitteln ist keine ur-

sächliche Therapie, sondern ein Kurieren am Symptom. Wenn Sie unbedingt »etwas zum Schlafen« oder zur Beruhigung einnehmen wollen, probieren Sie es einmal mit pflanzlichen Mitteln. Da gibt es nicht nur Baldrian. Fragen Sie Ihren Arzt oder Apotheker ...

– Wenn Sie an Schlafstörungen oder innerer Unruhe im Rahmen einer (endogenen) Depression leiden, sind Antidepressiva mit beruhigender und angstlösender Komponente (Gruppe III, Tabelle 1, S. 116) wahrscheinlich die empfehlenswertere Alternative, verglichen mit reinen Beruhigungsmitteln.

Überlassen Sie nicht alles Pillen oder Spritzen! Ziehen Sie sich am eigenen Schopf aus dem Sumpf!

Machen Sie sich Ihr eigenes Schlaf- und Beruhigungstraining:

– Gehen Sie abends später ins Bett als gewöhnlich – wenn Sie auch wirklich müde sind!
– Stehen Sie morgens auf, wenn Sie wach werden, anstatt stundenlang im Bett zu liegen und zu dösen!
– Verkneifen Sie sich den Mittagsschlaf.
– Eine Nebenwirkung Ihres Aktivierungsprogramms: Wenn Sie tagsüber mehr angenehme Dinge erleben, sich körperlich und geistig mehr fordern, werden Sie auch besser schlafen.
– Lernen Sie ein Entspannungstraining!

Es gibt gut ausgearbeitete Programme, nach denen Sie üben können, zu entspannen und sich zu beruhigen. Das bekannteste ist das *Autogene Training*, ein anderes die *Progressive Relaxation*.[6] In manchen Nervenarztpraxen, häufiger in psychologischen Praxen und fast an allen Volkshochschulen können Sie Autogenes Training oder Progressive Relaxation lernen. Oder für sich zu Hause: Mit dem Buch »Entspannen mit Vernunft« können Sie sich Ihren Kurs »Autogenes

Training« selbst gestalten.[7] Alles, was Sie dabei beachten müssen, finden Sie dort beschrieben.

Durch Üben in kleinen Schritten entfalten diese Entspannungstechniken allmählich ihre wohltuenden Wirkungen. Insofern passen sie gut in ein antidepressives Programm. Noch besser: Beginnen Sie mit dem Üben nicht erst, wenn die Stimmung ganz unten ist, wenn Unruhe und Schlafstörungen nicht mehr auszuhalten sind. Fühlt man sich gut, fällt jedes Lernen leichter. Lernen Sie ein Entspannungstraining in Ihren besseren Zeiten, dann können Sie es anwenden – auch, wenn Sie es besonders nötig haben. Zudem: Damit man die Entspannung gezielt einsetzen kann – sei es zur Streßbewältigung, sei es als Schlafmittel –, muß sie so weit eingeschliffen sein, daß sie wie von selbst abläuft. Bis dieser Automatismus entsteht, werden Sie vielleicht zwei, vielleicht auch sechs Wochen üben müssen – je nachdem, wie leicht Ihnen das Entspannen fällt und wie häufig Sie Ihre Übungen machen.

Das Grübeln stoppen

Mit der gedrückten Stimmung steigt die Neigung zum Grübeln.

- Wenn Sie immer wieder dieselben Gedanken plagen: »Du bist schuldig, du bist ein Versager, du ziehst immer den kürzeren«,
- wenn Sie in besseren Zeiten so etwas gar nicht kennen oder sich leicht darüber hinwegsetzen, in der Depression aber Ihren trüben Gedanken nachhängen,

dann kann es Ihnen helfen, wenn Sie ein paar einfache Regeln beachten:

- *Meiden Sie Situationen, in denen Sie ins Grübeln kommen*!
  Etwa: Sie finden abends keinen Schlaf, und dann fängt es an, in Ihrem Kopf zu arbeiten. Stehen Sie statt dessen auf, tun Sie etwas! Oder: Knipsen Sie das Licht an, lesen Sie, bis Ihnen die Augen von selbst zufallen! Oder: Machen Sie Ihre Entspannungsübungen! Damit lenken Sie sich ab und fördern die Neigung einzuschlafen.

Genauso morgens: Sie wachen früh auf, und der Tag steht vor Ihnen wie ein Berg? Anstatt zu grübeln, was Sie alles nicht schaffen werden, lullen Sie sich mit Ihrer Entspannungsübung noch einmal in den Schlaf hinein. Oder: Stehen Sie auf, duschen Sie, machen Sie sich ein schönes Frühstück, tun Sie einen kleinen Schritt nach dem anderen. Damit bauen Sie den Berg ab, anstatt ihn durch Grübeln zu vergrößern.

- *Lenken Sie sich ab*!
  Unterbrechen Sie das Grübeln durch etwas Angenehmes! Fällt Ihnen gerade nichts ein, nehmen Sie Ihre persönliche Hitliste angenehmer Ereignisse und Tätigkeiten vor!
- Wenn Sie ein *Entspannungstraining* schon beherrschen, lassen Sie sich in die gewohnte Haltung zusammensacken und konzentrieren sich auf die *Kurzanwendung*:[8] Sie spüren, wie das angenehme Gefühl der Entspannung den Körper durchströmt – automatisch, ausgelöst durch die eingeübten Signale. Darauf lenken Sie für ein oder zwei Minuten Ihre Aufmerksamkeit – und die trüben Gedanken sind verscheucht. Dann tun Sie etwas, was Ihnen angenehm ist, oder Sie nehmen den ersten kleinen Schritt einer sinnvollen Aufgabe in Angriff!
- Wenn Sie in der Therapie oder in besseren Zeiten auf ein vernünftiges *Argument* gekommen sind, welches die quälenden Gedanken ad absurdum führt, und wenn Sie dieses Argument für sich in einem einfachen, klaren Satz zusammengefaßt haben, dann sagen Sie sich – wenn Sie wollen, laut – mit aller Bestimmtheit diesen einfachen Satz. Danach wenden Sie sich sofort etwas anderem zu.

Realistisches Denken üben

Anleitung zum Unglücklichsein

Kein Mensch erlebt sich selbst, sein eigenes Verhalten, seine Umwelt objektiv. Stimmungen, Erwartungen, Einstellungen gehen meist ohne daß wir es merken –, in Wahrnehmung und Denken ein und bestimmen, was eine Situation, ein Ereignis, eine Handlung für uns bedeutet. Wahrscheinlich kennen Sie das etwas einfältige, aber anschauliche Beispiel: Zwei Menschen, ein Optimist und ein Pessimist, sitzen vor ihren Gläsern. Beide Gläser sind etwa zur Hälfte gefüllt. Der Optimist denkt: »Wunderbar, noch halb voll!« Der Pessimist: »Schade, schon halb leer!«

Vor allem wenn Sie sich in Fallschilderungen wiedererkannt haben, die wir unter dem Etikett »neurotische Depression« zusammengefaßt haben, werden Sie sich wahrscheinlich immer wieder selbst ein Bein stellen durch Überzeugungen, die Ihre Wahrnehmung und Ihr Denken ins Negative verzerren.

Beispiel: Ein Kursleiter an der Volkshochschule beobachtet, wie zwei jüngere Teilnehmerinnen tuscheln. Automatisch denkt er: »Sie passen nicht auf, sie finden lächerlich, was ich sage, ich mache schlechten Unterricht, ich bin ein Versager, alles, was ich anfange, geht schief.«

Was steckt dahinter?

Alles-oder-nichts-Denken:

Wenn achtzehn Teilnehmer interessiert erscheinen, zwei aber nicht, ist das Ganze ein totaler Mißerfolg! Erfolg habe ich nur, wenn meine Leistung perfekt ist und von allen anerkannt wird.

Verallgemeinerung:

Beobachtet hat er: Zwei von zwanzig KursteilnehmerInnen reagieren in dieser Stunde nicht so auf meinen Unterricht, wie ich mir das wünsche. Die Schlußfolgerung: Ich bin ein Versager, mir gelingt überhaupt nichts, ich werde nie Erfolg haben.

Übertriebener und negativer Selbstbezug:

Er weiß gar nicht, warum die beiden tuscheln. Aber er bezieht es auf sich, und zwar negativ.

Nach der Stunde bedankten sich die Teilnehmer mit lebhaftem Klopfen. Einige kamen noch zu ihm, um dieses oder jenes zu fragen; einige sagten ausdrücklich, daß sie es sehr interessant fanden. Was diesen Kursleiter am meisten erstaunte: Auch die beiden Mädchen, die ihn so irritiert hatten, kamen nach der Stunde: »Wir fanden es ganz toll. Wir haben nämlich viel von dem, was Sie gesagt haben, am eigenen Leib erlebt. Und jetzt ist uns manches klargeworden. Wir haben uns nur nicht getraut, das vor den anderen zu sagen.« Der Kursleiter gab sich einen Ruck – und freute sich.

Er ging zu seinem Auto und wollte heimfahren; aber der Motor sprang nicht an. »So geht es mir immer!« dachte er automatisch – und hatte schon vergessen, daß der Wagen in 99,999 % der Fälle problemlos gestartet war. Von dem unwilligen Gefährt frustriert, sank seine Stimmung, und schon schlich sich der Gedanke in seinen Kopf: »Die beiden Mädchen vorhin – die haben das doch nur gesagt, um mich auf den Arm zu nehmen.«

Gewiß, es gibt Perfektionisten auf dem Gebiet des negativen Denkens. Aber eine trübe Stimmung macht fast jeden zu einem Künstler in diesem Fach.

Wenn Sie wollen, machen Sie ein kleines Experiment mit sich. Führen Sie drei Tage lang Buch: Schreiben Sie alle negativen Gedanken auf, die sich Ihnen aufdrängen; und vermerken Sie dazu, wie Sie sich jeweils fühlen. Machen Sie die Gegenprobe: Wenn Sie sich gerade relativ gut fühlen, schreiben Sie auch das in Ihr Protokoll; und notieren Sie dazu, welche Gedanken Ihnen durch den Kopf gehen. Sie werden überrascht sein, wie gut Stimmung und Gedanken zusammenpassen. Und dann – wenn Sie wollen – analysieren Sie den einen oder anderen Ihrer negativen Gedanken! Sie werden feststellen, daß immer wieder dieselben Mechanismen dahinterstecken:

Schwarzweißdenken,
Verallgemeinerung,
übertriebener und negativer Bezug auf die eigene Person:

»Was ich auch anfange, geht schief.«

»Wenn ich einen einzigen Fehler mache, ist das Ganze nichts wert.«

»Wenn meine Leistung nicht perfekt ist, bin ich ein minderwertiger Mensch.«

»Wenn jemand anderer Meinung ist als ich, heißt das: Er lehnt mich ab.«

»Wenn ich etwas frage, zeige ich, daß ich dumm bin.«

»Ich muß mit allen Leuten gut auskommen.«

»Wenn mein(e) Partner(in) mich nicht so liebt, wie ich mir das vorstelle, bin ich verloren.«

»Ich kann nur glücklich sein, wenn mich alle immer akzeptieren.«

Natürlich wissen Sie: Nicht alles geht schief, sondern einiges. Natürlich wissen Sie: Aus Fehlern kann man lernen. Natürlich wissen Sie: Nicht mit allen Menschen kann man immer gleicher Meinung sein, nicht allen Menschen kann man es immer recht machen, nicht bei allen kann man immer beliebt sein.

Das Problem ist nur: Wenn Sie gerade einen Mißerfolg erleben, eine Enttäuschung, eine Meinungsverschiedenheit, ist das Denken nicht so klar und distanziert. Ohne daß man es sich versieht, löst die gedrückte Stimmung – automatisch – negative Gedanken aus, und schon erscheint die Welt grau in grau.

- *Denken Sie konkret*!
  Z.B.: Zwei von zwanzig Kursteilnehmern tuscheln; ich weiß nicht, was das bedeutet; achtzehn folgen dem Unterricht offenbar interessiert.
- *Bauen Sie übertriebene Erwartungen an sich selbst und an andere ab*! Die führen nur zu Enttäuschungen.
- *Fühlen Sie sich nicht für alles und jedes verantwortlich*! Damit belasten Sie sich und manchmal auch diejenigen, für die Sie mitdenken und mitplanen.

Wenn Sie sich näher mit verzerrtem Denken beschäftigen wollen, empfehlen wir Ihnen ein sehr witziges Büchlein von Paul Watzlawick: »Anleitung zum Unglücklichsein«.[9]

Suizidgedanken

Die depressive Einengung von Wahrnehmen, Erinnern und Denken kann äußerst tragische Folgen haben: Niedergeschlagenheit löscht den Sinn aus für Angenehmes, Positives. Nur noch Bedrückendes scheinen manche Patienten zu empfinden, sich nur noch wertlos und schuldig zu fühlen. Ja, was früher einmal an Gutem erlebt wurde, scheint aus dem Gedächtnis getilgt: Es paßt nicht zur gegenwärtigen Stimmung, ist einfach nicht mehr erinnerbar oder wird jetzt derart verzerrt, daß es im nachhinein ebenfalls nichts mehr wert scheint. Entsprechendes gilt für die Zukunft: Das Denken ist so fixiert auf Hilflosigkeit und Hoffnungslosigkeit, daß es unmöglich scheint, jemals aus diesem »neunten Kreis der Hölle« herauszukommen. Die Konsequenz: »Ich will nicht mehr leben.«

Viele Depressive gehen jeden Abend mit dem Gedanken ins Bett: »Das beste wäre, gar nicht mehr aufzuwachen.« Manche Depressive beschäftigen sich aktiver mit solchen Phantasien, und nicht selten kommt es zu impulsiven Suizidversuchen; manchmal sind sie auch von langer Hand geplant.

Wenn Sie von Suizidgedanken geplagt werden, halten Sie drei Dinge für sich fest:

- Wenn Sie Kinder haben, wenn Sie irgend jemanden auf dieser Welt lieben oder einmal geliebt haben: Auch wenn Sie jetzt glauben, allen nur eine Last zu sein – ein Suizid wäre belastender für Ihre Angehörigen und Freunde.
- Ein Suizid ist endgültig, unumkehrbar, die Depression nicht. Jede Depression geht einmal vorbei. Und dann – es wäre doch schade!
- Der Gedanke, sich umzubringen, bedeutet: Mein Leben ist jetzt unerträglich; es muß etwas geschehen. Wenn Sie im Moment nicht die Kraft haben, sich allein »am eigenen Schopf aus dem Sumpf zu ziehen«, suchen Sie Hilfe! Sie können sicher sein: Es gibt noch psychotherapeutische Möglichkeiten, es gibt noch medikamentöse Behandlungsformen, die Sie noch nicht versucht haben.

»Jasagen« und »Neinsagen« üben – Selbstsicherheitstraining

Wenn Ihr Problem ist, daß Sie es allen recht machen wollen, daß Sie nichts für sich zu fordern wagen, dann üben Sie – in kleinen Schritten –, sich durchzusetzen.

Zunächst einmal: *Selbstsicherheit hat nichts zu tun mit Rücksichtslosigkeit.* Im Gegenteil! Wer sich zu sehr unterordnet, wer seine Bedürfnisse verleugnet, wird wahrscheinlich erst recht irgendwann explodieren und verletzend reagieren – wahrscheinlich an der falschen Stelle.

Üben Sie das »Neinsagen« – wenn Ihnen wirklich nicht danach ist, eine Bitte zu erfüllen!

Beispiele für unsicheres, aggressives und selbstsicheres Verhalten:

Situation:
Sie haben sich mit einer Freundin zum Joggen verabredet. Da kommt Ihr Freund aus der Stadt heim und bittet Sie, eine Lampe, die er gerade gekauft hat, zusammenzubasteln und aufzuhängen.

Unsichere Reaktion:
»Selbstverständlich, Schatz!«

Sie machen, was von Ihnen gerade verlangt wird, ohne auch nur zu erwähnen, daß Sie etwas anderes vorhatten. Was übrigens rücksichtslos ist – Ihrer Freundin gegenüber, die Sie warten lassen: Sie geben einfach dem nach, der im Moment den größeren Druck ausüben kann.

Aggressive Reaktion:
»Laß mich in Ruhe! Immer wenn's dem Herrn gerade paßt, soll ich springen!« Und Sie hauen ab.

Selbstsichere Reaktion:
»Mach' ich. Aber jetzt hab' ich schon was vor. Also, später dann oder morgen!«

Oder: »Im Moment habe ich schon etwas vor. Vielleicht ist eine Bastelanleitung bei der Lampe. Wie wär's, selbst ist der Mann! Wenn nicht, okay, morgen kann ich dir dabei helfen.«

Aufgabe 1
Nehmen Sie Zettel und Bleistift zur Hand, denken Sie sich eine Situation aus, in der Sie jemandem eine Bitte abschlagen möchten. Beschreiben Sie die Situation möglichst konkret. Dann beschreiben Sie – ebenso konkret – eine unsichere Reaktion, eine aggressive Reaktion und eine angemessene, selbstsichere Reaktion:

Situation:

Unsichere Reaktion:
Überzogene Reaktion:

Selbstsichere Reaktion:

Spielen Sie das an zwei weiteren Beispielen durch!

Üben Sie das »Jasagen«! Äußern Sie einen Wunsch, wenn Ihnen wirklich danach ist!

Beispiele für unsicheres, aggressives und selbstsicheres Verhalten:

Situation:
Sie stehen in der Bäckerei, eine wunderschön knusprige Brezel lacht Sie an. Sie verlangen: »Eine Brezel, bitte!« – und die Verkäuferin greift nach einer, die aussieht, als sei sie von der letzten Woche.

Unsichere Reaktion:
Sie schweigen und bezahlen. Hinterher ärgern Sie sich über das lätschige Ding – und über sich selbst: »Nie bekomme ich, was ich will!«

Aggressive Reaktion:
»Die können Sie sich an den Hut stecken! Ich will die da!« Oder: »Nee danke, so einen Knatsch können Sie selbst essen!« Sie drehen sich auf dem Absatz um und rauschen ab: bühnenreifer Abgang – aber keine Brezel (und die wollten Sie ja)!

Selbstsichere Reaktion:
»Seh'n Sie die schöne knusprige da? Die möchte ich gern. Ja, genau, die. Wunderbar, vielen Dank!«

Sie fürchten, die Verkäuferin ist sauer auf Sie, wenn Sie sich auf diese Art durchsetzen? Wahrscheinlich nicht – wenn Sie es höflich und bestimmt anstellen! *Unbestimmtheit und Zaghaftigkeit verunsichern auch ihr Gegenüber; wenn Sie mit Bestimmtheit Wünsche äußern, wissen die anderen, woran sie sind.*

Sie haben aber schon erlebt, daß eine Verkäuferin in einer ähnlichen Situation gar kein so freundliches Gesicht gemacht hat? Sind Sie sicher, daß das wegen Ihrer Bitte war? Vielleicht ist sie gerade im Clinch mit ihrem Mann; Sie haben ihr unfreundliches Gesicht nur zuerst nicht bemerkt. Vielleicht hat sie sich auch über ihre Chefin geärgert, die immer sagt: Zuerst muß die Ware von gestern raus!

Erinnern Sie sich: Nicht alles auf sich selbst beziehen!

Aufgabe 2

Nehmen Sie Zettel und Bleistift zur Hand, beschreiben Sie kurz eine Situation, in der Sie sich meistens nicht trauen, einen Wunsch zu äußern. Dann denken Sie sich aus, wie Sie es auf unsichere Art machen könnten, wie auf überzogene und wie auf selbstsichere Weise:

Situation:

Unsicheres Verhalten:

Überzogenes Verhalten:

Selbstsicheres Verhalten:

Üben Sie das »Jasagen« an zwei weiteren Beispielen!

In der folgenden Woche üben Sie in der Praxis!

Aufgabe 3:

Machen Sie sich einen kleinen Notizzettel:

	Jasagen	Neinsagen
Tag 1		
Tag 2		
Tag 3		
Tag 4		
Tag 5		
Tag 6		
Tag 7		

Stecken Sie Zettel und Bleistift in die Jacken- oder in die Handtasche! Machen Sie immer einen Strich in die Spalte »Jasagen«, wenn Sie jemand um etwas gebeten haben, wonach Ihnen wirklich war! Machen Sie immer einen Strich in die Spalte »Neinsagen«‹, wenn Sie jemand einen Wunsch abgeschlagen haben, weil Ihnen wirklich nicht danach war, ihn zu erfüllen!

Äußern Sie Ihre Wünsche klar und deutlich! Schlagen Sie Bitten höflich, aber bestimmt aus! Halten Sie sich aufrecht, und schauen Sie Ihr Gegenüber beim Sprechen an!

Beginnen Sie mit Situationen, in denen es Ihnen relativ leichtfällt!

Klopfen Sie sich nach jedem Versuch (im Geist) auf die Schul-

Nach einer Woche ziehen Sie Bilanz: Wenn Sie im Durchschnitt auf zwei bis drei Striche pro Spalte und Tag gekommen sind, ist das wahrscheinlich ganz gut. Wenn Sie weniger Striche zählen, lassen Sie sich nicht entmutigen. Üben Sie in jedem Fall weiter!

Steigern Sie allmählich die Schwierigkeit der Aufgabe!

Je schwerer Ihnen das eine oder das andere fällt – erinnern Sie sich ans »Probehandeln«: Spielen Sie die Szene in Gedanken durch! Wiederholen Sie das Spiel! Besonders gut geht das im Anschluß an die Entspannungsübung.[10]

Wenn Sie Selbstsicherheit weiterüben wollen, empfehlen wir Ihnen: Ullrich de Muynck & Ullrich: »Einübung von Selbstvertrauen und sozialer Kompetenz«.[11]

Anmerkungen

1 Z. B.: Rush et al. (1980); DeJong, Treiber & Henrich (1986); zusammenfassend: Hautzinger et al. (1992), S. 17–20; Beck et al. (1993), S. 357–381.
2 Nach Hautzinger et al. (1992), S. 62–65.
3 Ein »Genußtraining« als Therapieprogramm haben ausgearbeitet: Koppenhöfer & Lutz (1984).
4 Beck et al. (1993), S. 173f.
5 Zum Thema »Lernen, Problemlösung und Autogenes Training«: Kaufmann-Mall & Mall (1993), S. 112–126.
6 Ohm (1992); siehe auch »Anregungen zum Weiterlesen und Weiterüben«, S. 247 dieses Buches.
7 Kaufmann-Mall & Mall (1993); siehe auch »Anregungen...«, S. 247 dieses Buches.
8 Kaufmann-Mall & Mall (1993), S. 138f.
9 Watzlawick (1983); siehe auch »Anregungen...«, S. 247 dieses Buches.
10 Kaufmann-Mall & Mall (1993), S. 97f., 125f.
11 Ullrich & Ullrich (1990); siehe auch »Anregungen...«, S. 247 dieses Buches.

8 Wenn sie mitbetroffen sind – Umgang mit Depressiven

Sie stellen fest, daß Ihr Partner/Ihre Partnerin, Ihr Kind, ein Freund, eine Freundin, eine Kollegin oder ein Kollege kaum mehr lacht, empfindlich reagiert, zu nichts mehr Lust hat, sich zurückzieht, mit seinen Aufgaben nicht mehr zurechtkommt. Kurz, Sie merken: Der Mensch hängt durch.

Wir stellen Ihnen im folgenden Fehler vor, die viele Menschen im Umgang mit Depressiven machen, und zeigen Ihnen, wie Sie diese Fehler vermeiden können.

Der häufigste Fehler im Umgang mit Depressiven:

»Reiß dich am Riemen!«
Das sagt dieser Mensch sich wahrscheinlich schon selbst, setzt sich damit zusätzlich unter Druck und erlebt erst recht seine Unzulänglichkeit. Mit einem »Reiß dich am Riemen!« verstärken Sie bei Ihrem depressiven Gegenüber das Gefühl: »Ich müßte, ich sollte, ich erfülle berechtigte Forderungen nicht – ich tauge zu nichts.«

Das gilt nicht nur für Arbeit und Leistung. Das gilt auch für den emotionalen Bereich: Der Rückzug Depressiver kann bei der Partnerin/beim Partner Mißstimmung auslösen: »Er/sie liebt mich nicht mehr.« Die allgemeine Lustlosigkeit wirkt sich auch »im Bett« aus – *Libidoverlust* nennt man dieses Nachlassen des sexuellen Interesses.

Zwingt ein Mann sich dann doch, seine »ehelichen Pflichten« zu erfüllen, läuft wahrscheinlich nichts: »Ich bin impotent!« Je mehr er das erlebt, um so mehr wird er sich zurückziehen, um so mehr wird er vermeiden, auf sexuelle Wünsche seiner Partnerin einzugehen. Und: »Darüber redet man nicht!« Man/frau denkt sich seinen/ihren Teil. Nicht selten hören wir von Frauen depressiver Männer: »Ich glaube, mein Mann hat eine Freundin – er will einfach nichts mehr von mir.« Umgekehrt: Eine depressive Frau zieht sich zurück, hält ihren Partner auf Distanz; irgendwann meint sie, ihm doch einmal »den Gefallen tun« zu müssen – empfindet aber nichts dabei, manchmal sogar Schmerzen. Damit wird auch der Partner nicht glücklich und hält sich für einen Versager, weil er seine Partnerin nicht »zur Erfüllung bringt«.

Nicht jeder Verlust sexuellen Interesses, nicht jeder emotionale Rückzug ist Symptom einer Depression – aber mit Depressionen ist beides fast immer verbunden. Akzeptieren Sie das! Geben Sie Zuwendung! Seien Sie zärtlich! Zärtlichkeit muß ja nicht »mit dem Üblichen« enden. Reden Sie darüber! Je deutlicher einem depressiven Partner ist, daß Sie keine sexuelle Leistung erwarten, um so eher können Sie Zärtlichkeit miteinander genießen. Und: Jede Depression geht einmal vorbei; dann kehrt auch das sexuelle Interesse zurück.

Ein zweiter häufiger Fehler:

Sie wenden sich dem Depressiven gerade dann zu, wenn er besonders passiv ist, seine Hilflosigkeit ausdrückt, jammert. Sie nehmen ihm ab, was er selbst tun könnte: »Komm, laß! Ich mach's schon.« Damit verstärken Sie sein Gefühl der Wertlosigkeit.

Statt dessen: Kein Mensch ist immer gleich niedergeschlagen und antriebslos. Wenn ein Depressiver eben doch einmal Interesse an etwas zeigt, nehmen Sie den Faden auf, bestärken Sie ihn in diesem Interesse. Wenn er/sie einen Anflug von Freude zeigt, freuen Sie sich mit. Vielleicht an einem Abend, wenn die Stimmung gerade nicht so trist ist, und wenn Sie selbst Lust haben auf etwas, was Sie früher gern zusammen getan haben, regen Sie eine ganz kleine Unternehmung an. Keine großen Pläne! Nur einen kleinen Schritt. Möglich, daß »der Appetit beim Essen kommt«, und es wird mehr daraus. Wenn nicht, seien Sie nicht enttäuscht! Ein andermal vielleicht!

Wenn ein Depressiver sich aufrafft, eine Aufgabe angeht, ermutigen Sie: »Es muß nichts Großes sein! *Das Beginnen ist schon der Erfolg.*« Dämpfen Sie hohe Erwartungen – bei sich und beim Betroffenen! Geben Sie Anerkennung für die kleinen Schritte!

Nicht überfordern – im Moment geht halt manches nicht – und nicht entmündigen! Auf Versuche Depressiver, sich am eigenen Schopf aus dem Sumpf zu ziehen, mit Ermutigung, Anerkennung und Freude reagieren! Aber echt – nicht theatralisch!

Je tiefer die Depression, um so mehr versinkt ein Mensch in ihr, um so überzeugter ist er/sie: Dieser Zustand ist endgültig. Tatsächlich gilt das Gegenteil: Je tiefer die Depression, um so sicherer handelt es sich um eine Phase, die vorübergeht.

Drücken Sie dem Depressiven aus, daß Sie erahnen, wie er sich fühlt. Aber bestehen Sie darauf: Jede Depression geht vorüber! Und: Es gibt Therapiemöglichkeiten.

Ein dritter Fehler, der sehr häufig gemacht wird:

Übernehmen Sie sich nicht mit der Therapeutenrolle!

Denken Sie daran: »Der Prophet gilt nichts in seiner Vaterstadt« – und der Therapeut nichts in seiner Familie. Das trifft für Profis zu, erst recht für Amateure. Zwischen Partnern, in der Familie, im Freundeskreis, am Arbeitsplatz bestehen eben Erwartungen und Interessen, die nicht dadurch zu neutralisieren sind, daß Sie in eine Therapeutenrolle schlüpfen! Der Mißerfolg wäre vorprogrammiert. Und wahrscheinlich würden Sie sich selbst emotional zu stark belasten: Depressive müssen auch einmal ihre Verzweiflung äußern können – ohne daß ihr Gegenüber mitverzweifelt. Ein Therapeut – trotz allen notwendigen Engagements – ist eben (meist) doch nicht so persönlich betroffen und kann das besser aushalten.

Betätigen Sie sich nicht als Diagnostiker: Du verhälst dich so und so, also hast du die und die Depression, also mußt du schleunigst in die und die Therapie! Viele Menschen müssen eine innere Schwelle überwinden, ehe sie zu Nervenarzt oder Psychotherapeut gehen.

Aber ermutigen Sie alle – oft sehr zaghaften – Ansätze Depressiver, Hilfe zu suchen. Das gilt erst recht, wenn Sie den Eindruck gewinnen, daß ein Mensch sich grüblerisch zurückzieht und darangeht, die Fäden zum Leben zu kappen. Dann kann es sein, daß Sie auf eine Behandlung drängen müssen. Depressive leiden. Deswegen sind sie meist gar nicht so abgeneigt, diesem Drängen nachzugeben – wenn sie tatsächlich eine Chance sehen. Wir hoffen, daß die Fallberichte dieses Buches ein wenig dazu beitragen, Depressiven eine Perspektive zu vermitteln.

Hat ein Patient eine Therapie begonnen, drängen Sie sich nicht hinein! Wenn er/sie etwa angefangen hat, einen Tagesplan zu machen, sich angenehme Aktivitäten vornimmt, Aufgaben in kleinen Schritten angeht – sei es im Rahmen einer Therapie, sei es nach den Anregungen dieses Buches –, das ist Sache dieses Patienten! Spricht er/sie mit Ihnen darüber – um so besser! Dann ermutigen Sie! Gehen Sie ein auf Vorschläge für gemeinsame Aktivitäten. Gemeinsame – nicht dem Patienten etwas abnehmen!

Bei Kindern werden Sie wahrscheinlich direktiver vorgehen müssen, eine Zeitlang mit zur Therapie gehen, lernen, auf ihr eigenes Verhalten dem Kind gegenüber zu achten, als Kotherapeut mitzuwirken.

Aber auch bei Erwachsenen gilt: Wenn Ihr Partner/Ihre Partnerin Sie bittet, einmal mit zum Gespräch zu kommen, wenn ein Arzt oder Therapeut Sie bittet mitzuarbeiten – wahrscheinlich können Sie dann einen Beitrag leisten:

- Vielleicht bringen Sie Ihren Mann/Ihre Frau eine Zeitlang zur Behandlung, weil er/sie wegen eines Medikaments nicht Auto fahren sollte.
- Oder Sie achten zusammen mit dem Patienten auf die regelmäßige Medikamenteneinnahme. Gemeinsam – nicht als Überwachungsorgan.
- Merken Sie, daß Ihr Partner seit Monaten dasselbe Antidepressivum einnimmt, und sich nichts tut, dann weisen Sie auf die Mög-

lichkeit hin, die Therapie zu wechseln – vielleicht auch den Arzt, wenn der nicht darauf eingeht.

- Wenn Sie dahinterkommen, daß Ihr Mann/Ihre Frau Medikamente hortet, sprechen Sie darüber. Gewinnen Sie den Eindruck, er/sie tut das, um die Pillen eines Tages auf einmal zu schlucken – teilen Sie das auch dem Arzt mit.
- Vielleicht besprechen Sie gemeinsam mit dem Therapeuten nicht nur das Verhalten des Patienten, sondern auch das Ihrige. Erinnern Sie sich, wie wichtig, wie einfach und wie erfolgreich es war, daß die »beiden Männer« der Maria M. ihre Einstellungen und Verhaltensweisen änderten.

9 Hier finden Sie Hilfe

Wenn Sie einen lieben und fähigen *Hausarzt* haben, der Sie kennt und dem Sie vertrauen: Es mag sein, daß er mit der Behandlung von Depressionen sogar einige Erfahrung hat, und es mag sein, daß Sie bei ihm gut aufgehoben sind. In aller Regel gehen Sie aber davon aus: Ebenso wie Ihr Hausarzt Sie nicht selbst operiert, Sie zur Frauenärztin schickt oder zum Orthopäden überweist, ebenso sollte er Sie, wenn Sie unter einer Depression leiden, *an einen Nervenarzt oder Psychotherapeuten* überweisen. Vielleicht tut er das von sich aus. Wenn nicht, bitten Sie ihn darum! Sollte er auf Ihren Wunsch nicht eingehen – Sie haben ja die Möglichkeit, mit Ihrer Chipkarte (oder Ihrem Krankenschein) selbst zum Facharzt zu gehen.

Facharzt für die Behandlung der Depression ist der *Psychiater bzw. Nervenarzt* (Neurologe und Psychiater).

Zum Psychiater gehen Sie mit dem Überweisungsschein des Hausarztes oder mit Ihrer Chipkarte (Krankenschein). Ein Psychiater wird im allgemeinen keine Schwierigkeiten haben zu erkennen, ob Sie an einer Depression leiden. In einem eingehenden Gespräch wird er sich einen Eindruck bilden, um welche Art der Depression es sich handelt, und Ihnen eine Therapie anbieten.

Die Domäne des Psychiaters ist die *(medikamentöse) Therapie der (endogenen) Depression*. Und: Psychiater haben gelernt zuzuhören, Gespräche zu führen. Deshalb kann die Behandlung beim Psychiater auch im Falle einer reaktiven oder neurotischen Depression von Nutzen sein.

Wenn Sie etwas mehr für sich tun wollen, wenn Sie sich am eigenen Schopf aus dem Sumpf der Depression ziehen wollen, sollten Sie sich um eine *Psychotherapie* bemühen.

Dabei haben Sie die Auswahl zwischen

- Psychotherapeuten, die ein Medizinstudium absolviert haben, Arzt sind und eine psychotherapeutische Zusatzausbildung haben: ärztlichen *Psychotherapeuten* (häufig sind sie zugleich Fachärzte für Psychiatrie; das ist aber nicht notwendig der Fall), und

- Psychotherapeuten, die ein Psychologiestudium absolviert haben, Diplompsychologe sind und eine therapeutische Zusatzausbildung gemacht haben: *nichtärztliche Psychotherapeuten.*

Für die Therapie selbst hat dieser Unterschied im Werdegang wenig Bedeutung. Allerdings gibt es z. B. seltener Ärzte, die Verhaltenstherapeuten sind; das sind häufiger Diplompsychologen.

Die aussichtsreichste Form der Psychotherapie bei den verschiedenen Formen der Depression ist eine *Kognitive Verhaltenstherapie*, wie wir sie in diesem Buch an vielen Fallbeispielen dargestellt und zur Selbstanwendung skizziert haben.

Wenn Sie eine Kognitive Verhaltenstherapie wünschen – wie kommen Sie zu ihr?

- Wenn Ihr Nervenarzt Verhaltenstherapie macht, haben Sie Glück. Das ist leider nicht so oft der Fall.
- Ihr Hausarzt oder – wahrscheinlicher – der Nervenarzt kann Ihnen einen oder mehrere Verhaltenstherapeuten nennen.
- Rufen Sie an oder schreiben Sie an: Psychotherapie-Informationsdienst (PID) des Berufsverbandes Deutscher Psychologen (BdP):

PID
Heilsbachstraße 22–24
53123 Bonn
Telephon: 0228/746699

Schildern Sie kurz Ihr Problem und sagen Sie, daß Sie eine Kognitive Verhaltenstherapie wünschen. Diplompsychologen werden Ihnen Adressen von Psychotherapeuten in Ihrer Nähe mitteilen, die auf Ihr Problem und die gewünschte Therapie spezialisiert sind. Leider: Diesen kostenlosen Service gibt es bisher nur für Baden-Württemberg. Er soll aber bis zum Erscheinen dieses Buches oder bald danach auf weitere Regionen ausgeweitet sein.

Wenn Sie eine Psychoanalyse machen möchten, eine analytisch orientierte Therapie, eine Gespächspsychotherapie, oder wenn Sie keine Vorstellungen haben, was für eine Psychotherapie Ihnen helfen könnte, können Sie natürlich ebenfalls Ihren Hausarzt, Ihren Nervenarzt oder den PID zu Rate ziehen.

Sie wollen auf eigene Faust einen Psychotherapeuten suchen?

Dann geben Ihnen die *»Gelben Seiten« Ihres Telephonbuches* Auskunft:

Unter folgenden Rubriken können Sie nachsehen:
– *Ärzte für Psychoanalyse*,
– *Ärzte für Verhaltenstherapie*,

In beiden Fällen wissen Sie sofort, daß es sich um ärztliche Therapeuten mit einer bestimmten Zusatzausbildung handelt. Leider gibt es diese Bezeichnungen noch nicht in allen Telephonbüchern. Verbreiteter ist die Rubrik:
– *Ärzte für Psychotherapie.*

Traditionell werden Sie hier meist psychoanalytisch ausgebildete Ärzte finden; das hat sich aber in den letzten Jahren geändert und ist von Gegend zu Gegend ziemlich unterschiedlich.
– *Psychologen*
  und
– *Psychotherapeuten*

Unter diesen beiden Überschriften sind Nichtärzte zusammengefaßt. Hier ist zunächst einmal Vorsicht geboten: »Psychologe« kann sich jeder nennen; das ist kein geschützter Titel. Wer ein akademisches Studium der Psychologie absolviert hat, ist *Diplompyschologe*. Auch Psychotherapeut kann man sich ohne Medizin- oder Psychologiestudium nennen. Man muß nur eine Heilpraktikerzulassung haben (für die muß man nicht nachweisen, was man kann, sondern daß man weiß, was man nicht darf). Deshalb:

Wenn Sie nach den »Gelben Seiten« – oder auch nach dem Hörensagen – einen *nichtärztlichen Psychotherapeuten* suchen, dann legen Sie drei Kriterien an:

- *Diplompsychologe.*
- *Zusatzausbildung* in Verhaltenstherapie, Psychoanalyse, Gespächstherapie oder als Klinischer Psychologe (natürlich gibt es andere Therapierichtungen, die nützen können, allerdings bei Depressionen meist weniger angebracht sind und oft von den Krankenkassen nicht bezahlt werden).
- *Kassenzulassung* (nicht nur wegen der Finanzen; die Kassenzulassung ist auch ein Hinweis darauf, daß dieser Diplompsychologe eine solide zusätzliche Therapieausbildung hat).

Natürlich finden Sie in den »Gelben Seiten« auch Therapeuten, die zwar eine Zusatzausbildung und eine Kassenzulassung haben, sie aber nicht im Telephonbuch anpreisen. Am besten: Fragen Sie immer nach beidem, ehe Sie sich auf eine Behandlung einlassen. Und achten Sie auf Ihr Gefühl: Wenn Sie bei einem Therapeuten nach den ersten drei oder vier Sitzungen den bestimmten Eindruck haben, »mit dem kann ich nicht«, dann wird wahrscheinlich bei dieser Therapie nicht viel herausspringen. *Eine gute Beziehung zwischen Therapeut und Patient ist Voraussetzung für den Therapieerfolg.* Ja, wenn diese Beziehung tragfähig ist, dann kann manches helfen, gleichgültig, wie diese Therapie heißt und ob ihre Wirksamkeit wissenschaftlich geprüft ist.

Eine Kuriosität am Rande: Wenn Sie einen Psychotherapeuten anrufen und nach kurzem Gespräch hören: »Ich habe keine Termine frei; rufen Sie in zwei Jahren wieder an!«, lassen Sie sich nicht einschüchtern! Fragen Sie nach Kollegen, die weniger überlastet sind. Und probieren Sie es weiter. Wer wirklich eine Psychotherapie will und braucht, muß darauf in der Regel nicht allzulange warten.

Was Sie noch in den »Gelben Seiten« finden: *Psychologische Beratungsstellen*, z.B. städtische, solche des Landkreises oder kirchliche, etwa Beratungsstellen des Caritasverbandes oder der Evangelischen Landeskirche. Keine Angst! Bei denen müssen Sie keine Bescheinigung vorweisen, daß Sie Kirchensteuer bezahlen! Dort bieten Fachleute Gespräche an, meist allerdings keine intensive Therapie. Aber zur Überbrückung kann das sehr nützlich sein. Außerdem kann man Ihnen dort vielleicht Adressen für die weitere Therapie vermitteln.

Listen von Psychotherapeuten mit Kassenzulassung liegen bei den gesetzlichen *Krankenkassen* vor. Auch dort können Sie sich informieren. Allerdings braucht es erfahrungsgemäß manchmal eine gute Portion Zähigkeit, bis man an kompetente Sachbearbeiter kommt, die die richtigen Listen tatsächlich finden.

Wenn eine *stationäre psychiatrische Behandlung* erforderlich wird und wenn Sie nicht nur auf medikamentöse Behandlung setzen wollen, sondern die Möglichkeit einer intensiven Verhaltenstherapie wünschen, sollten Sie sich um die Aufnahme auf eine *Station für Verhaltenstherapie* bemühen. Die gibt es in der Regel an psychiatrischen Universitäts-Kliniken und größeren psychiatrischen Krankenhäusern, manchmal auch in kleineren Einrichtungen.

Wenn Sie eine *stationäre psychotherapeutische Behandlung* längerfristig planen, können Sie auch einen Kurantrag an den Rentenversicherungsträger stellen (z.B. BfA, LVA). Teilen Sie Ihren Therapiewunsch dem Vertrauensarzt der Rentenversicherung mit.

Eine bundesweite Organisation von *Selbsthilfegruppen für Depressive* haben wir – trotz intensiver Nachforschungen – nicht gefunden. Lediglich für Aschaffenburg und Umgebung gibt es eine solche Koordinationsstelle:

Hilfe für Depressivkranke
Wermbachstraße 13
63739 Aschaffenburg
Telephon: 06021/23626

Wenn Sie sich unter dem Etikett »neurotische Depression« wiedererkannt haben: In vielen größeren und kleineren Städten der Welt gibt es »Selbsthilfegruppen für emotionale Gesundheit«, bekannter unter der Bezeichnung »Emotions Anonymous«. Hier drei Kontaktadressen, über die Sie nähere Auskünfte erfahren können:

EA-Kontaktstelle Deutschland
Katzbachstraße 33
10965 Berlin
Telephon: 030/7867984

EA-Kontaktstelle Schweiz
Postfach 228
CH-4016 Basel
Telephon (innerhalb der Schweiz): 061/3131858
(aus Deutschland:) 004161/3131858

EA-Weltdienst (USA):
Emotions Anonymous International
Service Center
P.O. Box 4245
St. Paul, MN 55104-0245
Telephon (innerhalb der USA): 612/647-9712
(aus Deutschland:) 001612/647-9712

Sie brauchen eine psychotherapeutische Behandlung nicht selber zu zahlen. Die Kosten übernehmen die gesetzlichen Krankenkassen und Rentenversicherungsträger, wenn der Therapeut eine Kassenzulassung hat.

Die meisten Psychiater bzw. Nervenärzte haben eine Kassenzulassung; die *psychiatrische Behandlung* wird dann von den gesetzlichen Krankenkassen übernommen. Für Medikamente gelten die üblichen Selbstbeteiligungssätze.

Psychotherapeuten mit Kassenzulassung stellen einen Antrag für den Patienten auf Übernahme der Behandlungskosten. Dieser Antrag wird dann meist für eine begrenzte Anzahl von Sitzungen (z.B. zwanzig oder dreißig) bewilligt. Die Kostenübernahme kann auf Antrag verlängert werden. Über die Einführung einer Selbstbeteiligung streitet derzeit gerade der Bundestag.

Eine stationäre Behandlung in einer *psychiatrischen Klinik* zahlen die Krankenkassen. Voraussetzung ist eine ärztliche Einweisung. Es gilt die übliche Selbstbeteiligung (in den alten Bundesländern z.Z. 12 DM täglich für die ersten beiden Wochen).

Die Kosten für eine *psychotherapeutisch-psychosomatische Kur* übernehmen die Rentenversicherungsträger, sofern ein Vertrauensarzt die Notwendigkeit dieser Maßnahme feststellt. Bei Ihrem Kurantrag bekommen Sie eine Liste von Vertrauensärzten, von denen Sie sich einen aussuchen. Da die Versicherungsträger große Organisationen sind, deren Mühlen langsam mahlen, machen Sie sich darauf gefaßt, daß zwischen Antrag und Kurbeginn sechs bis neun Monate vergehen. Stellen Sie sich darauf ein, den Sachbearbeitern ab und zu telephonisch Dampf zu machen. Bei geringen Einkommen sind diese Kuren kostenfrei. Gestaffelt nach Einkommenshöhe, werden z.Z. in den neuen Bundesländern bis zu 9 DM, in den alten Bundesländern bis zu 12 DM täglich an Zuzahlung verlangt.

Wenn Sie privat krankenversichert sind, ist es eine Frage Ihrer vertraglichen Vereinbarungen, was Ihnen erstattet wird. Wegen psychotherapeutischer Leistungen sollten Sie zuvor bei Ihrer privaten Krankenversicherung anfragen.

10 Umgang mit Ärzten und Psychotherapeuten

Wenn Sie zum Arzt gehen, erwarten Sie Untersuchung, Diagnose und Therapie. Sie können auch fragen: »Welche Krankheit habe ich? Was für ein Mittel hilft mir? Wie sind meine Aussichten?«

Wenn Sie wegen einer Depression zum Arzt gehen, ist das nicht ganz so einfach: Ihre Krankheit läßt sich nicht im Röntgenbild darstellen; sie hat auch nicht Ihren Blinddarm oder Ihren kleinen Zeh befallen. Ihre Wahrnehmung, Ihre Stimmung, Ihr Denken, Ihr Antrieb sind betroffen – Sie als Person. Erst recht möchten Sie wahrscheinlich wissen:

»Was ist mit mir los?«

Die Antwort geben Sie sich – im Laufe der Gespräche beim Psychiater, erst recht beim Psychotherapeuten – wahrscheinlich selbst. Wenn es einen Auslöser für die Depression in Ihrer gegenwärtigen Lebenssituation gibt, sind Sie vielleicht schon darauf gekommen. Bei den neurotischen Depressionen wird es etwas länger dauern, bis Sie sich Ihre Fragen einigermaßen befriedigend beantworten können. Wenn Sie keine lebensgeschichtlichen Bedingungen für Ihre Depression finden, wenn Niedergeschlagenheit und Antriebsverlust Sie ähnlich überfallen, wie man von einer körperlichen Krankheit befallen wird, dann fragen Sie Ihren Psychiater ruhig, ob das wohl eine Art endogener Depression sei.

Antwortet der Arzt darauf nicht mit einem eindeutigen »Ja« oder »Nein«, meint er vielmehr, Ihre Vermutung sei nicht abwegig und eine medikamentöse Behandlung könnte Erfolg haben, dann halten Sie ihn nicht für unsicher oder inkompetent: Gerade ein guter Psychiater wird Ihnen nicht Diagnosen »um die Ohren schlagen« und Sie – mit diagnostischen Etiketten versehen – in Schubkästen einordnen. Sehen Sie darin ein Angebot, *mit dem Arzt gemeinsam zu klären, was Ihnen fehlt, mit dem Arzt gemeinsam herauszufinden, was Ihnen hilft.*

Sie beginnen eine medikamentöse Therapie?
Dann sagen Sie dem Arzt,
- was für körperliche Krankheiten und Beschwerden Sie haben,
- was für Medikamente Sie wegen körperlicher Krankheiten einnehmen,
- was für Psychopharmaka Sie schon nehmen.

Das ist wichtig wegen eventueller *Unverträglichkeiten*.

Fragen Sie, wenn Sie eine Behandlung mit Antidepressiva oder Beruhigungsmitteln anfangen:
- Kann ich damit Auto fahren?
- Wird davon meine Arbeitsfähigkeit beeinträchtigt?

Wir haben *Nebenwirkungen* auf Konzentration und Reaktionsfähigkeit ja schon angedeutet, aber die sind dosisabhängig – und natürlich müssen sie nicht immer auftreten.

Wenn es um die Verordnung von *Beruhigungsmitteln* geht:
- Sagen Sie dem Arzt, daß Sie Bedenken haben, abhängig zu werden.
- Fragen Sie deswegen – wenn Sie wollen –, ob Sie nicht mit einem pflanzlichen Beruhigungsmittel beginnen könnten.
- Sagen Sie – wenn Sie wollen –, daß Sie Beruhigungsmittel nur kurzfristig nehmen möchten und sie möglichst bald durch ein Entspannungstraining ersetzen möchten. Aber tun Sie das auch! Manche Nervenärzte bieten sogar selbst Autogenes Training oder Progressive Relaxation an.

Zur Behandlung mit *Antidepressiva*:
- Wenn Sie Bedenken gegen chemische Mittel haben, fragen Sie, ob Sie nicht mit dem standardisierten Johanniskrautextrakt beginnen könnten.
- Sie haben sechs Wochen lang Antidepressiva geschluckt, aber keine Besserung verzeichnet: In der Regel wird Ihr Psychiater Ihnen

dann vorschlagen, die Therapie zu wechseln. Tut er es nicht, fragen Sie!
- Manchmal stellt der Psychiater nur die Diagnose und macht einen Therapievorschlag, überläßt dem Hausarzt aber das Verordnen der Medikamente. Dabei kommt es gelegentlich vor, daß Patienten jahrelang dasselbe Antidepressivum schlucken, ohne daß sie eine Wirkung verspüren. Tun Sie das nicht! Gehen Sie nach sechs Wochen wieder zum Nervenarzt!

Wenn Sie Ihre Depression aktiver überwinden möchten, wenn Sie sich mit angenehmen Aktivitäten und Aufgaben in kleinen Schritten »am eigenen Schopf aus dem Sumpf ziehen« möchten, sagen Sie das Ihrem Nervenarzt.

Ein guter Psychiater wird das nicht als Kritik auffassen an seiner medikamentösen Therapie. *Aktivierungsprogramm und medikamentöse Therapie können sich gegenseitig unterstützen.* Ein guter Psychiater freut sich, wenn Patienten nicht passiv Wunder von den Pillen erwarten, sondern selbst etwas zur Lösung ihrer Probleme beitragen wollen. Wenn Ihr Nervenarzt nicht gar zu überlastet ist, wird er sich wahrscheinlich ein paar Minuten mehr Zeit für Sie nehmen und Sie in Ihrem Versuch unterstützen.

Wenn Sie eine intensive Verhaltenstherapie oder eine sonstige Psychotherapie beginnen möchten – die Ihnen Ihr Psychiater (meist) nicht selbst anbieten kann: Fragen Sie nach einem Tip, an wen Sie sich wenden können.

Reden Sie! Beim Psychiater – erst recht beim Psychotherapeuten – können Sie mehr loswerden als beim Chirurgen oder Orthopäden. Nichts gegen diese Fachrichtungen, sie sind nur allzu notwendig. Aber sie – und manche andere – prägen zu sehr das Bild vom Arzt im allgemeinen: Sie bieten ihm Ihre Krankheit an, er allein ist für die Diagnose zuständig, er allein entscheidet über die Therapie, die er Ihnen – wenn Sie in Narkose auf dem Operationstisch liegen – nicht einmal mitteilen kann.

Psychiatrie kann nur als »sprechende Medizin« gedeihen.

Seien Sie sich immer bewußt: Nicht Sie sind für Ihren Arzt oder Psychotherapeuten da; *Arzt und Psychotherapeut sind für Sie da*! Damit wollen wir keinem übertriebenen Anspruchsdenken das Wort reden. Aber Depressive fordern im allgemeinen zuwenig für sich.

Anregungen zum Weiterlesen und Weiterüben

Allgemeinverständlich, gut lesbar, mit konkreten Übungsanleitungen:

Zum Entspannenlernen:

Kaufmann-Mall, Klaus & Gudrun Mall: Entspannen mit Vernunft. Autogenes Training neu erklärt. Einführung in Psychologie und Verhaltensmedizin; Weinheim, Beltz Quadriga, 1993
Ohm, Dietmar: Progressive Relaxation; Stuttgart, Trias, 1992

Realistisches Denken üben:

Watzlawick, Paul: Anleitung zum Unglücklichsein; München, dtv, 1983

Selbstsicherheitstraining:

Ullrich de Muyck, Rita & Rüdiger Ullrich: Einübung von Selbstvertrauen und sozialer Kompetenz; 3 Bände, insbesondere Band II; München Pfeiffer, 5. Auflage, 1990

Zur Sexualität:

Barbach, Lonnie Garfield: For yourself. Die Erfüllung weiblicher Sexualität; Frankfurt, Ullstein TB, 13. Auflage, 1992 (amerikanisch zuerst 1975)
Zilbergeld, Bernie: Männliche Sexualität. Was (nicht) alle schon immer über Männer wußten ...; Tübingen, Deutsche Gesellschaft für Verhaltenstherapie, 25. Auflage, 1993 (amerikanisch zuerst 1978)

Im üblichen Wissenschaftsjargon, aber noch relativ verständlich:

Fachbücher zur Kognitiven Verhaltenstherapie der Depression:

Beck, Aron T., A. John, Rush, Brian Shaw, F. Gary & Emery,: Ko-

gnitive Therapie der Depression; Weinheim, Beltz PVU, 3. Auflage, 1993 (amerikanisch zuerst 1979)
Martin Hautzinger, Wolfgang Stark, & Renate Treiber,: Kognitive Verhaltenstherapie der Depression; Beltz PVU, 2. Auflage, 1992

Aus psychoanalytischer Sicht zur Depression:

Battegay, R.: Depression: psychophysische und soziale Dimension; Bern, Huber, 2. Auflage, 1987

Zu biologischen, verhaltenstherapeutischen und sozialpsychologischen Problemen der Depression:

F.A. Albersnagel, P.M.G. Emmelkamp & R. v.d. Hoofdakker: Depression. Theorie, Diagnostik und Behandlung, Göttingen, VAP, 1993

Literaturnachweis

F. Albersnagel, P.M.G. Emmelkamp & R.v.d. Hoofdakker: Depression. Theorie, Diagnostik und Behandlung; Göttingen, VAP (1993)

Angst, J.: Epidemiologie der affektiven Psychosen; in: Kisker (1987), S. 51–66

Battegay, R.: Depression. Psychophysische und soziale Dimension – Therapie; Bern, Huber, 2. Auflage (1987)

A. T. Beck, A. J. Rush, B. F. Shaw & G. Emery: Kognitive Therapie der Depression; Weinheim, Beltz PVU, 3. Auflage (1992; amerikanisch zuerst 1979)

J. H. Boyd & M. M. Weissman: Epidemiology of affective disorders. A reexamination and future directions; Arch. Gen. Psychiatry, 38, S. 1039–1046 (1981)

W.E. Bunney jr. & B. L. Garland-Bunney: Mechanisms of action of lithium in affective illness: Basic and clinical implications; in: Meltzer (1987), S. 553–565

G. Crombach: Verhaltenstherapie bei einer chronifizierten endogenen Depression; Nervenarzt 48 (1977), S. 651–655

R. DeJong, N. Hoffmann & M. Linden, (Hrsg.): Verhaltensmodifikation bei Depressionen; München, Urban & Schwarzenberg (1980)

R. DeJong, R. Treiber & G. Henrich: Effectiveness of two psychological treatments for inpatients with characterological depression; Cognitive Therapy and Research 10 (1986), S. 645–663.

W. Dement: The effect of dream deprivation; Science (1960), S. 1705–1707

DSM-III-R: Diagnostisches und Statistisches Manual Psychischer Störungen; übersetzt nach der Revision der 3. Auflage des Diagnostic and statistical manual of mental disorders der American Psychiatric Association / deutsche Bearbeitung und Einführung von Wittchen, H.-U. et al.; Weinheim, Beltz PVU (1989)

Dührssen, A.: Katamnestische Ergebnisse bei 1004 Patienten nach analytischer Psychotherapie; Z. psychosom. Med. 8, S. 94–113 (1962)

Finzen, A.: Carbamazepin bei der Behandlung der Manie und der Rückfallprophylaxe manisch-depressiver Erkrankungen; Psychiat. Prax. 18 (1991), S. 1–8

R.J. Friedman & M.M. Katz (Hrsg.): The psychology of depression: Contemporary theory and research; Washington D. C., Winston-Wiley (1974)

L.G. Garfield: For yourself. Die Erfüllung weiblicher Sexualität; Frankfurt, Ullstein, 13. Auflage (1992)

E.S. Gershon, W. Berrettini, J. Nurnberger jr. & L. R. Goldin: Genetics of affective illness; in: Meltzer (1987), S. 481–491

M. Hautzinger, W. Stark & R. Treiber: Kognitive Verhaltensthera-pie bei Depressiven; Weinheim, Beltz PVU (1992, 1. Auflage 1988)

R. v.d. Hoofdakker: Biologische Konzepte und Strategien; in: Albersnagel et al. (1993), S. 63–82

R. v.d. Hoofdakker, F. Albersnagel & J. Ormel: Begriffsbestimmung, syndromale Klassifizierung, differentielle Diagnostik, Kasuistik und Epidemiologie; in: Albersnagel et al. (1993), S. 19–44

R. v.d. Hoofdakker & J. v. Berkestijn: Biologische Behandlung; in: Albersnagel et al. (1993), S. 145–190

H. Hesse: Der Steppenwolf (1955; München, dtv, 1. Auflage 1963)

T.B. Karasu (Hrsg.): Treatments of psychiatric disorders; vol. 3 hrsg. von F.H. Klerman: Mood disorders; Washington, D.C., American Psychiatric Association (1989)

K. Kaufmann-Mall & G. Mall: Entspannen mit Vernunft. Autogenes Training neu erklärt. Einführung in Psychologie und Verhaltensmedizin; Weinheim, Beltz Quadriga (1993)

K.P. Kisker (Hrsg.): Psychiatrie der Gegenwart, Bd. V: Affektive Psychosen / bearbeitet von Angst, J. et al.; Berlin, Springer (1987)

E. Koppenhöfer & R. Lutz: Therapieprogramm zum Aufbau positiven Erlebens und Handelns bei depressiven Patienten; Weinsberg, Weissenhof (1984)

La Chanson de Roland. Übersetzt von Hertz, W.: Das Rolandslied (1861, Nachdruck: Essen, Phaidon)
A.A. Lazarus: Multimodale Verhaltenstherapie; Frankfurt, Fachbuchhandlung für Psychologie (1978; amerikanisch zuerst 1976)
P.M. Lewinsohn: A behavioral approach to depression; in: Friedman et al. (1974)
B. Martinez, S. Kasper, B. Ruhrmann & H.J. Möller: Hypericum in der Behandlung von saisonal abhängigen Depressionen; in: Nervenheilkunde (1993), S. 302–307
H.Y. Meltzer & M.T. Lowy: The serotonin hypothesis of depression; in: Meltzer (1987), S. 513–526
H.Y. Meltzer (Hrsg.): Psychopharmacology. The third generation of progress; New York, Raven (1987)
A. Miller: Death of a Salesman (1949; deutsch von Schlöndorf, V. mit Hopf, F.; Frankfurt, Fischer-Taschenbuch, 1994)
D.L. Murphy, C.S. Aulakh, N.A. Garrick & T. Sunderland: Monoamine oxidase inhibitors as antidepressants: Implications for the mechanism of action of antidepressants and the psychobiology of affective disorders and some related disorders; in: Meltzer (1987), S. 545–552
Nervenheilkunde 12 bzw. Sonderheft 6a/93; Stuttgart, Schattauer, 1993
Odyssee (Homer: Odyssee; zweisprachig mit guter Übersetzung von A. Weiher; München, Artemis, 7. Auflage, 1982)
D. Ohm: Progressive Relaxation; Stuttgart, Trias (1992)
J.-O. Ottoson: Elektrokrampftherapie; in: Kisker (1987), S. 343–367
Ovid: Metamorphosen (mit Übersetzung von R. Harder & W. Marg; München, Artemis, 3. Auflage, 1963)
M. Post: Mechanisms of action of carbamazepine and related anticonvulsants in affective illness; in: Meltzer (1987), S. 567–576
E. Richelson: Antidepressants: pharmacology and clinical use; in: Karasu (1989), S. 1773–1787
R.M. Rilke: Neue Gedichte (1907); Frankfurt am Main, Insel, (neue Auflage 1991)

A.J. Rush, A.T. Beck, M. Kovacs & S. Hollon: Eine Untersuchung zum Vergleich der Effektivität kognitiver Therapie und Pharmakologie bei ambulant behandelten Patienten mit Depressionen; in: DeJong et al. (1980), S. 253–275.

M. Schou: Lithium; in: Kisker (1987), S. 327–341

Sophokles: Antigone (zweisprachige Ausgabe mit einer Übersetzung von N. Zink; Reclams Universalbibliothek Nr. 7682; Stuttgart, Reclam 1981)

P.E. Stokes & C.R. Sikes: Hypothalamic-pituitary-adrenal axis in affective disorders; in: Meltzer (1987), S. 589–607

R. Tausch: Gesprächspsychotherapie; Göttingen, Hogrefe, 6. Auflage (1974)

R. Tausch & A.-M. Tausch: Gesprächspsychotherapie; Göttingen, Hogrefe, 9. Auflage (1990)

R. Ullrich de Muynck & R. Ullrich: Einübung von Selbstvertrauen und sozialer Kompetenz; 3 Bände; München, Pfeiffer, 5. Auflage (1990)

P. Watzlawick: Anleitung zum Unglücklichsein; München, dtv (1983)

M.G. Wolfersdorf: Hilfreicher Umgang mit Depressiven; Göttingen, AVP (1992)

E. Zerbin-Rüdin: Genetik; in: Kisker (1987), S. 137–163

B. Zilbergeld: Männliche Sexualität. Was (nicht) alle schon immer über Männer wußten ... Tübingen, Deutsche Gesellschaft für Verhaltenstherapie, 25. Auflage (1993)

Bei diesem Buch handelt es sich um das erste psychiatrische Nachschlagewerk, das sämtliche psychische Störungen berücksichtigt. Es zeigt auf, wie und warum den meisten Menschen geholfen werden kann, die unter einer psychischen Störung leiden, ob es sich nun um Kinder mit Verhaltensproblemen handelt, Erwachsene mit Sexualstörungen oder Menschen in jedem Lebensalter, die unter Ängsten leiden, die ihr alltägliches Dasein belasten. Ein Handbuch für zu Hause und für alle, die mit Menschen zu tun haben und Rat bei psychischen Problemen suchen.

F. I. Kass, J. M. Oldham, H. Pardes (Hrsg.), L.B. Morris (Redaktion), Bearbeiter und Herausgeber der deutschen Ausgabe: Prof. H.-U. Wittchen, Max-Planck-Institut München

Das große Handbuch der Seelischen Gesundheit

Früherkennung und Hilfe bei sämtlichen psychischen Störungen

Aus dem Amerikanischen von Brigitte Stein

432 S., zweifarb., geb., ISBN 3-88679-235-8

Das große Handbuch der Seelischen Gesundheit

psychologie aktiv

Die praktische Psychologie ist traditionell ein Schwerpunkt im Sachbuch bei *rororo*. Mit praxisorientierten Ratgebern leisten sie Hilfestellung bei privaten und beruflichen Problemen.

Eleonore Höfner / Hans-Ulrich Schachtner
Das wäre doch gelacht! *Humor und Provokation in der Therapie*
(rororo sachbuch 60213)

Joan Frances Casey / Lynn Wilson
Ich bin viele *Eine ungewöhnliche Heilungsgeschichte*
(rororo sachbuch 19566)

Eva Jaeggi
Zu heilen die zerstoßnen Herzen *Die Hauptrichtungen der Psychotherapie und ihre Menschenbilder*
(rororo sachbuch 60352)

Spencer Johnson
Ja oder Nein. Der Weg zur besten Entscheidung *Wie wir Intuition und Verstand richtig nutzen*
(rororo sachbuch 9906)

Ursula Lambrou
Helfen oder aufgeben? *Ein Ratgeber für Angehörige von Alkoholikern*
(rororo sachbuch 9955)

Frank Naumann
Miteinander streiten *Die Kunst der fairen Auseinandersetzung*
(rororo sachbuch 9795)

Bruno-Paul de Roeck
Dein eigener Freund werden *Wege zu sich und anderen*
(rororo sachbuch 8097)

rororo sachbuch

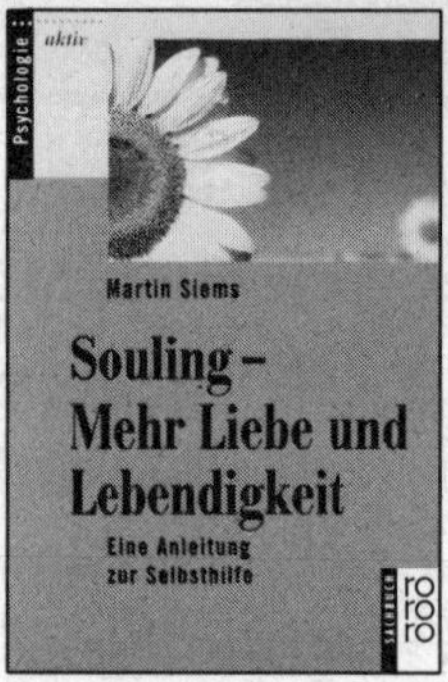

Friedemann Schulz von Thun
Miteinander reden 1 *Störungen und Klärungen. Allgemeine Psychologie der Kommunikation*
(rororo sachbuch 7489)
Miteinander reden 2 *Stile, Werte und Persönlichkeitsentwicklung. Differentielle Psychologie der Kommunikation*
(rororo sachbuch 18496)

Martin Siems
Souling - Mehr Liebe und Lebendigkeit *Eine Anleitung zur Selbsthilfe*
(rororo sachbuch 60219)

Ann Weiser Cornell
Focusing - Der Stimme des Körpers folgen *Anleitungen und Übungen zur Selbsterfahrung*
(rororo sachbuch 60353)

Ein Gesamtverzeichnis aller lieferbaren Bücher und Taschenbücher zum Thema finden Sie in der *Rowohlt Revue*. Vierteljährlich neu. Kostenlos in Ihrer Buchhandlung.

3622/2

Wolfgang Schmidbauer

Wolfgang Schmidbauer, geboren 1941 in München, studierte Psychologie und promovierte 1968 über «Mythos und Psychologie». Tätigkeit als freier Schriftsteller in Deutschland und Italien. Ausbildung zum Psychoanalytiker. Gründung eines Instituts für analytische Gruppendynamik.

Alles oder nichts *Über die Destruktivität von Idealen*
(rororo sachbuch 8393)

Die Angst vor Nähe
208 Seiten. Broschiert

Helfen als Beruf *Die Ware Nächstenliebe*
(rororo sachbuch 9157)

Hilflose Helfer *Über die seelische Problematik der helfenden Berufe*
256 Seiten. Broschiert und als rororo sachbuch 9196

Ist Macht heilbar?
(rororo sachbuch 8329)

Liebeserklärung an die Psychoanalyse
(rororo sachbuch 8839)

Die subjektive Krankheit *Kritik der Psychosomatik*
304 Seiten. Broschiert

Psychologie. Lexikon der Grundbegriffe
(rororo handbuch 6335)

Weniger ist manchmal mehr
Zur Psychologie des Konsumverzichts
(rororo sachbuch 9110)

«Du verstehst mich nicht» *Die Semantik der Geschlechter*
(zu zweit 9500)

rororo sachbuch

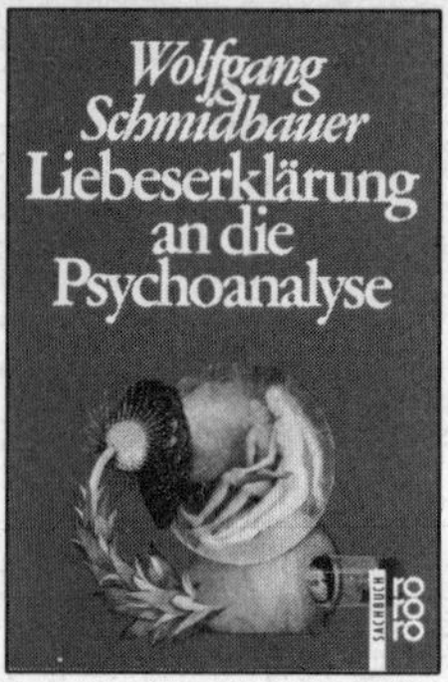

Jetzt haben, später zahlen *Die seelischen Folgen der Konsumgesellschaft*
256 Seiten. Broschiert und als rororo sachbuch 60125

Einsame Freiheit *Therapiegespräche mit Frauen*
256 Seiten. Broschiert

Kein Glück mit Männern *Fallgeschichten zur Nähe-Angst*
(zu zweit 9752)

Die Kentaurin *Die Geschichte einer unge-wöhnlichen Frau. Erzählung*
336 Seiten. Gebunden

Ein Haus in der Toscana
Reisen in ein verlorenes Land
(rororo 13648)

Eine Kindheit in Niederbayern
(rororo 13226)

Mit dem Moped nach Ravenna
Eine Jugend im Wirtschaftswunder
(rororo 13259)

3500/4